KB151718

감염

-감염성 질환에 대한 한 의사의 놀라운 통찰-

감염

−감염성 질환에 대한 한 의사의 놀라운 통찰−

프랭크 보덴(Frank Bowden) 저 · 김아림 역

다산출판사

그리즈와 디디에게

||||||||||||||||||

내가 필요할 때마다 곁에 있어줘서 고마워요.
당시에는 깨닫지 못했지만요.

CONTENTS

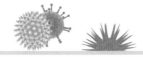

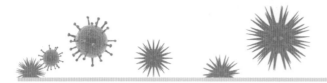

제3부   환자에게 해를 끼치지 말라

글쓴이의 말

의사들은 자기가 맡은 환자에 대해 얘기할 때마다 무척 높고 팽팽한 밧줄 위를 걷는 셈이다. 환자의 비밀에 대한 존중은 의료 행위의 중요한 원칙이고 그것을 깨는 것은 심각한 도덕적인 배신이다. 이런 생각은 히포크라테스 선서만큼이나 오래되었다. 선서의 일부를 풀어서 살펴보자.

> 의료 행위를 하는 과정에서 보거나 들은(고의가 아닌) 모든 것에 대해, 그 과정에서 우연히 알게 된 모든 것에 대해, 그것을 끄집어내는 일이 적절하지 않다면 가슴속에 묻고 비밀로 지키겠다.

사생활이 근본적인 인간의 권리라는 점은 차치하고라도, 여기에는 실용적인 이유가 있다. 민감한 개인 정보가 빠져나가는 상황에서 환자들이 그래도 괜찮다고 안심할 수 있어야 하기 때문이다. 배변 습관이나 배뇨, 생리 주기 같은 신체의 세부 사항이 드러나 환자들이 쑥스러울 수도 있지만 몇 가지는 환자들이 실제로 비밀로 지켜 온 것이다. 최근에 일어난 개인사라든가 아직 다른 사람에게 밝히지 않은 성 정체성, 파산 여부 등이 그렇다. 이런 정보들은 의사가 진단을 내리거나 가장 적절한 처치를 하는 데 필요할 수도 있다. "그것을 끄집어내는 일이 적절하지 않다면"이라는 구절은 언뜻 무신경하거나 적당히 둘러대는 사람에게 편리한 탈출구처럼 보인다. 하지만 환자들이 의료 상담의 테두리 안에서 얘기했던 내용이 신문이라든지 이 책 같은 지면에 갑자기 등장하지는 않을 것이라 여긴다는 점은 확실하다.

나는 이 책에 자기 질병 이야기가 실린 사람들의 사생활을 보호하기 위해 환자들의 연령, 성별, 직업, 사는 곳 같은 세부 정보를 바꿨다. 여기 등장하는 환자들은 내가 궁금하게 여기는 질병을 앓았던 여러 명의 환자를 합친 결과물이다. 그러니 어떤 사례를 보고 자기나 누군가의 이야기라는 생각이 들었다 해도 사실은 누군가의 특별한 이야기가 아닌 해당 질병의 전형적인 사례일 뿐이다. 누군가는 이런 처리 방식이 불만족스러울 수도 있지만 나는 그 환자들을 오랫동안 지켜볼 생각이고, 혹시 민감한 주제를 물어 그들을 불편하게 만들었다 해도 그것은 환자 진료를 개선하려는 목적이었다.

하지만 이 책에서 내 가족에 대해 얘기한 모든 내용은 있는 그대로라는 점을 밝힌다.

들어가며

인류의 역사는 감염성 질환을 만들었고, 또 그것에 의해 영향을 받았다. 인류 개체군이 부족 집단, 마을, 작은 도시, 대도시로 옮겨 가면서 현대 문화가 탄생했고 동시에 미생물은 새로운 기회를 맞이했다. 사람들이 거주지에 밀집해서 살기 시작하면서 장티푸스, 콜레라를 비롯한 전염병이 나타났다. 사스, 메르스, 조류 인플루엔자, 에볼라가 등장한 것도 이런 맬서스적인 주제의 변형일 뿐이었다.

감염성 질환은 셀 수도 없이 많은 세균, 균류, 바이러스, 기생충을 통해 일어나며 그 이름도 복잡해 전문가인 나도 헷갈릴 정도다. 이런 미생물은 현미경으로만 보일 정도로 작은 종류에서 맨눈으로 쉽게 관찰할 수 있는 종류까지 다양하다. 150년 동안 의학에서는 인간에게 병을 일으키는 이런 병원균과 그것을 어떻게 다뤄야 하는지에 대한 지식이 쌓였다.

이 과정은 새로운 기술이 발달하면서 한 단계, 한 단계 진전하는 놀라운 여정이었다. 예컨대 광학 현미경을 개량하면서 우리의 조그만 친구들 가운데 덩치가 큰 기생충이나 세균을 관찰할 수 있었다. 그리고 20세기 초반에는 전자 현미경이 발명되면서 바이러스의 구조가 밝혀졌다. 1950년대에는 DNA 이중나선이 발견되면서 과학 혁명이 일어나 현미경으로만 관찰되는 우리의 경쟁자들인 미생물의 유전 암호가 알려졌다. 결국 실제로는 우리의 친구라는 사실이 밝혀졌지만 말이다.

최근 들어 우리는 과거에는 감염성 질환을 일으키지 않았다고 알려졌던 인간 몸속의 수많은 미생물에 대한 지식을 조금씩 알아가는 중이다. 이런 비병원성(병을 일으키지 않는) 미생물들은 우리 한 사람, 한 사람에게 수조 마리씩 존재한다. 이런 미생물을 인간 미생물 군집이라고 부르는데 우리가 이 미생물 군집과 상호작용하는 방식은 인간에게 나타나는 여러 비감염성 질환에 중요한 역할을 할 확률이 매우 높다.

내가 감염성 질환 연구에 싫증을 내지 않는 이유는 이런 질환을 일으키는 미생물에 대한 생물학적 지식만으로는 환자를 낫게 하는 데 충분하지 않기 때문이다.[1] 미생물을 갖고 있는 사람에 대해서도 알아야 할 뿐 아니라 그 사람이 집단 안에서 다른 사람들과 상호작용하는 방식 또한 알아야 한다. 감염성 질환 가운데는 사람에서 사람으로 직접 퍼지는 것도 있지만(예컨대 감기, 홍역, 수두처럼) 일부는 먼저 동물에게 퍼진 다음 사람들에게 전염된다 (예컨대 에볼라 출혈열이나 조류독감처럼). 그뿐만 아니라 동물이 앓던 병이 인간으로 훌쩍 뛰어넘어 전파되었다가 거기서 멈추는 질병도 있고(라임병이나 큐열처럼) 인간 숙주 안에서 한동안 조용히 머물다가 갑자기 증상을 드러내는 질병도 있다(A군 연쇄상구균이나 수막염균처럼). 최근에 아프리카에서 나타난 에볼라 바이러스처럼 사람들을 겁에 질리게 만드는 감염병도 있지만, 황색포도상구균(학명은 Staphylococcus aureus인데 의사들은 간략하게 '스타프 아우레우스'나 '골든 스타프'라고 부르곤 한다.)이나 대장균(E. coli라고 널리 표기된다.)처럼 '시시한' 감염병을 일으키는 미생물도 선진국에서는 신문 헤드라인을 장식하는 질병들 못지않게 고통과 죽음을 불러일으킨다.

감염성 질환은 그 무엇보다도 공중 보건의 특수한 분야다. 우리는 사람들의 행동 양식을 바꾸거나(에이즈 바이러스의 경우 안전한 성관계를 하고 주삿바늘을 교환하게 해서) 백신을 접종하거나(천연두와 소아마비의 경우) 사람들이 사는 환경을 바꾸거나(주거나 하수 시설을 개선하고 깨끗한 물을 공급해서) 환자들을 치료해서(수막염이나 에이즈) 전염의 경로를 성공적으로 바꿀 수 있다. 20세기 동안 이런 방법의 일부 또는 전부를 실시한 결과 선진 세계에서는

---

1 감염병에 대해 말할 때 보통 사람들이나 미생물학자들은 미생물을 습관적으로 '벌레' 또는 '~충'이라고 부른다. 하지만 이런 단어를 쓸 때 대부분의 사람들이 실제로 벌레라고 생각하는 머릿니 등은 가끔씩만 등장한다. 물론 결코 바퀴벌레 같은 종류를 가리키지도 않지만 말이다.

감염 : 감염성 질환에 대한 한 의사의 놀라운 통찰

감염성 질환이 놀랄 만큼 줄어들었다. 물론 개발도상국에서는 이야기가 많이 다르지만 말이다.

　순전히 지적인 호기심 측면에서 보면 미생물은 알면 알수록 신기한 존재다. 나는 이 책을 통해 미생물을 인간의 몸속에서 생생하게 숨쉬는 존재로 묘사하려고 애썼다. 많은 경우에 미생물은 오늘날 서구 의료와 사회에 도전하는 더 넓은 맥락의 논의거리에서 배경막 역할을 한다. 예컨대 근거중심의학(Evidence-based medicine) 운동이 어떻게 해서 설익은 아이디어와 유사과학을 격파할 수 있었겠는가? 의사들이 어떻게 해서 제약 산업과 의료기기 업체의 강력한 마케팅 전략에 대항해 진실성을 유지할 수 있겠는가? 어떻게 해야 더 이상 엉터리 약을 맹목적으로 받아들이지 않는 사람들의 수요를 맞추면서 의료계 인재를 훈련할 수 있겠는가?

　이 책의 주제는 셋으로 나뉜다. 첫 번째 부분에서는 전부는 아니지만 거의 유행성 질병에 초점을 맞춘다. 두 번째 부분에서는 어슴푸레하게 동이 트던 항생제의 탄생을 다룬다. 그리고 세 번째 부분에서는 그동안 존재하지 않았거나 한 번도 찾지 않았던 진단을 하거나 질병을 취급하려는 몇몇 놀라운 환자와 의사들에 대해 다룰 것이다.

　1960년대는 그동안 감염의 시대라고 널리 알려졌던 시대가 막을 내렸고 소위 생활방식의 변화 때문에 생겨난 암이나 심혈관 질환 등 의료계의 새로운 도전과제가 생겨났다. 이때부터 수백 가지의 새로운 감염성 질환이 나타났고 우리는 눈에 보이지는 않지만 어디든 존재하는 이 이웃들을 그대로 두고 볼 수는 없게 되었다. 또한 새로운 감염병에 대한 사회의 대응 또한 개인의 면역 반응에 따라 더 섬세하게 조절되어야 했다. 1장 '에볼라와 치명적인 바이러스들'에서는 최근에 서아프리카 지역을 휩쓸었던 에볼라 바이러스에 대해 히스테릭하게보다는 역사적인 관점으로 살펴보려 한다.

내 어머니가 미생물에 대해서라면 뭐든지 걱정하는 태도를 보였다면 아버지는 불안 스펙트럼의 반대쪽 끝에 계셨다. 당시에는 깨닫지 못했지만 아버지는 어린 시절 나의 완벽한 의학 선생님이셨다. 2장 '아버지에게 배우기'에서는 아버지가 감염성 질환인 대상포진과 싸웠던 이야기를 해 볼까 한다.

지난 20년 동안 에이즈나 바이러스성 간염 같은 치명적인 감염병을 치료하는 데는 큰 발전이 있었지만 우리를 성가시게 괴롭히는 흔한 질환의 치료법에 대해서는 사실상 진전이 하나도 없었다. 예컨대 감기는 의학 콘퍼런스에서 거의 논의되지 않지만 그럼에도 단언컨대 이 책을 읽는 독자들 전부가 한 번쯤은 걸렸을 몇 안 되는 감염병이다. 나는 에이즈, 매독, 임질, 간염 같은 심각한 질환에 대해 학술 논문을 출간했을 때보다 '더 컨버세이션(The Conversation)' 웹사이트에 감기와 독감의 차이에 대해 짧은 글을 썼을 때 국내외적으로 더 뜨거운 관심을 받았다. 이로 인해 내가 약간 기가 죽었다는 점은 인정해야겠다. 하지만 아직도 감기에 대한 사람들의 말도 안 되는 상식이 넘쳐나기 때문에 나는 3장 '독감에 대해 꼭 알아야 할 사실들'에서 감기의 역사와 함께 몇몇 치료법의 찬반 근거를 실었다. 그리고 4장 '이와 인간'에서는 그동안 연구자들의 관심을 거의 끌지 못했던 주제에 대해 다루면서 이라는 생물이 모든 사람에게 성가신 존재만은 아니라는 사실을 살펴볼 것이다. 물론 이가 몸에 옮아 고생하는 사람들은 예외로 하고 말이다.

과학에 대한 나의 믿음이 이 책의 큰 줄기를 이룰 것이고 모든 장에서 과학적 방법론에 대한 변호가 발견될 것이다. 하지만 실제로 시행되는 의료는 아무 감정 없는 관찰과 조심스런 실험, 대규모 데이터 분석보다 훨씬 많은 것을 필요로 한다. 이와 관련해 5장 '전형적인 폐렴이라고?'에서는 윌리엄 오슬러(William Osler) 경의 죽음에 대해 다룰 예정이다. 오슬러는 다음과 같은 글을 남겼다. "책 없이 의학을 배우는 사람은 지도에 표시되지 않은 바다를 항해하는 것과 같다. 하지만 환자를 보지 않고 의학을 배우는 사람은 바다에 한 발자국도 나가지 않는 것과 같다." 20세기 후반에 대두된 근거중심의학에 반대하는 사람들은 의사들이 통계학의 노예가 되어 이론적인 모델과 '요리책' 같은 치료 계획 속에 환자들을 욱여넣으려 한다고 경고했다. 하지만 이런 기술관료적인 디스토피아는 나타나지 않았으며 의학에서 기술과 과학 사이의 균형을 찾는 것은 전문가의 지속적인 도전 과제 가운데 하나가 되었다. 우리는 환자들과 같이 지내면서 얻은 개인적인 경험과 엄격한 과학적 탐구에서 가져온 증거를 통합하는 방법을 배워야 한다.

우리가 과학으로부터 얻은 중요한 교훈 가운데 하나는 환자들을 치료할수록 환자들의 세균에 대한 내성도 증가한다는 점이다. 환자들의 질환에 대해 반응하지 않는 쓸모없는 항생제를 처방하지 않는다면 이런 내성 반응을 느리게 하는 데 도움이 된다. 하지만 불행히도 환자들에게 어떤 항생제가 필요하고 어떤 항생제가 필요하지 않은지 결정하는 것이 언제나 쉽지만은 않다. 6장 '목감기에 항생제를?'에서는 항생제 처방이 그토록 쉽게 이루어지는 이유에 대해 살필 것이다. 그리고 7장 '항생제에 대한 신화'에서는 내가 환자들에게서 흔히 들었던 항생제에 대한 7가지 오해를 살펴보겠다. 말하기 좀 조심스럽지만 이 오해들 가운데 일부는 내 동료들도 갖고 있었다.

여러분이 지난 10년 동안 '콜 오브 듀티(Call of Duty)' 게임을 한 적이 있다면 전 세계적으로 항생제가 부족하다는 사실을 알게 되었을 것이다. 항생제가 오래되면 근본적인 생물학적 메커니즘을 피할 수가 없다. 바로 진화다. 1945년 노벨상 수락 연설에서 페니실린을 발명한 알렉산더 플레밍(Alexander Fleming) 경은 황색포도상구균이 머지않아 항생제에 대한 내성을 갖게 될 것이라 예언했다(플레밍은 역설적으로 그 과정을 가속시키는 방법에 대해서도 조언을 했다. 그러니 우리가 이 문제에 대해 전혀 경고를 받지 않았다고는 말할 수 없다.). 오늘날 우리는 그 후손인 메티실린 내성 황색포도상구균(MRSA)과 함께 살고 있다. 8장 '저항은 소용없다'에서는 항생제 내성에 대한 최근의 소식을 개략적으로 살필 것이다. 이 주제에 대해 그 밑에 깔린 메커니즘을 심도 있게 드러낼 뿐만 아니라 여러분이 술술 읽을 만큼 명료하게 기술하려 한다.

의료 현장을 뒷받침하는 과학적인 연구는 대개 적어도 10년 넘게 의학 저널을 통해 동료 평가를 거쳐 임상에 도입된다. 하지만 그래도 가끔은 불만족스런 과도기를 거친다. 복잡한 생물학이 인간 사회라는 카오스를 만나면서 실험실에서는 굉장히 확실했던 현상도 희석되고 혼란에 빠지기 때문이다. 특정 조건에 대한 노출(예컨대 약품, 백신, 방사선)과 질병(선천적 장애, 자폐증, 암) 사이에 그럴듯한 연관 관계가 있다는 사실이 흔히 발견되지만, 연관 관계가 반드시 인과를 의미하는 것은 아니다. 어떤 치료가 효과 있는지를 결정하는 것이 현대 의학에서 기본적으로 해야 할 일이라는 점은 너무도 당연하다. 하지만 환자들에게 제공되는 치료법 가운데 꽤 많은 수가 임의적인 임상 실험이며 필수적인 검토를 한 번도 거치지 않았다는 사실을 알면 독자들은 충격을 받을지도 모르겠다. 9장 '준비된 근거중심의학'에서는 현대 역학(인간 집단 안에서 일어나는 질병에 대한 연구)의 간략한 역사를 살피고, 그 결과 나타난 사랑스런 자식인 근거중심의학에 대해서도 알아볼 것이다. 그리고 임상 실험이 어떤 식으로 수행되는지에 대해서도 그려 볼 예정이다. 여기서 여러분은 많은 환자와 의사들이 빠지는 통계학적인 함정을 피하는 몇 가지 기술을 배울 수 있다. 10장 '홍반열 진단하기'에서는 오스트레일리아의 진드기 매개 질환을 사례로 들어 항체 검사의 몇 가지 위험성에 대해 알아볼 것이다.

과거에는 알려지지 않았던 병원균을(또는 예전에 존재했다가 다시 나타난 균을) 발견하는 일이 국제 보건계의 큰 관심사이기는 하지만 개인이 혼자서 감염증을 잘못 진단하는 일은 널리 퍼진 심각한 문제다. 예컨대 미국과 유럽에서 라임병이 중요한 감염성 질환이라는 데는 이론의 여지가 없지만 이병이 오스트레일리아에서도 나타난다는 미생물학적인 근거는 없다. 그럼에도 미국과 유럽에서 감염되어 온 사례를 제외하고 매년 수백 명의 오스트레일리아 사람들이 자기가 고향에서 라임병에 걸렸다고 믿는다. 이들 대부분은 하나의 질환에 특수하게 해당하지 않는 다양한 증상을 호소하는데 이 증상은 다른 지역의 라임병에서 나타나는 증상과는 하나도 일치하지 않는다. 그런데도 이런 사람들은 자기에게 몇 달, 심지어 몇 년 동안 항생제 정맥 주사를 놓아 줄 의사를 찾는다. 11장 '유행하는 라임병'에서는 오스트레일리아에 이 질환이 존재한다는 증거들을 검토하고 이 질환에 대한 처방으로 부적절하게 항생제를 사용했을 때 어떤 심각한 위해가 생길 수 있는지 보여주려 한다.

의사들이 다루는 감염증의 증상 가운데 일부는 반드시 감염의 매개체가 일으켰다고는 할 수 없는 것들이다. 그러니 사람들이 언제나 제대로 된 처방을 받을 수는 없다. 예컨대 우리는 만성피로증후군(CFS)의 정의에 맞아떨어지는 여러 증상을 가진 사람들을 종종 만난다. 이 증후군은 무척 다양한 질환 때문에 촉발될 수 있는데 라임병 또한 이 증후군을 일으킬 수 있는 감염증의 하나다. 비록 가까운 과거에 감염증이 나타났더라도 그것이 지금의 증상을 일으킨 것처럼 보이면 환자들은 지금 나타난 증세에 대한 치료를 받으려 한다. 12장 '피곤해서 제정신이 아니야'에서는 존재하지 않는 확실성에 대한 열망 때문에 수백, 수천 명의 사람들이 30년도 넘게 잘못된 처치를 받으려 했던 사례를 다룰 것이다.

어쩌면 늙은 의사가 젊은 의사에게 줄 수 있는 가장 중요한 조언이 있다면 라틴어 경구인 '프리멈 논 노체레(primum non nocere)'일지도 모른다. 이 말은 '좋은 것을 하려고 애쓰기보다 해를 끼치지 않는 것이 우선'이라는 뜻이다. 환자들을 돕겠다는 열의가 넘치는 신참들은 이 경구의 의미를 종종 놓치곤 한다. 하지만 평생 의학에 몸을 담으며 뼈저리게 얻은 경험에 따르면 의사들은 조심에 조심을 기하지 않으면 환자들을 돕기는커녕 해를 입힐 수 있다. 그럼에도 의사들은 선의를 가진 채로 낯선 환경에서 새로운 실수들을 거듭해서 저지른다. 13장 '11그램짜리 말썽거리'에서는 전립선암 검사의 찬반양론에 대해 다룰 예정이다. 이 장에서 나는 환자에게 평생 가는 감염증을 안겼던 나 자신의 경험을 되짚어 얘기해 볼 작정이다.

심리학자이자 과학 저술가인 스티븐 핑커(Steven Pinker)는 비참한 최후를 맞게 될 위험성 측면에서 본다면 우리는 살면서 완벽하게 안전한 순간이 전혀 없다고 주장했다.[2] 나는 서방 세계에 한정지어 이야기한다 해도 오늘날 감염성 질환에 걸려 사망할 위험성 면에서 핑커와 똑같은 말을 할 수 있다고 생각한다. 우리가 긴박하게 대응할 필요가 있는 먹구름이 지평선에 여럿 걸려 있는 셈이다. 나는 이 책을 읽은 여러분이 다가오는 폭풍우에 대비할 수 있기를 바란다.

2　스티븐 핑커(S Pinker), 『우리 본성의 선한 천사』(사이언스북스, 2014).

제1부

감염의 시대

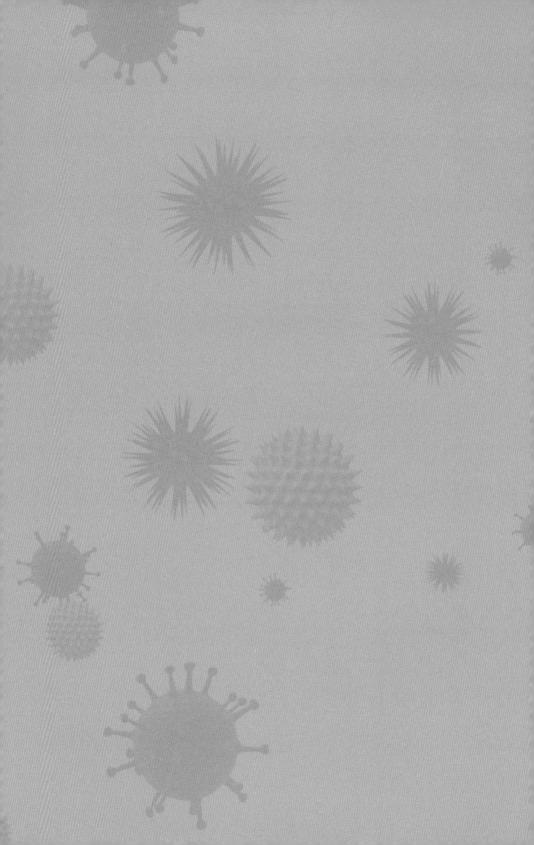

제 1 장

에볼라와 치명적인 바이러스들

"우리는 … 천연두가 완전히 사라졌음을 선언한다."

세계보건총회, 1979년 12월 9일

제네바의 세계보건총회의 20개 참가국은 위의 문장이 적힌 문서에 서명했다. 맨 위에 서명한 사람은 캔버라의 존 커틴 의료원의 전직 수장이자 오스트레일리아 국립 대학교의 명예교수인 프랭크 페너(Frank Fenner)였다. 바이러스학 분야에서 세계적으로 저명한 학자였던 페너는 한때 지구상에서 가장 맹위를 떨치던 질병이 마침내 뿌리 뽑혔다는 사실을 결정짓기 위해 소집된 집단의 총책임자였다. 그보다 2년 전에 23살의 병원 조리사였던 알리 마오우 말린(Ali Maow Maalin)은 소말리아의 유목민 캠프에서 어린아이 두 명과 접촉한 이후로 천연두에 걸렸다. 비록 이전에 천연두 백신을 접종하는 담당자로 일하기는 했지만 말린 자신은 백신을 맞지 않았기에 아이들과 15분 접촉한 것만으로도 전염되기에는 충분했다. 몸이 안 좋아지고 진단이 확정되자 말린에게는 집 안에서 나오지 못하게 하는 조치가 취해졌고, 이웃과 주변 마을의 54,777명이 백신을 맞았다.[1] 그리고 이후로 2년 동안 전 세계

---

[1] 말린은 2013년 59세의 나이에 말라리아로 사망했다. 소말리아의 소아마비 퇴치 프로그램에서 자원봉사자로 일하던 중이었다.

적으로 천연두에 자연적으로 걸린 사례는 단 한 건도 없었다.[2]

페너가 1980년 5월 세계보건총회에서 공식적으로 천연두의 박멸을 선언했을 때 나는 의과대학 3학년이었다. 나는 휴 뉴턴-존(Hugh Newton-John)이 쓴 질병의 종말에 대한 기사를 막 읽은 참이었는데, 그는 내가 사는 지역에서 올리비아의 오빠로 잘 알려진 인물이었다. 하지만 내게 더 중요한 사실은 그가 앞으로 내가 훈련을 받게 될 멜버른의 페어필드 전염병 전문병원의 내과의사라는 점이었다.[3] 이 질병이 박멸되었다는 뉴스는 순진했던 내 의학적 감수성을 흥분시켰고 많은 사람들이 그랬듯 나 역시 이제 감염의 시대가 종말을 고할 것이라 생각했다.

2차 세계대전 이후 수십 년 동안 새로운 항생제와 백신이 쏟아져 나오면서 감염성 질환에 대한 사람들의 공포는 희석되기 시작했다. 오스트레일리아에서는 1960년대 들어 소아마비 전염에 대한 공포에 시달리는 산모가 사라졌고 성홍열도 드물어졌으며, 디프테리아도 없어졌고 파상풍도 사라지는 추세였다. 어린 시절에 한 번쯤은 걸린다고 여겨졌던 홍역, 유행성 이하선염, 풍진도 모습을 감출 정도였다. 대신 암과 심장 질환이 사람들의 목숨을 앗아가는 큰 요인으로 대두했다. 의학계의 지도자들은 세균은 이제 신경 쓸 필요가 없으며 바꾸어야 할 것은 생활방식이라고 역설했다. 물론 이것은 아직 완수되지 않은 임무에 대한 성급한 진단이었다.

1960년대와 1970년대에 그동안 과학계에 알려지지 않았던 여러 감염성

---

2 전 세계를 통틀어 천연두로 사망한 최후의 환자는 재닛 파커로, 1978년의 일이었다. 파커는 영국 버밍엄의 한 병원에 설치된 바이러스학 실험실에서 일하는 의료 사진기사였다. 아마도 이곳에서 실험하던 천연두 샘플에서 바이러스가 전염되었으리라 여겨진다. 이 사건을 비롯해 전 세계적으로 여러 사고가 발생하면서 실험실 안전과 오염 문제를 점검해야 할 필요성이 대두되었다(각주 9번 참고).

3 휴와 올리비아의 할아버지는 1954년에 양자역학 분야에 대한 공헌으로 노벨상을 수상한 이론 물리학자이자 수학자인 막스 보른(Max Born)이었다. 알베르트 아인슈타인은 독일에 머물던 1920년대에 보른 가족을 자주 방문하기도 했다. 휴의 어머니는 재능 있는 피아니스트였고 아인슈타인이 바이올린을 연주하는 동안 종종 함께 연주했다.

제1부 감염의 시대

질환이 등장하면서 승리감에 도취되었던 의학계에 찬물을 끼얹었다. 관절염을 비롯해 미국 동부 해안의 라임이라는 소도시에서 발진을 동반한 신경질환인 라임병이 새로 나타났다(11장 '유행하는 라임병' 참고). 게다가 처음에는 미국에서 시작되었지만 이후 여러 나라로 퍼진 독성쇼크증후군이라는 증상이 수십 명의 젊은 여성에게 나타났다. 그 원인은 흔한 세균인 포도상구균이 탐폰에 감염되어 생긴 독소였으며 가끔은 증상이 목숨을 앗아갈 정도로 심각했다. 수혈을 받거나 정맥 주사를 맞은 사람들에게서 간염도 점점 흔하게 나타났다(오늘날에는 B형 간염 바이러스와 C형 간염 바이러스 때문에 발병된다고 밝혀졌다.).

하지만 1970년대에 여러 보건 당국을 가장 긴장시켰던 새로 등장한 감염성 질환은 바이러스성 출혈열(VHF)이었고 그중에서도 가장 치명적인 것은 에볼라였다.

에볼라 바이러스가 발견된 이래로 40년이 지나는 동안 적어도 스무 번의 중대한 질병 발생이 일어났으며 총 3,000여 건의 감염 사례가 보고되었다. 2014년 3월, WHO에서는 서아프리카 기니에서 에볼라 바이러스가 전파되는 중이라고 발표했다. 치사율(어떤 질병에 걸린 사람 가운데 그 병으로 죽은 사람의 비율)은 50~90퍼센트였는데 이 수치는 감염된 환자가 받는 보살핌의 정도에 따라 달라졌다. 에볼라 바이러스는 라이베리아와 시에라리온까지 퍼졌으며, 나이지리아, 말리, 세네갈도 조금 포함되었다. 곧 역사상 최대 규모의 에볼라 감염 사례로 번질 위기였다.

2014년 8월까지 1,440여 건의 감염과 826명의 사망자가 난 상황에서 WHO는 '국제적 관심이 필요한 공중보건 비상사태'를 선언했다. 그런데 당시 아프리카에는 에볼라 바이러스보다 연간 사망자가 많거나 그렇게 될 수 있는 풍토병이 여럿 있었다. 예컨대 미국의 질병통제예방센터에서는 매년 아프리카에 라사열 감염 사례가 10~30만 건이었고 그중에 사망자가 약 5,000명이라고 추산했다. 전체 입원자 가운데 시에라리온과 라이베리아 사람이 10~16퍼센트를 차지했다. 그리고 2013년에 아프리카에서는 말라리아로 죽은 사람만 거의 60만 명에 달했다. 에볼라 바이러스로 죽은 사람 수보다 적어도 50배 이상인 셈이었다. 그렇다면 이렇게 치명적인 여러 감염성 질환을 제치고 에볼라 바이러스의 확산이 이토록 국제적인 큰 반향을 일으켰던 이유는 무엇이었을까?

에볼라 바이러스는 그 자체로도 관심의 대상이었다. 그 이유는 역사적으로 다른 질병에 비해 감염성이 확실하고 환자를 급속도로 죽음에 이르게 해서 사람들을 동요시켰기 때문이다. 콜레라나 흑사병, 천연두, 독감도 그랬다. 정확한 매개체는 밝혀지지 않았더라도, 환자가 이런 질병에 노출되면 증상을 일으키기까지의 기간이 몹시 짧기에 인과관계를 수립하기 쉬웠다. 에볼라 바이러스에 감염된 사람 가운데 거의 50퍼센트가 증상을 보인 뒤 며칠 만에 숨을 거뒀으며 이들은 언제나 다른 감염자와 직접적인 접촉이 있었다. 이때 질병의 원인을 알아내려면 배양을 오래 시키거나 증상이 없거나 가벼운 사례를 훨씬 정밀하게 분석해야 했다(감염된 환자라도 증상을 나타내지 않을 수 있으며 이때 항체를 만들어내 그 질환에 대한 면역을 얻는다.). 오늘날 결핵은 감염성 질환에 대한 하나의 전형적인 사례처럼 다뤄지는데, 이 병은 19세기까지 유전병이라고 간주되었다. B형 간염은 인간 개체군 안에서 수만 년 동안 존재해 오면서 매년 80만 명을 사망에 이르게 했다. 하지만 B형 간염은 병의 전파가 이뤄지는 나이인 신생아나 아이에게 거의 나타나지 않기 때문에 존재가 드러나지 않았다. 그러다가 1885년이 되어서야 독일에서 오염된 천연두 백신을 맞은 성인 환자에게서 황달이 발생하면서 비로소 처음으로 알려졌다.[4]

---

4 역사적으로 보면 의원성(말 그대로 '의사에게서 병을 옮은') 상호 오염이 일어난 음울한 사례들이 존재한다. 1960~70년대에 이집트에서 C형 간염에 걸린 사례의 거의 15퍼센트가 당시 주혈흡충증 근절 프로그램을 실시하는 가운데 주사기를 재사용했던 것이 원인

선진국들은 대체로 치명적인 아프리카의 풍토병에 대해 그다지 반응을 보이지 않았다. 에볼라 바이러스가 아프리카를 빠져나올 수도 있다는 두려움이 퍼진 이후에야 서방 세계는 행동에 들어갔다. WHO가 국제적 공중보건 비상사태를 선언할 즈음 바이러스는 아프리카 3개국의 사람이 많은 도시 지역에 자리를 잡았다. 그리고 집중적인 국제 협력이 쌓여나갈 무렵 이 감염 질환은 기하급수적으로 퍼졌다.[5] 에볼라 바이러스가 이렇게 크게 퍼진 것은 값비싼(또는 값싼) 약품이나 돈이 많이 드는 중환자실이 없어서가 아니었다. 단지 아프리카 대부분의 지역에 적절하고 기본적인 보건 인프라가 갖춰지지 않아서였다. 에볼라 바이러스가 작은 규모로 퍼지는 것은 피할 수 없지만 이런 일이 계속해서 일어나는 까닭은 보건 관리 인력에게 가운, 고글, 마스크, 장갑 같은 적절한 보호 장비가 주어지지 않기 때문이다. 대량으로 사람이 죽어가는 상황에서 사체를 안전하게 수습해 매장하는 것은 중요한 사항이다. 하지만 해당 국가에 시체에서 흘러나온 감염성 분비물에 가까이 접촉할 것을 권하는 추모 행사가 있다면 이렇게 하기는 힘들다. 기본적인 의료 장비를 초기에 갖추고 장례식을 어떻게 치러야 할지에 대한 교육이 더 빨리 이뤄진다면 유행병이 그렇게 극성을 부리지 못할 것이다.

사실 서구 세계, 특히 미국에서는 기존의 언론이나 소셜미디어에 의해 에볼라 바이러스에 대한 내용이 전파되면서 사람들에게 패닉 반응을 일으켰다. 에볼라 바이러스가 일으키는 질병 자체는 작아 보일 정도였다. 서구의 일반 대중이 외부에서 온 바이러스가 자기가 사는 지역에 병을 퍼트릴 수 있다고 믿는 것은 이해할 수 있는 일이다. 하지만 일부 보건 관리 담당자들이 보인 반응은 아무리 좋게 보아야 무지한 것이고 나쁘게 보면 부끄러워해

이었다. 에볼라 바이러스가 처음 유행하게 된 계기 또한 아마도 바이러스에 감염되었으리라 추정되는 수녀가 오염된 주사 내용물을 사람들에게 접종했기 때문이었을 것이다.

5 시리아의 위기 상황이 에볼라 바이러스의 유행에 과연 영향을 끼쳤을지 여부는 흥미롭다. 2014년 8~9월 사이에 미국의 외교 정책은 ISIS에 대항해 군사적 개입을 할 수 있을지에 초점을 맞춘 상태였다.

야 마땅한 것이었다. 선진국에는 감염증을 통제할 수 있는 자원이 존재하기 때문에 병이 전파될 위험은 크지 않은데도 의사와 간호사들은 자기들이 근무하는 시설에 에볼라 바이러스가 발견되었다면 출근하지 않겠다고 말했다. 감염 통제 담당자들은 수십 년 동안 병원균이 보건 관리 종사자들의 손을 타고 한 환자에서 다른 환자로 전염될 수 있다는 사실을 사람들이 믿게 하려고 애썼지만 정작 에볼라 바이러스가 퍼졌을 때는 사람들을 제대로 준비시키지 못했다는 비난을 받았다. 2004년 사스의 사례에서 다시 한 번 알수 있듯이 일반 대중들에게 병이 퍼질 위험이 있으면 보건 당국은 미지근하게 반응하지만 환자로부터 병이 옮을 위험이 있으면 신속하게 광범위한 대응을 한다는 점은 씁쓸하다. 다시 말해 보건 관리 종사자들이 꼭 필요한 개인용 보호 장비를 사용하도록 적절하게 훈련받지 못했다. 따라서 병원에서는 최대한 빨리 질병관리센터나 WHO가 권장하는 프로토콜을 따르도록 직원들을 교육시킬 필요가 있다는 점은 사실이다. 그토록 에볼라 바이러스에 대한 공포와 혐오가 들끓었지만 아프리카 외부로 의료계 종사자들에게 바이러스가 전염된 사례는 세 건뿐이었다. 두 건은 미국에서, 한 건은 스페인에서 일어났는데 해당 감염자들은 모두 목숨을 건졌다.

비록 에볼라 같은 바이러스성 출혈열은 독특한 구조와 역학(인간 집단 안에서 보이는 행동), 전파 수단을 가진 다양한 바이러스에 의해 일어나지만 그래도 몇 가지 공통점이 있다. 먼저 이런 바이러스성 출혈열을 일으키는 바이러스는 전부 RNA 바이러스다(RNA 바이러스란 이중 가닥인 디옥시리보핵산이 아닌 리보핵산 단일 가닥 안에 유전 물질을 담고 있는 바이러스를 말한다.). 또 이들은 대개 지리학적인 특정 지역 안에서만 나타나며 몇 가지 예외를 빼고는 인간을 자연적인 숙주로 삼지 않는다. 가장 뚜렷한 특징은 이 질병이 지금껏 알려진 감염증 가운데 가장 치명적이라는 점이다.

바이러스성 출혈열은 처음에는 정도가 심각하기는 해도 어떤 질병인지 특정하기 힘든 독감 비슷한 증상으로 시작한다. 환자들은 대부분 탈수를 일으키고 혈당이 크게 떨어지며 그 결과 폐와 신장, 심장이 망가진다(패혈성 쇼크라고 알려진 증상이다.). 그리고 병세가 더 악화되면 눈의 결막(눈꺼풀의 내벽과 안구의 바깥층), 피부, 입, 코, 위장에서 출혈이 일어난다.

이 에볼라 출혈열은 상대적으로 최근에 알려진 질환이지만 바이러스성 출혈열 자체는 역사가 꽤 길다. 그 가운데 하나인 황열병은 수백 년 전부터 인간에서 나타났다. 황열병이 널리 알려진 계기는 20세기 초반에 미국의 의사인 월터 리드(Walter Reed)가 파나마 운하에서 작업하는 일꾼들의 목숨을 앗아갔던 이 병이 환자들 사이에서 체액이 직접 옮아가 걸리는 것이 아니라 모기에 의해 매개된다는 사실을 증명하면서부터였다.[6] 과학자들은 이 바이러스를 1928년에 분리했고 1956년에 크림 반도 콩고 유행성 출혈열을 일으켰던 진드기 매개 바이러스처럼 바이러스성 출혈열을 일으키는 다른 바이러스들도 확인했다. 오스트레일리아 북부를 포함한 세계 여러 지역에서 모기에 의해 전염되어 점차 널리 퍼지고 있는 뎅기열도 이전에 감염되었던 환자가 바이러스의 또 다른 특수 형태에 노출되면 바이러스성 출혈열 같은 증상을 보일 수 있다.

이런 바이러스성 출혈열은 원래 모기나 진드기 같은 매개체가 존재하는 장소에서만 한정적으로 나타난다. 천연두라면 전 세계 어디든 백신을 맞지 않은 인간 집단 안에서 외부로부터 유입되어 퍼질 수 있지만 자국으로 돌아오는 선진국 출신 여행자 몸에 실려 온 바이러스성 출혈열은 그곳 국민에게 감염될 위험이 없다. 하지만 에볼라 바이러스는 다르다. 절지동물이라는 매개자 없이 인간에서 인간으로 직접 퍼지는 바이러스성 출혈열이기

---

6 감염병을 옮기는 확실한 매개체로 모기가 등장한 것은 이 사례가 처음이었다. 이 발견은 말라리아 같은 감염병을 통제하는 데 엄청난 영향을 주었다.

때문이다.[7]

　비교적 최근에 이와 비슷한 질병이 나타난 적이 있었다. 1967년, 독일의 도시인 마르부르크와 프랑크푸르트에서 발열과 심한 독감 증상, 결막염, 메스꺼움, 구토, 설사 증세를 보이는 몹시 위독한 환자 여럿이 병원에 입원했다. 베오그라드에서도 비슷한 증상의 환자가 몇 명 나타났다. 의사들은 처음에 이 환자들이 위장에 살모넬라균이나 이질균에 감염되었다고 생각했지만 환자들의 대변이나 혈액에 세균이 검출되지도 않았고 병이 발생한 원인도 불명이었다. 곧 이 환자들 가운데 4분의 1에서 혈액 응고 장애가 나타나 피가 심각하게 부족해졌고 그뿐만 아니라 입과 폐, 위장, 바늘로 찔렸던 상처에서 출혈이 일어났다. 전부 합쳐 37명의 환자가 이런 병세를 보였고 그 가운데 7명이 사망했다.

　그런데 마르부르크에서 병을 일으킨 환자들은 각각 어떤 식으로든 베링베르케 제약회사와 관련되어 있었다. 그리고 프랑크푸르트의 환자들은 파울 에를리히 연구소와 관련이 있었고 베오그라드의 환자들 가운데 한 명은 수의학 연구자였다. 이 사실에 근거하여 병이 발생한 지 3개월도 되지 않아 독일의 바이러스학자들은 이 질병의 병원균을 확인하는 데 성공했다. 마르부르크 바이러스라는 이름이 붙은 이 병원균은 최초로 발견된 인간 필로 바이러스(섬유 모양으로 생긴 바이러스의 한 종류)였다. 그리고 감염이 일어난 가장 그럴 듯한 원천은 1967년 6월 우간다에서 배송된 버빗원숭이였는데 당시 그곳은 아랍과 이스라엘 사이의 6일 전쟁이 벌어지는 한복판이었다. 전쟁 때문에 이 원숭이들은 영국 안에서 수송이 지연되었고 마침 런던 공항에

7　절지동물이란 외골격과 분절된 몸, 관절이 있는 부속지를 가진 무척추 동물이다. 곤충, 거미, 진드기는 전부 절지동물문(Arthropoda)의 구성원이다.

서 파업이 일어나는 바람에 체류 과정은 더 늘어졌다. 이 과정에서 버빗원숭이들이 언제, 어떻게 마르부르크 바이러스에 감염되었는지는 확실하지 않지만 히드로 근처의 동물 보호소에 머무는 동안 스리랑카에서 온 랑구르원숭이, 남아메리카 핀치와 가까이 지냈다는 사실은 알려져 있다. 게다가 버빗원숭이 가운데 2마리는 런던에서 탈출하기까지 해서 정말이지 지구의 종말을 그린 공상과학 영화 시나리오에 도입될 만한 이야기가 되었다. 비록 탈주 중일 때 병을 옮기지는 않았지만 말이다.

유럽에서 마르부르크 바이러스가 더 감염된 사례는 없다. 그 다음으로 이 병이 진단된 사례는 1975년에 한 오스트레일리아 출신 배낭여행자가 짐바브웨를 여행하다가 병에 걸려 남아프리카에서 사망한 사건이었다. 그의 여성 동행자와 그가 치료를 받았던 병원의 간호사 한 명도 경미한 증세를 나타냈다. 하지만 두 사람 모두 회복되었고 몸에서 마르부르크 바이러스에 대한 항체가 발견되었다. 1990년에는 러시아의 한 실험실 직원이 치명적인 증세를 보였던 사례[8] 외에 마르부르크 바이러스에 대한 주목할 정도의 유행은 두 번뿐이었다. 1998년에 콩고 민주공화국에서 154명이 병에 걸려 118명이 사망했고, 2004년에는 앙골라에서 252명이 병을 진단받고 227명이 사망했다.

이처럼 유럽에서 마르부르크 바이러스가 급작스레 나타났다가 사라지는 현상은 사람들을 헷갈리게 했다. 감염된 환자의 조직과 실험실의 샘플에 직접 접촉한 사람들만이 위험한 듯 보였으며 환자들을 보살피는 사람들 가운데서도 극소수만이 증상을 보였다. 뒤이은 혈액 실험 결과 증상 없이 감염이 일어난 사람도 몹시 드물었다. 독감이나 수두, 홍역 같은 여러 바이러스들이 기침이나 재채기로 나온 포말을 통해 공기 중에서 퍼지는 데 비해, 마

8　나는 언제나 실험실에서 벌어지는 사건사고 소식을 들으면 불안하다. 예컨대 1979년에는 러시아 스베르들롭스크의 생물학 무기 연구시설에서 탄저병 포자가 유출되었고, 근처 마을로 바람을 타고 날아가 100명 이상이 사망했다. 이 이야기는 수십 년이 지난 뒤에야 밝혀졌다.

르부르크 바이러스의 전파 패턴을 보면 이런 수단은 크게 가능성이 없었다. 사실 이 바이러스에 감염된다는 것 자체가 꽤나 어려워 보였다. 다만 일단 감염되고 나면 사망에 이를 확률은 놀라울 정도로 높았다.

1969년에는 나이지리아의 라사라는 소도시에서 2명의 간호사가 바이러스성 출혈열로 의심되는 증상을 보이며 사망했다. 그리고 선교 병원에서 이들을 간호했던 세 번째 간호사도 같은 증세가 심각해져 고향인 뉴욕으로 송환되었다. 이 간호사의 혈액은 예일 대학교의 연구실로 보내졌는데 이곳에서 연구소 소장인 조르디 카살스-아리에트(Jordi Casals-Ariet)와 연구 기술자 한 명이 병에 노출되었다. 그리고 기술자는 목숨을 잃었지만 병에서 회복된 간호사의 항체를 수혈받은 카살스는 목숨을 건졌다. 카살스는 이 새로운 바이러스를 분리해 아레나 바이러스 속으로 동정했으며 라사 바이러스라는 이름을 붙였다.[9] 이 질환은 이후에 서아프리카의 풍토병으로 알려졌다.

1976년에는 콩고 민주공화국(당시에는 자이르 공화국이라 불렸다.)에서 일하던 벨기에 출신의 의사가 바이러스성 출혈열처럼 보이는 증세로 죽어 가는 한 수녀의 혈액을 네덜란드 앤트워프의 열대병 연구소로 보냈다. 병의 원인이 무엇인지 확실히 알고 싶었기 때문이었다. 당시에 생체 시료의 운송에 대한 기준과 규정은 지금과 달랐다. 연구소에 보온병이 도착했을 때 혈액 샘플은 튜브에서 새어 나와 샘플을 시원하게 유지하기 위해 넣은 녹은 얼음물 속에 들어가 있었다. 이렇듯 샘플의 상태가 좋지 않았지만 전자 현미경을 통해 즉시 필로 바이러스의 존재를 확인할 수 있었다. 마르부르크 바이러스와 몹시 닮았지만 나중에 확인한 결과 별개의 종이었다. 이 바이러

---

9 영국에서 벌어진 천연두 관련 실험실 사고로 조르디 카살스-아리에트의 동료가 사망한 일은(각주 2번 참고), 당시 실험실에서 치명적인 병원균을 얼마나 아무렇지도 않게 취급했는지를 잘 드러낸다.

스성 출혈열이 수단에서도 연이어 나타났지만 이 바이러스는 콩고 민주공화국의 주요 지역을 지나는 강의 이름을 따서 에볼라라는 이름이 붙었다. 그리고 머지않아 에볼라 바이러스는 인간에 미치는 바이러스 감염 가운데 가장 치명적인 축에 들어간다는 사실이 분명해졌다. 당시 아프리카에서는 치사율이 거의 90퍼센트까지 될 정도였다.[10]

에볼라 바이러스는 수천 년 동안 인간이 아닌 동물 종에서 조용하게 복제되는 중이었다. 당시에 얻을 수 있던 가장 좋은 증거에 따르면 박쥐가 바이러스의 자연적인 저장고 역할을 했다. 이 포유동물은 에볼라 바이러스에 감염되어도 문제없이 잘 지낸다. 바이러스는 박쥐에서 인간을 비롯한 다른 영장류로 넘어올 때에야 비로소 증상을 드러낸다. 이 전파 과정은 인간이 바이러스에 감염된 박쥐를 죽이거나 손질하고 먹을 때, 야생 동물의 고기를 다룰 때 (원숭이나 침팬지를 포함한 영장류 같이 길들이지 않은 동물을 먹기 위해 죽이는 경우) 일어난다고 여겨진다. 에볼라 바이러스가 간혹 인간 집단에서 폭발적으로 퍼지는 사례는 이런 주된 전파 과정의 우연한 부차적인 결과일 뿐이었다.

바이러스의 종류가 하나뿐인 마르부르크 바이러스와는 달리 에볼라 바이러스는 다섯 종류가 존재한다고 알려져 있다. 그중에서 가장 흔하고 치명적

---

10 막 발생한 질병의 사망률을 계산할 때는 주의를 충분히 기울여야 한다. 전염병이 퍼지는 시작 단계에는 가장 심한 사례만 눈에 띄기 때문에, 이런 환자들은 최악의 결과를 보인다. 하지만 알고 보면 대다수의 사례는 사실 증세가 미약하거나 아예 증상이 없는 경우도 있다. 그 결과 여러 사례에 대한 실제 치사율을 계산하다 보면 처음에 짐작했던 값보다 낮아진다. 하지만 이처럼 치사율이 낮다고 해서 병을 우습게 봐서는 안 된다. 예를 들어 1918년에 대유행했던 스페인 독감은 역사상 최악의 독감이었지만, 치사율은 고작 2~3퍼센트에 지나지 않았다. 그럼에도 이 독감은 2,000~4,000만 명을 죽음으로 내몰았다. 치사율은 발병률(전체 인구 가운데 그 병에 감염된 비율)과 함께 살펴볼 필요가 있다. 임상적으로 스페인 독감의 발병률은 적어도 30퍼센트 이상이었을 것이라 추정된다(게다가 감염이 되었지만 증상이 없는 경우도 있었다.). 전체 인구 집단의 30퍼센트에 대해 3퍼센트의 치사율을 보인 질병이 전 지구적으로 엄청나게 많은 희생자를 냈던 것이다. 반면에 임상적인 발병률이 훨씬 낮아 수천 건이 발생했고 치사율은 90퍼센트에 이르는 에볼라 바이러스는 비극적이기는 해도 전체 인구 집단에 미치는 절대적인 효과는 훨씬 미미하다.

인 것은 자이르 계통으로 2014~15년 사이에 사람들 사이에 퍼졌던 종류다.[11] 전자 현미경으로 관찰하면 에볼라 바이러스는 마치 이집트의 신성문자처럼 길쭉한 섬유 모양을 하고 있다.[12] 각각의 바이러스 입자는 짧은 RNA 조각을 담고 있는데 이 조각은 자기가 침입한 인간의 세포를 활용해 10개의 단백질을 만들어 낸다. 이 단백질들은 꽤 강력한 한 방이 된다. 단백질 가운데 일부는 항원 역할을 해서 면역 세포를 자극해 해당 부위의 조직과 핏속에 사이토카인이라 알려진 화학 물질이 방출되도록 한다. 그 결과 이 질병의 특징인 강한 염증 반응이 일어난다. 바이러스 단백질 가운데 하나는 혈관 안쪽에 들어찬 세포를 직접 손상시켜 병의 증세가 악화되었을 때 나타나는 특징인 출혈을 일으킨다. 이런 중대한 면역 반응을 야기하는 에볼라 바이러스의 위력 때문에 감염된 환자들은 스스로 무척 증세가 심각한 것처럼 느끼며 다른 사람들도 그렇게 여긴다. 여러 심각한 감염증의 사례에서 볼 수 있듯이 이 바이러스가 일으키는 인체의 면역 반응은 부적응적이다. 환자의 회복을 돕기보다는 면역 세포가 특정 목표만이 아니라 전체적으로 면역 세포를 크게 활성화시켜 환자를 더 아프게 만든다.

라사 바이러스와 에볼라 바이러스, 마르부르크 바이러스의 등장은 국제 보건계에 충격을 불러일으켰다. 그래서 1970년대 후반부터는 사람들이 이

---

11 다른 계통으로 수단, 타이 숲, 분디부교, 레스턴 변종이 있다. 레스턴 변종은 1989년 워싱턴 DC 근처의 버지니아주 레스턴에 자리한 연구소의 원숭이들에게서 발견된 이래로 상당한 관심을 불러일으켰다. 하지만 연구소 직원 가운데 세 명이 몸에서 바이러스에 대한 항체를 만들었으며(그 가운데 한 명은 감염된 동물의 체액이 담긴 주사를 실수로 자기에게 찔러 넣는 사고를 당했다.) 병을 앓지는 않은 것으로 보아 사람에게 미치는 위험은 낮은 편이라 여겨진다.

12 이 바이러스 입자는 갈고리 모양인 알파벳 'O'와 아주 닮았다. 그래서인지 내가 이 글을 쓰는 동안에도 한 음모론 웹사이트에서는 이 우연한 연결고리를 파고드는 중이다.

바이러스를 퇴치할 계획을 세우기 시작했다. 1982년에 설립된 빅토리아주 멜버른의 페어필드 전염병 전문병원은 오스트레일리아에서 마지막으로 만들어진 '열병 병원'이었다. 이후에는 모든 국가가 주류 보건 체계 속에 감염성 질환을 이전하면서 이런 격리 병원을 운영하지 않게 되었다. 성실한 빅토리아주만이 오스트레일리아의 다른 지역에 비해 그동안의 전통을 훨씬 오래도록 유지했다.[13] 그러니 바이러스성 출혈열이 의심되는 환자를 위한 경비가 철저한 시설이자 혈액 샘플을 실험하고 바이러스를 배양할 수 있는 생화학적 봉쇄 4단계(가장 안전한 단계) 실험실을 찾는다면 이 병원이야말로 제대로 된 선택이다.

병원의 나머지 건물들로부터 100미터 떨어진 곳에는 조그만 창문이 달리고 지붕 위로 배기관이 높게 불쑥 솟아오른 소박한 벽돌 건물이 하나 세워져 있었다. 겉모습으로 보면 꽤 안전해 보였다. 감염을 일으키는 물질이 유출될 위험을 줄이기 위해 건물 안쪽은 기압이 살짝 낮게 유지되었다. 그러면 건물 안의 공기가 밖으로 빠져나가기보다는 바깥 공기가 안으로 들어오기 때문이다. 나는 당시에 페어필드 병원에서 수련을 시작한 지 2주된 학생이었고 새로 인가된 이 시설을 둘러보았다. 우리들 가운데 한 명은 정압 차단 방역복을 입어도 된다는 허락을 받았다(지금 생각해 보면 이 방역복은 영화 속에서 보던 것과 똑같았다. 마치 마이클 크라이튼(Michael Crichton)이 1969년에 쓴 소설을 바탕으로 1971년에 개봉한 영화 「안드로메다 바이러스(Andromeda Strain)」를 보는 듯했다. 더스틴 호프만(Dustin Hoffman)이 주연한 영화 「아웃브레이크(Outbreak)」는 내가 병원을 구경했던 시점에서 15년쯤 지난 뒤에 나왔다.). 방역복이 덥고 답답했으며 폐소공포증을 일으키는 바람에 자기가 입어 보겠다고 자진해 나선 학생은 비 오듯 땀을 흘리며 탈수 증상을 호소했다. 더 안되었던 점은 30분이나 지나서야 방역복을 벗을 수 있었다는 사실이었다.

---

13 여러분이 차가 한창 밀리는 시간에 멜버른의 중심업무지구 한가운데에서 비보호 우회전을 시도해 보면, 빅토리아주 사람들이 얼마나 변화를 싫어하는지 직접 목격할 수 있을 것이다.

당시에 나는 그 모든 시설과 장비에 깊은 인상을 받았다. 하지만 5년 뒤에 수련의가 되어 돌아와 병원이 돌아가는 사정을 먼발치에서나마 지켜본 이후로는 이런 철통같은 시설이 한 선배 의사의 고집과 집착 때문에 생겼다는 사실을 알게 되었다. 동료들로 하여금 이런 전문적인 격리 시설을 유지하게 했던 것이다. 그 선배 의사가 추방된 이유에 대해서는 사람들이 쉬쉬했지만 다른 동료나 직원들과 그 의사 사이에 큰 반감이 있었다는 사실은 분명했다. 이 시설은 '흰 코끼리'라고 불리곤 했는데 한 의사는 재미있다는 듯이 이 건물의 음압 시스템 때문에 천장이 가라앉고 있다고 처음으로 내게 말해 주었다. 그렇다고 이곳에 입원한 환자들이 다칠 위험성이 큰 것은 아니었는데 이 시설에는 그동안 환자가 한 명만 수용되었기 때문이었다. 아프리카 출신으로 발열 증세를 보이는 환자였는데 오스트레일리아의 북쪽 주한 곳을 방문했던 사람이었다.

당시 바이러스성 출혈열이 의심되는 환자를 다루는 프로토콜에 따르면, 환자는 진단이 이루어진 장소에서 연방 정부의 지원을 받는 경비가 철저하며 이동 가능한 페어필드의 병상 10개 가운데 하나로 옮겨져야 했다. 이 아프리카 환자는 이송 팀에 의해 멜버른공항으로 이송되었는데 이 과정에서 언론의 주목을 꽤 끌었다. 환자는 아직 천장이 멀쩡했던 페어필드의 음압 병동으로 들어갔고 공상과학 영화에 나오는 듯한 방역복을 입은 의사와 간호사들의 치료를 받았으며, 그로부터 20시간 뒤에 연쇄상구균에 의한 인후염 또는 편도염으로 진단받았다. 이 환자는 입원 내내 꽤 즐거워했으며 오스트레일리아 의료팀이 목이 좀 아픈 사람을 얼마나 성심껏 보살피는지 깊은 감명을 받았다고 한다.

에볼라 바이러스 같은 유행병을 다루는 최고의 방법은 전파 역학이라 알려진 모형을 제대로 수립하는 것이다. 감염성 질환에 대한 수학적인 모델링 작업은 복잡한 과학을 필요로 하지만 근본 원리는 몇 가지로 간단하다. 유행병인지 아닌지 여부를 결정하는 근본적인 요소는 기초감염 재생산수인 R_0값이다. 이 수치는 감염이 일어나는 전체 과정에 걸쳐 감염된 사람이 감염되지 않은 집단 안에 감염 사례를 평균적으로 몇 건 만들어 내는지를 나타낸다. R_0가 1보다 작으면 유행병은 수그러들지만 R_0가 1보다 크면 유행병은 계속 이어질 것이다. 우리는 R_0값을 상대적으로 쉽게 추측할 수 있으며 일단 그 값을 알면 질병을 통제하는 데 필요한 개입의 유형과 강도를 결정할 수 있다.[14] R_0값이 크면 클수록 개입은 더 강력해야 한다.

에볼라 바이러스의 경우 백신이나 효과가 입증된 항바이러스 요법이 없었기 때문에 유일한 통제 방법은 격리뿐이었다. 이 병은 감염된 환자의 분비물에 직접 접촉할 때만 전파되며 먼 거리에서 원격으로 퍼지지는 않았다. 더구나 이 바이러스는 열이 발생하기 전에는 감염성이 없기 때문에 환자가 잠복기 동안 자기도 모르는 사이에 사람들 사이에 병을 퍼뜨릴 가능성은 없었다. 따라서 만약 환자들이 증상을 보이자마자 격리할 수만 있다면 전파의 연쇄 고리를 깰 수 있는 셈이다. 이전에 에볼라 바이러스의 유행 사례를 살피면 R_0값은 2 정도였다. 그러니 상식적으로 병의 전파를 막으려면 모든 환자를 격리해야 하지만, 정답은 사실 반직관적이다. R_0값을 수학적으로 처리한 결과 '집단 면역'이라 알려진 현상을 일으키기 위해 백신을 접종해야 하는 비율은 언제나 100퍼센트 이하였다.[15] 만약 효과적인 격리와 백신 접종

---

14 우리는 언제나 건강한 회의주의를 바탕으로 모형을 바라봐야 한다. 국제 언론들은 빠르게 에볼라 바이러스 모형에 따른 추정치를 강조했고, CDC가 2015년까지 100만 건 넘는 감염 사례를 예상한다는 표제를 달았다. 하지만 이것은 공중보건계의 대응이 전혀 없다고 가정하는 최악의 시나리오다. 사실 적절한 대응이 이뤄지기만 하면, 똑같은 모형으로도 2015년 1월까지는 병의 유행이 거의 끝날 것이라 예측할 수 있다. 그리고 이 예측은 옳았다.

15 이것은 집단 면역의 원리에 기초를 둔다. 어떤 집단에서 전체 인구보다 적은 사람들이 백신 접종을 받으면 그 집단의 감염을 박멸할 수 있다. 에볼라 바이러스의 경우에 우리는 격리를 일종의 임시적인 백신이라 여겼다. 이때 백신 접종이 필요한 인구수의 문턱

을 동일하게 본다면 R_0값을 1 이하로 줄이기 위해서는 에볼라 출혈열에 걸린 환자 가운데 50퍼센트만 격리해도 괜찮다. WHO에서 감염된 환자의 70퍼센트를 격리시키고 사체의 70퍼센트를 안전하게 매장하라고 완화된 목표를 세운 것은 바로 이런 이유 때문이었다.

일단 여러 나라에 걸쳐 충분히 위세를 떨치고 난 뒤 에볼라 출혈열에 새로 걸린 환자 수는 빠르게 떨어졌다. 그리고 2015년 후반에는 사실상 유행이 막을 내렸다. 2015년 11월 22일에 WHO가 발표한 바에 따르면 총 2만 8,637명이 병에 걸려 그 가운데 1만 1,314명이 목숨을 잃어 치사율이 40퍼센트에 이르렀다고 한다.[16] 선진국에서는 병원성 감염의 공포가 실제보다 부풀려진 데가 있었지만 아프리카에서는 실제로 보건 관리 인력의 감염 위험이 몹시 높았다. 해당 지역의 의료팀과 감염 지역까지 날아온 국제적인 보건 인력의 용기와 희생 덕분에 다음과 같은 놀랄 만한 통계 수치가 나왔다. 아프리카에서 병에 접촉했던 보건 인력 898명 가운데 518명이 사망한 것이다. 이들의 치사율은 58퍼센트였다.

지난 세기에는 에볼라 백신 연구가 더 진행되지 못하고 멈췄지만 그 덕분에 병이 유행하던 2014~15년에는 몇 가지 가능한 치료제가 3기 임상 시험(인체 대상 대규모 시험)에 들어섰다. 다른 신약에 비하면 산업계가 에볼라 백신에 대해 지원을 해 줄 가능성은 높아 보였다. 에볼라 출혈열 치료약은 그 병에 걸린 환자만 대상으로 하기 때문에 상대적으로 시장이 좁다. 하지

값은 $1-1/R_0$와 같다. 다시 말하면 R_0가 2일 때 전체 인구의 절반이 백신을 접종받아야 집단 면역을 얻을 수 있다. 한편 홍역은 R_0가 적어도 12이고, 그러면 전체 인구의 92퍼센트가 접종을 받아야 한다.

16 이 지역에는 환자들의 사례의 수를 집계하는 자원이 한정되어 있는 만큼 실제로 감염된 사례는 이보다 더 많을 것이다.

만 에볼라 백신은 감염을 막기 위해 수십만 명에게 접종할 것이기 때문에 사업성이 좋다. 돈 많은 여행객이나 국외에 거주하는 보건 인력은 웃돈을 주고서라도 백신을 맞을 것이다. 하지만 그동안 아프리카에서 백신 출시의 역사는 그렇게 행복한 것이 못 되었다. 아프리카에서는 매년 약 18만 명이 황열병에 걸리고 그 가운데 2만 7,000명이 사망한다. '역사상 최악의 에볼라 유행'에 비해 병에 걸릴 위험이 높은 셈이다. 이에 따라 거의 80년에 걸쳐 안전하고 효과적이며 저렴한 황열병 백신이 개발되었다. 하지만 게이츠 재단에서 설립한 세계백신면역연합(GAVI)이 개입하기 전까지 아프리카 상당수의 국가에서 1960년대 이후 황열병 백신의 보급률은 사실상 0이었다.

그동안 얼마 안 되는 에볼라 환자들에게 혼합된 항체를 사용한 실험적 백신이 접종된 적은 있지만 그 효과에 대해 공식 임상 시험을 거치지는 못했다. 사람들은 병에 감염되었다가 회복된 환자들의 혈청에서 뽑은 항체로 만든 백신을 맞았는데, 이것은 앞에서 라사열에 걸렸던 조르디 카살스-아리에트와 마찬가지의 원리였다. 다른 항바이러스 약품도 제공되기 시작했지만 하필 병이 수그러드는 시기였던 터라 약품이 얼마나 효과적인지를 판단하기에는 무리가 있었다.

결핵, 말라리아, 주혈흡충증, 트리코모나스감염증, 샤가스병, 리슈만편모충증, 콜레라, 트리파노소마증은 전부 가난한 사람들의 건강을 악화시키고 때 이른 죽음에 이르게 하는 병이다. 이런 질환은 이 밖에도 무척 많다. 하지만 선진국의 보건 시스템과 제약회사들은 이런 질병에는 그다지 관심을 두지 않았는데 이런 국가에 선진국 사람들이 여행할 일이 별로 없었기 때문이었다. 서구 선진국의 관심을 끌려면 전파 속도가 에볼라 바이러스 정도는 돼야 했다.

지구상에 이렇게 사람이 많이 살게 된 적은 일찍이 없었다. 사람들은 인구

1,000만 이상의 거대도시에 잔뜩 모여서 살며 강박적으로 이리저리 이동하고 정글을 비롯한 오지까지 꾸준히 세를 넓히며 조류와 가까운 데서 사는 데다 역사상 인간이 먹지 않았던 식품들을 섭취하는 중이다. 동물의 몸속에서 바이러스가 조용히 번식하는 일을 막을 도리는 없다. 이 바이러스는 동물에게는 별로 해를 입히지 않다가 돌연변이를 거쳐 인간들의 집단으로 옮겨와 훨씬 더 큰 해를 입힌다. 게다가 1970년대부터 해외여행이 급속도로 증가하면서 비행기 역시 모기 못지않게 질병을 옮기는 중요한 역할을 해 왔다.

1989년에 나는 페어필드 병원의 VHF 운송 팀의 마지막 예행연습에 참여했다. 우리는 오스트리아의 멜버른에서 케언스까지 최소한의 장비만 남긴 앤싯 707호를 타고 날아가 고립 병상을 펼치고 환자 역할을 하는 사람을 싣기 위해 기지 병원까지 차를 몰고 떠났다. 그리고 돌아오는 동안 간호사 가운데 한 명이 플라스틱으로 에워싼 음압 장비 안에 들어갔다. 우리는 비행기 안에서 이 가짜 환자를 돌보는 연습을 했지만 아무도 상황을 심각하게 받아들이지는 않았다. 이때쯤에는 라사열과 에볼라 바이러스가 공기를 통해 전파되지 않으며, 혈액을 비롯한 체액을 직접 접촉하지 않은 채 표준적인 예방 조치만 하면 괜찮다는 사실이 의료계에 알려졌기 때문이었다.

우리는 멜버른으로 돌아와 본업을 계속했고 고립 병상을 창고에 넣은 다음 VHF에 대해서는 잊었다. 우리는 혈액 속에 치명적인 바이러스를 지닌 환자들을 어떻게 다뤄야 할지 더 이상은 궁리하고 상상하지 않아도 괜찮았다. 지난 6년 동안 페어필드 병원은 아프리카에서 기원한 어떤 감염증 환자 수백 명을 안전하게 치료했다. 전 세계적으로 조용하지만 끈덕지게 이어지던 감염증이었다. 곧 이 질병은 20세기의 가장 심각한 유행병이 되었고 세계적으로 7,000만 명 이상을 감염시켰다. 에볼라 바이러스나 라사 바이러스, 마르부르크 바이러스는 시시한 동네 깡패 정도로 보이게 했던 이 바이러스의 이름은 에이즈 바이러스(HIV)였다.

제2장

아버지에게 배우기

아버지는 40대 후반이던 어느 일요일 아침 왼쪽 눈에 끔찍한 통증을 느끼며 일어났다. 어머니는 단순한 숙취라고 생각했는데 전날 아버지가 전문 도박꾼과 교구 신부, 가장 친한 친구와 어울려 밤새 폰툰 카드게임을 했던 것을 생각하면 이것은 논리적인 결론이었다. 아버지는 해 뜰 때까지 맥주 10병과 함께 클라레 적포도주 여러 병을 들이켰고 조니 워커 레드로 마무리했다. 당시 고작 9살 아니면 10살이었던 나는 진지한 카드게임이 시작되기 훨씬 전에 잠이 들었지만 아버지가 술을 얼마나 많이 마셨는지는 알 수 있었다. 아버지가 전혀 부끄러움 없이 자랑스럽게 떠벌렸기 때문이었다. 아버지는 만나는 사람 누구에게나 자기가 주량이 대단하다는 사실을 말하고 다녔다. 아버지의 간을 마라톤 선수에 비교한다면 오스트레일리아의 유명한 선수 스티브 모네게티(Steve Moneghetti)라 할 만했다.

어쨌든 아버지가 그날 아침 눈을 뜨고 몇 시간이 지났지만 증상은 점점 심해지기만 했다. 통증은 눈가에서 시작해 불규칙한 속도로 두피 꼭대기까지 치고 올라갔다. 언제 통증이 다시 심해질지 예측할 수 없었던 아버지는 불확실성 때문에 신경을 곤두세웠다. 아버지로부터 "넌 술을 섞어서 마시지 말렴, 얘야."라는 충고를 처음으로 들었던 날이기도 했다. 아버지는 숙취에 시달릴 때 먹었던 두통약인 디스프린과 디제식을 삼켰지만 하루 종일 통증이 사라지지도 날선 신경이 가라앉지도 않았다. 해가 뉘엿뉘엿 질 때쯤 아버지는 증상을 달래고자 술을 몇 잔 마셔 보았지만 상황은 더 악화되었다.[1] 결국 아버지는 저녁도 들지 못하고 침실에 들어가 쉬어야 했다. 그날 밤 집 반대편에서 이따금 "아얏! 제기랄!"이라는 고함이 들렸다. 아버지가 눈 뒤쪽 머리에서 전기 충격처럼 찌릿한 통증을 느낄 때마다 지르는 고함이 분명했다.

다음 날 아침 아버지는 눈이 빨갛게 부어올랐고 이마 왼쪽에 여러 개의 물집이 잡힌 채였다. 어머니는 나를 얼른 부모님 침실에서 나가게 했고 나는 혼자서 학교 갈 준비를 했다. 그리고 어머니는 아버지가 일을 나가지 못할 거라고 이야기했다. 전에 한 번도 없었던 일이었다. 그날 오후 학교를 마치고 집에 돌아왔을 때도 아버지는 여전히 침대에 누운 채였고 소리를 죽인 비명이 가끔씩 들렸다. 나는 아버지가 고통스러워서 내는 소리를 지우기 위해 텔레비전 드라마인 〈길리건의 섬(Gilligan's Island)〉을 크게 틀었다. 어머니는 지역 보건의인 아버지의 사촌에게 전화를 걸었고 그분은 오후 왕진 길에 우리 집에 들렀다. 몇 분이 지나 아버지의 사촌은 침실 밖으로 나왔다.

"사촌 형은 대상포진에 걸렸어요, 조앤." 그분이 말했다. "눈은 아무 문제 없어요. 진통제를 먹고 좀 쉬기만 하면 괜찮을 거예요."

대상포진이라고? 그런 발진 따위가 참을성 강한 아버지를 저렇게 만들었단 말인가? 나는 그 병이 주는 아픔이 끔찍하다는 사실을 짐작할 수 있었다. 아버지는 우리 집에서 전설적일 정도로 고통을 잘 참는 사람이었기 때문이었다. 언젠가 아버지는 10cm짜리 못을 박다가 삐끗하는 바람에 있는 힘껏 망치로 왼쪽 엄지손가락을 내리친 적이 있었다. 하지만 아버지는 인상을 찌푸리더니 나를 보며 "조금 아프군." 이라고 말하고는 망치질을 계속했다.

"남편이 대상포진에 걸렸다네요, 실라." 이웃 사람이 오후에 차를 마시러

---

1 북반구 바다를 항해하는 선원들은 여름철 큰 돛의 활대 양쪽 끝 위로 태양이 떠오르는 오전 11시쯤에 처음으로 럼주를 배급받는다. 내 아버지는 이 규칙을 정확히 지키는 편이었지만 나이가 들수록 점점 지키기 힘들어졌고, 결국 점점 이른 시간에 음주를 시작하고는 국제 표준 시간대가 다양하다는 핑계를 댔다.

찾아오자 어머니가 말했다.

"제 어머니도 그 병에 걸린 적 있어요." 실라가 말했다. "등에 물집이 잡히는 바람에 몇 주 동안이나 고생하셨어요. 제 숙모도 걸렸었죠. 무서운 병이에요." 그러는 동안에도 때때로 부모님의 침실에서 아버지의 끙끙거림이 들렸다. "그나저나 물집이 이마 한가운데까지 번지지 않게 조심해요, 조앤."

그러자 어머니의 얼굴에 걱정하는 기색이 어렸다.

"그러면 아내에게 옮는다고 하잖아요. 엄청나게 아플 거예요."

어머니는 예부터 전해 오는 그 이야기를 몰랐던 듯했고 눈에 띄게 불안한 모습을 보였다. 실라가 돌아가자 어머니는 아버지의 상태를 보러 침실에 들어갔고 문을 닫았다. 어머니는 아버지의 이마에 물집이 더 번지지 않게 어떻게든 애쓸 게 분명했다. 나는 교수와 매리 앤이 나오는 〈길리건의 섬〉으로 다시 돌아갔다.

'대상포진(shingles)'이라는 영어 단어는 라틴어 'cingulus'에서 파생되었는데, 이 단어는 '테두리'라는 뜻이다. 대상포진에서 특징적으로 나타나는 고통스러운 발진과 물집은 환자의 몸통에 일어나는 경우가 흔한데 등의 정중선에서 시작해 몸 앞쪽까지 퍼져 나간다. 그리고 대상포진을 뜻하는 의학용어인 'herpes zoster'는 어원이 그리스어다. 'herpes'는 '살금살금 기다'라는 뜻이고 'zoster'는 '둘러싸다'라는 뜻이다.

대상포진을 일으키는 범인은 수두대상포진 바이러스(VZV)다. 이 바이러스는 두 가지의 주요 임상적인 증상을 일으키는데, 하나는 대상포진이고 다른 하나는 수두다. VZV는 인간에게 감염되는 8가지 헤르페스 바이러스의 하나이며 이 바이러스 무리의 구성원들이 다들 그렇듯 어린 시절에 바이러스를 얻어 계속 잠복한 채로 남아 있다. 어린 시절에 VZV에 감염되면 수두가 나타나는데 이 병은 대개 증상이 가볍다. 수두가 무서운 질병인 천연두와는 구별되는 다른 병이라는 사실이 밝혀진 것은 18세기에 들어오면서부터였다. 1980년에 천연두가 박멸되면서 오늘날에는 두 병을 구별하는 것이 무척 쉽지만 그 이전에는 몸에 수포가 생겼을 때 이것이 수두인지 천연두인지 구별하는 것은 꽤 심각한 의료적 결정이었다. 승객 가운데 천연두 확진을 받은 사람이 있다면 배가 항구에 들어오지도 못하고 바다에 격리되어야 했다.[2] 당시에는 의사들의 판단에 도움을 줄 미생물학적인 검사 결과가 없다면 임상적인 감각에 의지해서 진단을 내려야 했다. 환자의 증상이나 발진의 생김새만으로 판단해야 했던 것이다. 그런 만큼 배에서 내리기만을 기다리는 환자를 비롯한 불안해하는 승무원과 다른 승객들, 항구에 있는 사람들은 위험이 컸다. 두 질병의 큰 차이가 있다면 천연두 발진은 몸 전체에 동시에 나타나지만 수두 때문에 나타나는 병변은 순차적으로 나타나며 몸의 가려진 주변부에 더 생기는 경향이 있었다. 그래도 분명 예전에는 두 질병을 착각해 잘못 진단을 내리는 경우가 있었을 테고 금전이나 건강상의 상당한 피해를 가져왔을 것이다.

내가 어린 시절이었던 1960년대에는 수두에 걸리면 '좋다'고 여겨졌다. 홍역이나 성홍열, 백일해와는 달리 수두에 걸리면 몸이 그렇게 아프지 않고 일주일 정도는 학교에 빠질 수 있기 때문이었다. 병원에 가면 칼라민 로션을 바르고 텔레비전이나 보며 쉬라는 처방이 내려졌고 수두에 걸린 아이들이 자전거를 타거나 줄넘기, 축구를 하면서 뛰어노는 모습은 흔한 풍경이었다. 사실 감염 통제가 목적이라면 환자를 강제로 쉬게 하는 건 시간 낭비였다. 수두 환자들은 대부분 이 병의 전형적인 증상인 발진이 나타나기 하루, 이틀 전부터 코의 분비물로 병을 옮길 수 있기 때문이다. 수두는 10~21일의 잠복기를 거치며 전염성이 극도로 높다. 병에 감염되기 쉬운 사람이 수

---

2 격리를 뜻하는 영어 단어 'quarantine'은 40을 뜻하는 이탈리아어에서 비롯했다. 베네치아에서는 선박에 어떤 질병의 감염자가 있다고 의심되면 40일 동안 부두에 들어오지 못하고 머물러야 했기 때문이다.

두 환자와 같이 생활하면 전염될 확률이 약 90퍼센트일 정도다.

　어린 시절에 수두에 걸리면 심각한 합병증이 나타나는 경우는 드물다. 일부는 뇌에 경미한 염증이 생겨서 일시적으로 몸의 균형과 통제 능력에 영향을 받기도 하지만 거의 대부분 자연스럽게 낫는다. 다만 수두에 걸린 아이 가운데 열을 내리기 위해 아스피린을 먹었다가 라이 증후군이라는 위독한 병을 얻는 경우도 드물게 존재한다. 이 병은 간부전을 일으킨다(그러니 바이러스에 감염된 어린이에게 아스피린을 주어서는 안 된다.). 또 연쇄상구균에 이차 감염을 일으킨 경우에도 수두 환자가 성홍열 같은 심한 합병증을 보일 수 있다. 내 큰딸이 여덟 살일 무렵 이런 상황이었는데 당시에 나는 무슨 일이 벌어졌는지 제대로 진단하지 못했다. 나는 딸이 수두 증상을 보이고 며칠 만에 이렇게 상태가 안 좋아지는 이유를 도저히 이해할 수 없었다. 그저 분홍색 칼라민 로션을 발라 주었을 뿐이었다. 로션 밑으로는 몸 전체가 붉게 달아올랐지만 당시에는 미처 알지 못했다. 몇 년이 지난 뒤 딸의 생일 파티 장면을 찍은 사진을 아내가 보여 주었을 때 비로소 나는 성홍열 증상이 아이에게 같이 나타났지만 내가 실수로 알아채지 못했다는 사실을 깨달았다. 의사 친구들도 다들 그 자리에 있었고 그중에는 소아과 의사도 몇몇 있었지만 그들도 그 증상을 놓친 건 마찬가지였다. 하지만 그래도 아내는 쉽게 화를 누그러뜨리지 못했다.

　"당신은 감염병 전문가잖아요." 아내가 따졌다.

　21세기 초까지도 온대 기후에 사는 성인의 90퍼센트 이상은 어린 시절 수두에 걸린 경험이 있었다. 하지만 10년쯤 전에 수두 백신이 개발되어 어린이들에게 의무적으로 맞히는 백신 가운데 추가된 이후로 이 비율은 떨어졌다. 오늘날에는 어렸을 때 수두에 감염되어 강력한 자연 면역이 생기는 일 없이 어른이 된 사람이 점점 많아지는 추세다. 백신에 의해 유도된 면역은 자연 면역에 비해 강하지도 않고 오래 지속되지도 않는다. 그렇지만 현재 젊은이를 대상으로 수두에 대한 추가 접종을 하라는 가이드라인은 없는 상태다. 그에 따라 앞으로는 성년이 된 이후에도 수두에 감염되는 사례가 많아질 것으로 전망된다. 어른이 되어서 걸리는 수두는 환영할 만한 '좋은' 병이 아니다. 끔찍할 정도로 고통스러운 데다 어렸을 때 걸린 수두에 비해 더욱 심각한 결과를 불러일으킨다. 흡연자나 임산부는 폐에 수두가 발전될 확률이 특히 높으며 실제로도 이 증상으로 중환자실에 들어오는 사례가 매년 몇 건씩 생긴다. 이 중에서 일부는 사망에 이른다. 그런 만큼 우리는 이 감염병의 사각지대를 조심할 필요가 있다.[3]

일단 여러분이 수두에 걸렸다가 회복되면 이 바이러스는 척수 근처의 조그만 신경 접합부(신경절) 안에 숨는다. 우리 몸속의 감각 신경들은 이 신경절에서 뻗어나가며 이 신경들이 피부를 따라 분포하는 모습은 피부분절(dermatome)이라 알려진 지형도로 표현된다. 그러다가 나중에 VZV는 다시 활성화할 수 있다. 바이러스가 신경절에서 나와 신경을 따라 이동하며 피부 표면에 심한 염증을 일으켜 대상포진의 전형적인 증상인 수포가 나타난다. 이 피부분절은 몸의 정중선을 가로지르지 않으며 대개는 인접한 한두 구역만 영향을 받는다. 하지만 때때로 면역 체계가 손상된(면역 억제가 일어난) 사람들은 발진이 더 광범위하게 퍼질 수 있다. 아마도 어머니의 친구 실라가 말했던 예부터 내려오는 말의 근거를 여기서 찾을 수 있을 것이다.

대상포진이 주는 고통은 몹시 심한 경우가 많으며 가끔은 아프기 전에 발진이 하루 이상 먼저 나타나기도 한다. 발진이 가슴이나 배 앞쪽의 피부분절에서 나타나면 사람들은 그 고통이 충수염이나 신장결석, 담낭염(쓸개에서 나타나는 염증) 때문이라는 착각을 할 수 있다. 드물게는 심장 발작과 비슷하기도 하다.[4]

---

3 감염성 질환을 다루는 의사가 백신의 가치에 의심을 품으면 꽤 위험한 일이 생길 수 있다. 백신을 아예 터무니없이 반대하는 비주류 활동가들이 자기들의 선전 문구로 그런 의사들의 주장을 활용할 수 있기 때문이다. 하지만 물론 백신 정책은 필요한 만큼 과학적인 조사와 변경 작업을 거쳐야 할 것이다. 이 작업이 조금이라도 소홀하다가는 예방접종을 전부 금지하자는 사람들에게 놀아날 수 있다.

4 전설적이라 할 만큼 놀라운 사례도 있다. 한 의사가 등에서 참을 수 없는 통증이 배꼽까지 퍼진다는 환자의 병력을 주의 깊게 들은 다음, 다음 날 일어나면 통증이 느껴졌던 곳

대상포진을 일으키는 가장 흔한 원인은 바로 노화다. 우리 몸의 다른 모든 부위와 마찬가지로 면역계 역시 시간이 지날수록 노쇠한다. 그러면 VZV는 자기가 갇혀 있던 신경절에서 더 쉽게 탈출할 수 있으며 그에 따라 전체 인구의 30~50퍼센트가 살면서 한 번쯤은 대상포진을 겪는다. 대부분은 예상치 못하게 느닷없이 일어나지만 심하게 스트레스를 받거나 다른 질병과 동시에 나타나기도 한다. 대상포진은 백혈병이나 림프종을 비롯한 암 같은 심각한 질병을 겪고 있다는 전조 증상이 될 수도 있다. 40세 이전에 대상포진에 걸린 환자를 보면 의사들은 이러한 다른 질병에 걸리지 않았는지 면밀하게 검사한다. 비록 대부분은 단순히 바이러스가 다시 활성을 얻은 데 지나지 않지만 말이다. 류머티스성 관절염이나 루푸스 같은 자가 면역 질환을 치료하거나 장기 이식을 할 때 꼭 필요한 과정이 몸의 면역 반응이 억제되도록 하는 것인데(점점 많이 실시되는 의료적 처치다.) 이때 대상포진이 나타나는 경우도 있다.

전 세계적으로 보면 대상포진을 일으키는 가장 흔한 원인은 에이즈 바이러스다. 아프리카에서는 대상포진이 에이즈 바이러스에 감염되었다는 사실을 초기에 눈으로 알 수 있는 가장 흔한 경고다. 1980년대에 나는 자기가 에이즈 진단을 받기 1년쯤 전에 대상포진에 걸렸다고 기억하는 젊은 에이즈 환자들의 사례를 수집한 적이 있다. 당시 두 질병의 관계는 잘 알려지지 않았기 때문에 의료 관계자들은 환자들에게서 경계를 늦추지 않았다. 나 역시 당시 30대였던 한 남성 동성애자 친구가 대상포진에 걸렸다는 말을 듣고 무척 두려워했던 일이 기억난다. 하지만 무척 다행히도 그 친구는 잘 살아 있고 곧 60대가 된다.

급성 대상포진에 걸리면 당장 통증이 느껴지는 것은 물론이고 환자의 약 20퍼센트는 나중에 원래 발진이 나타난 부위에서 심한 신경통이 재발한다. 대상포진 후 신경통이라고 알려진 이 증상은 몸을 쇠약하게 할 만큼 오래

에 대상포진 물집이 생길 거라 제대로 예측한 것이다.

이어지기도 한다. 급성 대상포진이라면 아시클로비르나 발라클로정 같은 항바이러스 치료로 무척 효과를 볼 수 있지만 대상포진 후 신경통에는 효과가 없다. 이 합병증을 피하려면 처음부터 대상포진에 걸리지 않는 수밖에 없다. 참고로 시중에는 50대 이상을 대상으로 대상포진을 얼마간 피할 수 있게 하는 백신이 나와 있다. 95퍼센트 이상의 확률로 대상포진을 막아 주는 훨씬 강력한 백신도 있지만 아직 상용화 단계가 아니다.

내 아버지는 50대에 대상포진에 걸리고 나서 10년 뒤에 얼굴 왼쪽에 심한 통증을 호소했다. 이 통증은 외이도에서 갑작스레 덜컥 시작되더니 뺨과 눈으로 퍼졌다. 이 통증은 1년에 두세 번 나타났고 한 번에 사흘 가량 지속되었다. 통증이 처음 나타났을 때 아버지는 대상포진에 다시 걸린 줄로만 알았다. 하지만 이번에는 발진이 생기지 않았다. 지역 보건의는 아버지의 증상을 유통성 틱(tic douloureux)이라고 진단했다. '통증을 동반하는 경련'이라는 뜻이었다. 이것은 올바른 설명이지만 참을 수 없는 엄청난 고통을 제대로 표현하지는 못한다. 아버지는 통증이 잠깐 멈춘 사이에 이렇게 말한 적이 있다. "연필을 날카롭게 깎고 그 끝을 빨갛게 달군다고 상상해 봐. 이건 그 연필을 몇 분에 한 번씩 고막 깊이 찔러 넣는 듯한 느낌이야." 이 증상의 정식 명칭은 삼차신경통이다. 이 통증은 삼차신경이 지나가는 머릿속 부위에서 나타나는데 두뇌의 깊은 안쪽에서 시작되어 두개골에 난 구멍을 따라 귀 앞쪽까지 이어져 얼굴로 전달된다. 삼차신경은 그 이름에서 알 수 있듯이 세 개의 큰 가지로 갈라지며 이마와 뺨, 턱의 감각을 담당한다.

아버지는 중년 이후 계속 삼차신경통을 종종 겪었다. 이 통증은 처음에 얼굴 옆을 가볍게 건드리는 듯한 느낌으로 시작한다. 마치 한 줄기 바람을 맞는 느낌이다. 한번은 아버지가 통증을 느끼는 동안 마침 내가 의대에서 머리와 목의 해부학을 배우는 2학년 학생이었던 적이 있었다. 나는 공간 감각이 썩 좋은 편이 아니라 해부학이 줄곧 지루했고 그래서 어렵다고 여겼다. 하지만 아버지가 옆에서 어디에 통증이 느껴지는지 직접 보여 주면서 이야기를 하자 나는 삼차신경과 그 신경이 두뇌 속에서 지나는 경로를 생생

하게 기억할 수 있었다. 대뇌에서 두개골을 거쳐 얼굴의 신경으로 이어지는 경로 말이다.[5]

이전에 대상포진에 감염되었는지 여부가 이후에 삼차신경통을 겪을 확률을 높이는지에 대해서는 의학적인 논쟁거리다. 대상포진은 흔한 질병이고 삼차신경통은 비교적 드물기 때문에 두 가지가 같이 나타나는 건 그저 우연일지도 모른다. 하지만 10년 전에 아버지가 대상포진을 보였던 얼굴의 같은 부위에서 신경통이 나타났다는 점은 여전히 흥미롭다.

삼차신경통에 대한 의료적인 처치는 그렇게 효과적이지 않다. 아스피린이나 파라세타몰 같은 흔하게 쓰이는 진통제는 신경통에 거의 듣지 않는다. 아편 성분 같은 이보다 강한 진통제(코데인이나 모르핀)를 사용하면 통증과 통증 사이의 감각이 무뎌지지만 그나마 실제 통증을 겪는 동안에는 도움이 되지 않는다. 그래서 뇌전증을 치료할 때처럼 신경을 따라 전달되는 자극을 변화시키는 약물을 사용해야 한다. 실제로 몇몇 약물은 뇌전증 치료제와 일치한다. 아버지는 카르바마제핀(테그레톨)이라 불리는 약을 항상 복용했다. 이런 종류의 약제는 진통제처럼 빨리 효과를 보이지는 않으며 혈액 속에서 약 성분의 농도가 정상 상태에 도달하려면 하루나 이틀은 걸린다. 아버지는 참을성이 강한 사람이 아니어서 하루치 약을 한 번에 털어 넣곤 했다. 이러면 대개 지독한 설사에 시달리는데다 정신이 혼미해지고 어지러워지지만 통증을 누그러뜨리는 데는 당장 크게 도움이 되지 않았다. 왜냐하면 테그레톨은 두통약 아스피린처럼 작용하지 않기 때문이다. 그러면 아버지는 약 복용을 그만두고 자기만의 처방을 따랐다. 바로 듀어 위스키였다. 아버지는 텔레비전이 있는 방에 틀어박혀 문을 걸어 잠그고 조명을 어두침침하게 낮춘 다음 위스키를 한 병 가까이 마셨다. 그 모습을 본 나는 어느 날 저녁 위

---

5 뇌신경은 총 12개로 이뤄진다. 후각신경, 시각신경, 눈돌림신경, 도르래신경, 삼차신경, 갓돌림신경, 얼굴신경, 속귀신경, 혀인두신경, 미주신경, 더부신경, 혀밑신경이 그것이다. 이 뇌신경의 이름을 외우기 위해 의대생들은 그동안 역사적으로 다양한 암기법을 사용해 왔다. 예컨대 앞 글자를 따 기억하기 쉬운 문장을 만드는 것이다.

스키가 도움이 되는지 여쭀다.

"모르겠다. 절반쯤 마시면 그때부터 기억이 잘 나지 않거든." 아버지가 말했다. 나는 그 대답을 위스키가 도움이 된다는 긍정으로 받아들였다.

약물도 듣지 않고 통증의 빈도나 지속 시간이 참을 수 없는 한계에 다다르면 수술도 고려할 수 있다. 예컨대 20세기 초에 미국 신경 외과학의 아버지인 하비 쿠싱(Harvey Cushing)은 삼차신경통 수술로 생활비를 벌었다. 당시에는 이 증상을 앓는 환자들이 고통스러운 나머지 종종 자살을 선택할 정도였다. 하지만 이때는 삼차신경을 단순히 잘라 행복한 생활을 하게 해 주는 게 고작이었다. 대신 환자들의 얼굴은 마비되었지만 말이다. 최근에는 이 통증이 나타나는 원인이 조그만 혈관이 신경을 압박하기 때문이라는 가설이 나왔다. 이렇듯 동맥이 신경에 닿는 현상은 현미경을 이용한 미세수술로 경감할 수 있고 이렇게 하면 얼굴의 감각은 거의 보존 가능하다. 하지만 많은 수술적 처치가 그렇듯이 삼차신경통에 대한 수술과 약물 요법의 효과에 대해서도 무작위 임상시험이 이뤄진 적이 없기 때문에 수술로 인한 플라시보 효과 때문에 증상이 개선된 것인지 아니면 실제로 수술이 약물 요법보다 나은지는 알 수가 없다.

내 형도 40대 후반 들어 삼차신경통으로 추정되는 얼굴 통증을 간헐적으로 겪기 시작했다. 형 마이클은 빅토리아 오스트레일리아식 풋볼 리그의 리치먼드 팀에서 활약하는 엘리트 선수였다. 아버지와 마찬가지로 형은 통증을 많이 겪어 본 사람이었다. 형은 당시 멜버른 팀에서 뛰었지만 나중에는 크리켓 선수로 더 유명세를 탄 막스 워커(Max Walker) 때문에 갈비뼈가 부러졌다. 이후에 형은 칼튼 팀과 벌인 1969년 시즌 최종 경기에서 존 니콜스(John Nicholls)가 힘껏 무자비하게 휘두른 주먹 때문에 나가떨어졌다. 빅토리아에서 열린 말리 리그를 치를 무렵에는 시골 깡패들 때문에 광대뼈가 두 번이나 박살났다. 형의 이야기에 따르면 갈비뼈가 부러졌을 때 의사의 처치도 최악이었다. 당시에 형의 몸통은 잘 늘어나는 테이프로 온몸을 칭칭 감싸고 있었다. 이렇게 테이프를 붙이면 통증이 일시적으로는 줄어들지만 가뜩이나 몸에 털이 많았던 형은 나중에 등과 가슴에서 테이프를 뜯어낼 때 브라질리언 왁싱을 한꺼번에 여러 번 하는 듯한 고통을 느껴야 했다. 그래도 형은 이렇게 말하긴 했다. "삼차신경통이 더 아팠어." 삼차신경통은 대체로 가계 안에서 유전되지는 않지만 형의 가족은 예외인 것 같다. 형의 아이 가운데 두 명이 이 증상을 보이기 때문이다.

하지만 아버지는 이 증상이 여러 번 고통스럽게 재발했는데도 수술을 받지 않았다. 그리고 약물을 싫어해 술을 입에도 대지 않는 형은 이 병에 진저리를 치는 만큼 카르바마제핀도 싫어해 증상이 나타나면 그저 하루 이틀 침대에 누워 있기만 했다.

나는 자라면서 어떤 병을 앓을 때 환자가 보이는 두 가지 대조적인 태도를 목격했다. 하나는 어머니였는데 조금씩 꾸준히 진전되는 종류의 암을 앓으셨고 결국 51세에 돌아가셨다. 다른 하나는 아버지였는데 자신이 앓는 여러 질병을 그저 지나가는 골칫거리 정도로만 여겼다. 81세에 사망하기까지 아버지는 통풍, 녹내장, 독감, 심장마비와 심장 혈관 우회로술, 치질, 수없이 많은 골절, 탈구를 겪었고 못 박는 기계와 전기톱을 사용하다가 팔다리가 거의 절단되었던 적도 있었다. 이런 병이나 사고를 겪을 때마다 아버지는 증상이나 통증이 사라지기만 하면 곧장 머릿속에서 잊어버렸다. 아버지의 목숨을 앗아갔던 폐섬유증을 앓던 순간에도 호흡을 할 수 없어 기진맥진한 순간까지 아버지는 병에 크게 연연하지 않았다. 아버지는 병이 아무리 재발된다 해도 한때 지나가는 손님으로 여겼고 곧 건강을 되찾을 거라 여겼다. 아버지는 자기 병세를 이야기하는 것을 좋아했지만 건강 염려증과는 정반대였다. 아버지는 자기가 병을 초월한다는 사실을 자랑하려 했지 결코 병 자체를 떠벌리려 했던 게 아니었다. 마치 어떻게든 몸이 나아서 복귀할 날을 기다리는 부상당한 엘리트 운동선수 같은 태도였다. 그럼에도 아버지는 필요한 약은 기껏해야 불규칙하게 복용할 뿐이었고 녹내장 걸린 눈에 안약을 넣고 통풍을 예방하는 알약을 먹으라는 내 잔소리를 귀찮다는 듯 무시했다.

아버지가 나에게 주고 떠난 마지막 선물은 걸핏하면 벌컥 화를 내고 의사의 지시도 따르지 않으며 자기 몸은 결코 망가지지 않으리라 생각하는 생활에 쪼들리는 환자들을 어떻게 다뤄야 할지에 대한 직업 교육이었다. 비록 나중에는 개인적인 의학적 경험을 섣불리 일반화하지 말아야 한다는 사실을 깨닫기는 했지만 질병을 대하는 아버지의 반응을 관찰하다 보니 지식이 풍부해졌고 의학을 더 빨리 배울 수 있었다. 아버지가 자기 증세를 이야기하는 것을 듣다 보면 해부학, 병리학, 약리학에 대한 복습이 되었다. 아버지는 내게 환자들이 자기 증상을 어떻게 이야기하는지 귀기울여 들어야 한다는 통찰을 주었다. 아버지는 환자들이 약 복용을 지시대로 따르지 않는 것이 일반적이라는 사실을 나에게 생생히 보여 주었다. 그리고 아버지는 제대로 된 교육을 받은 합리적인 사람이라 해도 자기 건강에 대해 이상한 결정을 내릴 수 있다는 사실을 가르쳐 주었다. 아무리 미래에 지독한 장애가 생길 수 있다 해도 현재의 행동을 변화시키는 데 충분하지 않다는 점이 그것이다. 그리고 나는 통증이야말로 우리가 싸워야 할 적이며 통증을 덜어 주는 것이 무엇보다 우선순위가 되어야 한다는 사실을 배웠다. 아무리 강한 사람이라 해도 통증이 닥치면 무장해제가 될 수 있다. 또 나는 무언가에 대한 중독을 극복하는 일이 가능하지만 이것은 딱 잘라 말할 수 없는 복잡한 문제라는 사실도 목격했다. 한 가지 약물에서 탈출하는 데 성공했던 사람도 다른 약물은 그렇지 못할 수 있다. 아버지가 담배는 끊었지만 술은 끊지 못했던 것처럼 말이다. 그리고 무엇보다 나는 엄청나게 독립적인 사람이라 해도 자기를 돌봐 주는 의료 전문가에게 무척 의지하며 가끔은 그 조언을 맹목적으로 믿는다는 사실을 발견했다.

물론 자기 집에 왕진 온 의사가 아들일 경우는 예외였지만 말이다.

제 3 장

독감에 대해 꼭 알아야 할 사실들

　내가 처음으로 독감에 걸렸던 1987년, 나는 멜버른에 자리한 세인트 빈센트 병원 응급실에서 일하고 있었다. 나는 심근경색이 있을 것으로 추정되며 흉통을 느끼는 한 중년 남성의 가슴에 청진기를 대고 몸을 수그려 소리를 듣는 중이었다. 그때 위쪽에서 어떤 액체가 남성의 가슴에 떨어졌다. 나는 천장에서 물이 새나 하고 위를 올려다봤다. 하지만 사실은 내 이마가 식은땀으로 푹 젖어 있었고 그 물방울은 다름 아닌 내 눈썹에서 흐르는 땀이었다. 나는 조금 놀랐지만 심각한 증상을 겪는 환자를 대하느라 스트레스를 받아서 생긴 생리적인 반응일 것이라 여겼다. 이런 환자는 꽤 위험한 상황이기 때문에 의료진이 다소 긴장한다 해도 이상할 일은 아니었다. 그렇지만 몇 분이 지나자 나는 온몸에 오한이 들면서 몸이 덜덜 떨렸다. 30분이 지나자 나는 스스로 통제할 수 없이 몸을 떨었고 몸은 결코 따뜻해지지 않았으며 머리가 지끈거렸고 근육이 하나하나 아파 왔다. 간호사 한 사람이 나를 살피더니 결국 집으로 돌려보냈다. 나는 이후 5일을 침대에 누워 쉬면서 내가 심근경색을 보이는 그 환자에게서 감염된 것인지 궁금해했다.

　이것과 대비되는 다른 증상을 하나 더 이야기해 보겠다. 내가 이 장을 집필하기 시작하던 어느 날 아침이었다. 잠에서 깨니 목이 좀 아팠다. 그리고 몸에 뭐라 확실히 집어 말할 수 없는 느낌이 왔다. 근육이 조금 아팠고 가벼운 두통도 있었다. 그날 밤까지 목은 더 아파 왔고 밤에 잠도 잘 이루지 못했다. 다음 날이 되자 코가 막혔고 마른기침이 시작되었으며 몸이 조금 떨렸다. 얼마 지나지 않아 콧물이 나기 시작했고 기침을 할 때 약간의 가래도 나왔다. 나는 그저 감기 증세일 뿐이라는 것을 알았지만 무척 몸이 안 좋아 침대에 누운 채 나오고 싶지 않았다. 나는 파라세타몰과 이부프로펜, 아스피린 알약을 직접 찾아 삼켰다. 이제 마른기침이 아니라 젖은 기침이 나오기 시작했고 내 아이들은 기관지염이 틀림없다며 나에게 항생제를 권했다. 여동생이 갑자기 수다를 떨 목적으로 전화를 걸자 나는 동생이 나를 가엽게 여겨 주었으면 하는 기분이 들었다. 하지만 감기 정도로는 동생이 나를 불쌍하게 여기지 않을 터라 나는 내가 '급성 인두염'에 걸렸다고 얘기했다. 하지만 동생은 "그거 멋지네."라고 대꾸하더니 얼른 말을 돌렸다.

차라리 독감에 걸렸다고 얘기할 걸 그랬다.

감기는 그 정의상 가벼운 질환이다. 지구상의 거의 모든 사람들이 살면서 언젠가는 감기에 걸린다. 또 사람들은 감기에 걸리더라도 거의 언제나 특별한 치료를 받지 않고도 회복된다. 감기는 다음 여러 증상의 일부 또는 전부의 조합이다. 재채기, 줄줄 흐르거나 막히는 코, 아프고 따끔거리는 목, 기침, 가벼운 열, 두통, 권태 및 피로가 그것이다. 의사들은 감기 대신 종종 상기도감염(URTI, '얼-티'라고 발음한다.)이라는 용어를 사용한다. 그저 '감기'라고 하는 것보다는 보다 전문가답고 인상적인 용어다. 감기, 또는 상기도감염은 몹시 흔하게 나타난다. 성인은 평균적으로 1년에 3번 감기에 걸리고 어린이는 10번 정도 걸린다. 미국에서 실시한 한 연구에 따르면 매번 감기에 걸릴 때마다 사람들은 평균적으로 약 8.2시간을 일하지 못한다. 바꿔 말하면 미국에서는 감기 때문에 매년 약 200억 달러를 손해 보는 셈이고 그런 만큼 감기의 치료법을 찾는 데 연구자들이 상당한 흥미를 보인다는 사실은 전혀 놀랍지 않다.

감기의 치료법을 찾는 연구자들에게 닥치는 여러 어려움 가운데 하나는 감기를 일으키는 바이러스에 적어도 200가지가 넘는 아류형이 존재한다는 점이다. 가장 흔한 바이러스는 리노 바이러스(그리스어로 코를 뜻하는 단어인 'rhinos'에서 비롯했다.)로 전체 감기의 약 40퍼센트를 일으킨다. 리노 바이러스의 아류형은 거의 100가지나 되며 그중 한 가지에 감염된다 해도 다른 아류형에 대한 면역력을 얻지는 못한다. 코로나 바이러스, 호흡기세포융합 바이러스(RSV), 아데노 바이러스, 메타뉴모 바이러스, 파라인플루엔자 바이러스 또한 감기를 일으킨다.

감기와 함께 오는 염증은 폐 속의 작은 기도를 '반응성이 지나치게 높은' 상태로 만든다(다시 말해 경련을 일으키기 쉬워진다.). 이에 따라 천식 발작이 나타나거나 '바이러스 감염 후 기침(post-viral cough)'이라 알려진 증세가 몇 주 지속될 수도 있다(이런 상황에서는 백일해 또한 의심할 만하다. 이 병에 대해서는 제대로 따져 봐야 하는 것이 오늘날 성인들은 백일해균에 감염되어 몸속에 갖고 있다가 신생아에게 옮기는 경우가 흔하기 때문이다. 백일해는 신생아에게 무척 심각하고 심지어 죽음을 유발할 수도 있는 질환이다.). 감기는 중이염이나 축농증 같은 합병증을 동반하기도 한다. 이 모든 증상이 세균에 의해 일어난다는 믿음이 널리 퍼져 있지만 감기의 합병증으로 귀나 부비강에 일어나는 대부분의 감염은 바이러스에 의해 일어나며 그러므로 항생제가 듣지 않는다(7장 '항생제에 대한 신화'를 참고하라.).

상기도감염에 걸린 환자들의 상당수는 자기가 '독감'에 걸렸다고 생각하지만 엄밀하게 말하면 독감은 인플루엔자 바이러스로 인해 걸리는 질환이다. 진짜 독감은 감기에 비해 훨씬 드물며 더 심각한 증상을 동반할 가능성이 큰 병이다. 독감에 걸리면 코가 막히지는 않지만 목이 아플 수는 있다. 독감 환자들은 감기 환자에 비해 몸이 더 아프며 고열과 오한, 몸의 떨림, 심각한 근육통, 권태감, 두통, 기침 증세를 보인다.

인간에 감염되는 두 종류의 주요 인플루엔자 바이러스(A형과 B형)는 어떤 감기 바이러스보다도 훨씬 독성이 강하다. 인플루엔자 바이러스는 감기 바이러스보다 인간의 상기도와 하기도 안을 훨씬 쉽게 이동하기 때문에 세균성 폐렴 같은 합병증이 나타날 수 있다. 또 감기에 걸렸다고 죽는 사람은 없지만 독감에 걸리면 몇몇 환자 집단에서는 사망에 이르는 확률이 꽤 높다. 매년 계절성 독감은 개발도상국에서 수십만 명의 목숨을 앗아간다. 사망에 이르는 환자들은 대부분 나이가 많고 병약하거나 이미 심장 질환이나 폐병 같은 만성 질환을 앓고 있는 사람들이다. 독감이 일으키는 일반적인 염증은 심장 발작을 일으키기도 하며 독감에 이은 이차 세균 감염은 치명적일 수 있다. 일반 대중은(그리고 몇몇 의사들은) 계절성 독감의 위험성을 과소평가하는 경우가 있지만 수십 년마다 광범위하게 유행하는 인플루엔자 바이러스 변종이 등장하면 건장하고 건강한 사람들도 앓아눕는다. 그제야 사람들은 바이러스의 위력에 대해 얼른 관심을 갖기 시작한다. 예컨대 1918년에 유행한 스페인 독감은 고작 2년 만에 1차 대전이 4년 동안 낸 사망자보다 많은 사람들의 목숨을 빼앗았다(5장 '전형적인 폐렴이라고?'를 참고하라.). 건강한 성인이라 해도 아침에 문제없이 일어났다가 낮 동안에 독감 증세가 악화되면 다음날 아침에 시체로 발견될 수 있었다. 2009년에는 H1N1 돼지독감이 유행했지만 50년 전에 비슷한 독감 바이러스에 노출되어 면역력이 있었던 노인층은 이 독감에서 비켜났던 사례도 있었다. H1N1은 주로 중년이나 어린이들, 임신한 여성을 공격했다. 오스트레일리아에서는 이 독감 때문에 총 722명이 중환자실에 입원했고 이 가운데 103명이 목숨을 잃었는데 이 가운데 임산부가 7명, 어린이가 7명이었다. 보통의 독감과는 양상이 달랐다.

이렇듯 독감은 꽤 우려할 만한 질환이며 자기가 예전에 독감에 걸렸다고 추측하는 사람들은 실제로는 심한 감기에 걸렸을 뿐이었던 경우가 많다. 이것을 '독감 유사' 증상이라고 부른다. 몇몇 드문 감기 바이러스는 심한 증상을 일으키기도 한다. 예컨대 나는 최근에 감기 바이러스인 파라인플루엔자 바이러스 때문에 바이러스성 폐렴에 걸려 중환자실에 입원한 여성을 진료한 일이 있다. 이 여성은 류머티스 관절염 치료를 받느라 면역계가 억제된 상태였고 폐에서 바이러스가 발견되었다. 건강한 성인이었다면 파라인플루엔자 바이러스는 가벼운 감기 증상을 일으키는 정도에 그쳤을 것이다. 하지만 이 환자는 면역계가 억제되어 있기 때문에 상대적으로 해가 없는 바이러스여도 하기도에 심한 증상을 일으켰다.

몇몇 감기 바이러스는 독성이 높은 바이러스와 거의 비슷하다. 돌연변이 몇 개만 일어나면 똑같은 형태가 될 정도다. 중증급성호흡기증후군(SARS)과 최근에 유행한 중동호흡기증후군(MERS) 같은 치명적인 질환은 코로나바이러스과에 속하는 병원균에 의해 일어난다. 코로나바이러스과의 다른 바이러스들은 전부 감기를 일으킬 뿐이지만 말이다.

감기 바이러스가 건강한 사람에게는 미약한 증상만 일으킨다는 믿음에 대한 또 다른 예외는 X염색체와 연관된 병이다. 이러한 질환은 주로 남성에게서 나타난다. 프랑스어로 남자 독감(grippe d'homme, 남성이 스스로 심한 독감이라 판단하지만 실제로는 단순한 감기인 경우를 말한다.−역주)이라 알려진 이 병은 갑자기 무력감이 들면서 갑자기 큰일이 닥칠 것만 같은 기분이 들고 하루 24시간 동안 간호를 받아야 한다. 이 질병이 얼마나 심각한지에 대해서는 인류의 다른 절반이 의문을 품고 있기는 하지만 그럼에도 남성들이 여성에 비해 바이러스에 감염될 확률이 실제로 높다는 강한 증거가 있다. 이 점에 대해서는 믿어도 좋다. 나는 의사니까 말이다.

감기나 독감에 딱히 치료법이 없는 또 다른 이유는 인류가 이 병을 일으키는 감염 인자를 발견하는 데 꽤 긴 시간이 걸렸기 때문이다. 세균학은 현미경 광학이 발전해 세균같이 조그만 것도 관찰할 수 있을 단계에 이른 1850년대 초반부터 차근차근 첫 발을 떼기 시작했다. 19세기 후반에는 단 1개월이라도 어떤 감염성 질환을 일으키는 원인 세균이 밝혀지지 않은 달이 없을 정도였다. 하지만 세균이 조금 작은 정도라면 바이러스는 아주, 아주 작다. 이런 이유로 바이러스학이 시작되기 위해서는 새로운 기술이 개발될 때까지 기다려야 했다. 그렇지만 세균보다 작은 병원균이 존재한다는 생각은 여러 해 동안 의심을 받았다. 그러다가 1890년대에 당시에 알려진 세균을 제거하기 위해 입자가 아주 고운 도자기 필터에 병 걸린 동물의 분비물을 걸렀는데도 다른 동물을 감염시킬 수 있다는 사실이 알려졌다. 이 '필터를 통과하는 입자' 안에는 거의 모든 바이러스(라틴어로 '점액성 액체', '독소'를 뜻한다.)가 포함될 수 있었다. 그렇지만 그 입자를 분리해 확인하기가 지독하게 어려웠다. 스페인 독감도 그 원인이 바이러스일 것이라 추측되었지만 확실히 증명된 것은 1930년대 들어서였다(내 동료의 아버지였던 찰스 스튜어트-해리스는 런던 연구소의 의료 연구원이었는데 이 연구소는 처음으로 인간 독감 바이러스를 배양하는 데 성공했다. 그리고 여러 해 동안 시도한 끝에 연구소에서 바이러스를 실험동물에게 감염시키는 데 성공하자 찰스는 신이 나서 아들에게 결과를 떠벌렸다고 한다. 위대한 과학적 발견이 이뤄졌다는 첫 선언 치고는 가장 평범했을 것이다. 실험 기술자 한 사람이 기뻐서 복도를 뛰어다니며 이렇게 소리쳤을 테니 말이다. "우리 실험실에서 키우는 하얀 담비 하나가 막 재채기했어!").

감기 역시 필터를 통과하는 입자에 의해 나타난다는 사실이 알려져 있었지만 그 바이러스가 무엇인지 처음으로 확인된 것은 1950년대가 되어서였다. 1946년에는 영국의 의료연구위원회가 월트셔 시골 지역에 감기 담당 부서를 설치했다. 이 부서는 전국에 발행되는 신문에 광고를 내서 감기 전파 실험에 자원할 봉사자를 구했다. 전쟁 직후 곤궁한 상태였던 영국인들에게는 이 광고가 매력적으로 느껴져 인기를 끌었을지도 모른다. 광고에서는 참가자들에게 '신나는 주말을 약속'하겠다고 했는데 그 말은 과학자들이 참가자에게 감기를 옮기느라 애쓰는 2주일 동안 담당 부서에서 살아야 한다는 뜻이었다. 이 부서의 목적은 사람들 사이에 감기가 전파되는 과정을 자세하게 밝히고 그에 따라 백신과 효과적인 치료법을 개발하는 것이었다. 이후 40년 동안 거의 2만 명에 달하는 자원자들이 이 부서에서 자기의 코를 기꺼이 과학 연구를 위해 내놓았다.

원래 실험에서는 감기에 걸린 사람의 콧물을 모아 소금물에 희석한 다음 건강한 자원자의 코에 0.5밀리리터씩 천천히 주입하는 식으로 진행했다. 그러면 콧물을 주입받은 자원자는 등을 침대에 붙이고 2분 동안 똑바로 누운 다음 몇 분 동안 엎드려 누웠다. 이후 며칠 동안 간호사는 이 자원자가 감기 증상을 보이는지 지켜본다. 그리고 자원자는 몸에 나타난 증상을 기록하고 '코를 푼 손수건의 내용물을 증거로 보여 줘야' 했다. 이 내용물은 냉동 보관되어 연구실로 이송되고 이곳에서 다양하고 새로운 배양 실험을 시도한다. 이처럼 부지런하게 사람들의 콧물을 사 모은 끝에 1956년에 이 부서는 감기 바이러스인 리노 바이러스를 최초로 분리하는 데 성공했다.

이렇듯 바이러스를 발견했으니 이 연구자들이 치료법 역시 개발해야 논리적인 순서에 맞았다. 2차 대전 직후에는 세균을 발견하고 여기에 대한 항생제를 개발했던 영광의 시절도 경험한 적이 있었다. 하지만 항바이러스제를 개발하는 일은 이보다 훨씬 어려웠다. 역설적이지만 그 이유는 바이러스의 구조가 복잡하지 않고 단순했기 때문이었다. 바이러스는 무척 기초적이고 원시적인 구조를 가졌다는 사실이 드러났다. 단백질 주머니 안에 DNA나 RNA 같은 약간의 유전 물질이 들어 있는 정도였다. 스스로 생활하고 몸을 복제할 수 있는 세균과는 달리 바이러스는 자기를 복제하기 위해서는 또 다른 생명체 안에 들어가 그 세포 소기관을 이용해야 했다.[1] 바이러스는 주변 환경 속에서 한동안 그대로 머물 수도 있지만 다른 생명체 안으로 들어가지 못하면 결코 번식할 수 없다. 우리가 바이러스를 죽일 수 없는 이유는

---

1 클라미디아나 마이코플라스마 같은 세균들도 이런 일을 잘 해낸다. 이 두 종류는 흔하게 나타나는 세균 가운데 아직도 제대로 발견되지 못한 최후의 보루다. 이 두 세균을 분리하려면 바이러스를 분리하기 위해 개발되었던 기술이 요구된다.

애초에 살아 있는 생명체가 아니었기 때문이다. 바이러스의 재생산 주기를 가로막기 위해서는 바이러스가 감염된 숙주의 세포를 대상으로 삼아 바이러스만 공격해야 한다. 하지만 이 과정에서 숙주 세포의 정상적인 기능에 해를 끼치는 경우가 많고 그러면 숙주는 심각한 손해를 입는다. 이런 이유로 시중에 나와 있는 항바이러스제의 숫자는 항생제에 비해 훨씬 적은 실정이다.[2]

리노 바이러스 같은 감기 바이러스는 호흡 기관만 침범하도록 진화했는데 대부분 코와 목을 공격한다. 바이러스는 몸속으로 들어온 이후에 자기가 지나는 경로의 내벽에 붙어 자기의 유전 물질을 세포 속으로 주입한다. 그러면 숙주 세포는 바이러스를 재생산하는 공장으로 변한다. 여기에 대항해서 숙주 세포는 사이토카인('세포 운반꾼'이라는 뜻이다.)이라는 화학물질을 다량으로 분비하며 사이토카인은 즉시 근처의 백혈구에게 도움을 청한다. 이 백혈구는 특정 바이러스에만 적합한 공격을 하지는 못하고 일반적인 도움을 줄 뿐이지만 말이다. 사이토카인은 자기가 분비된 부위에서 염증 반응을 촉진해서 목이 따끔거리거나 부어오르게 하고 근육통을 일으킨다. 사이토카인의 한 유형은 혈관을 타고 흐르다가 두뇌의 체온을 조절하는 부위로 들어가 몸속 온도 조절 장치를 재조정해 열이 나게 한다. 몇몇 바이러스들은 다른 바이러스에 비해 사이토카인을 많이 분비되게 해서 더 심한 염증 반응을 유발한다. 그에 따라 고열을 동반한 더 많은 증상이 나타난다. 여러분도 이제 알겠지만 우리를 아프게 하는 것은 바이러스 자체가 아니다. 우리 몸속의 면역 반응이다.

리노 바이러스만을 제대로 공격하는 항체가 생기려면 며칠은 걸린다. 일단 항체가 생기면 나중에 똑같은 균주에 다시 감염되어도 몸을 지킬 수 있다(감기를 일으키는 바이러스는 그밖에도 무척 많지만). 항체가 생기기 전까지

---

2 이런 상황은 빠르게 바뀌고 있다. 지난 20년 동안 B형 간염과 C형 간염 바이러스, HIV에 대한 치료제는 폭발적으로 늘어났지만, 여기에 비해 항생제는 1980년대 이후로 답보 상태다(8장 '저항은 소용없다'를 참고하라.).

바이러스가 점령한 세포들 안에서 새로 번식한 리노 바이러스가 수없이 번식해 쏟아져 나오는데 그중 일부는 다른 사람에게 옮아가 재생산의 의무를 다한다. 이 전체 과정은 꽤 명확해 보이지만 감기가 옮는 실제 메커니즘에는 여전히 불확실한 부분이 꽤 남아 있다.

　공산권과 서구 세계 사이에 냉전이 벌어지고 서구 세계가 2차 대전의 피해를 복구하느라 애쓰는 동안 미국과 영국 연구자들 사이에 잠시 냉전이 벌어진 일이 있었다. 영국의 감기 담당 부서에서 직접적인 신체 접촉이 감기가 옮는 주된 요인이며 집안의 여러 물건을 통해서는 옮지 않는다고 주장했기 때문이었다. 미국 연구자들은 의견이 엇갈렸다.

　오늘날에는 대체로 환자의 콧속 분비물을 만진 다음 본인의 눈이나 코를 만지는 것이 감기와 독감이 옮는 가장 효과적인 방식이라 여겨진다. 당시 미국 연구자들은 자기 눈이나 코를 만지는 것만으로 병이 옮는 데 충분하다고 생각하지 않았다. 하지만 이후의 연구는 여기에 반박하는 결과를 보여 줬다. 아이를 키워 본 사람이라면 다들 알겠지만 의대생들을 관찰한 결과 1시간마다 자기 눈과 코를 약 12번 정도 만진다는 사실이 드러났던 것이다. 왕진을 다니는 의사들과 주일 학교에 나오는 어린이들을 지켜본 결과 이 결과가 다시 한번 확인되었다.[3]

　하지만 몇몇 실험 결과에 따르면 감기가 어떤 사람에서 다른 사람으로 옮

3　손가락에서 코로 이어지는 감염이 무척 보편적이라는 점을 나에게 가르쳐 준 사람은 미국 노스캐롤라이나주 듀크 대학교에 근무하는 감염병 전문 내과의사인 댄 섹스턴이었다. 섹스턴은 내가 1980년대에 젊은 의사 시절을 보내던 멜버른의 페어필드 병원에서 안식년을 지냈다. 병동을 돌며 강의를 하던 그는 바이러스 감염의 가능성 높은 전파 경로에 대한 질문을 받자 다음과 같이 대답했다. "만약 콧물이 형광을 띤다면, 세상 전체가 반짝거리며 빛날 겁니다."

는 과정을 관찰하기란 힘든 측면도 있다. 영국 측과 논쟁하던 미국 위스콘신 대학교의 연구자들은 주말 내내 기숙사에서 같이 지내는 동안 26명의 감기 환자가 병을 새로 옮긴 사람 수는 2명밖에 되지 않는다는 사실을 발견했다. 심지어 이들은 서로 입맞춤을 나눴고 각각 평균적으로 1~1.5분이나 지속되었는데도 그랬다(입맞춤하는 시간을 재거나 그들이 정확하게 무슨 행위를 했는지, 기록한 사람이 누구였는지는 확실하지 않다.).[4] 또 결혼한 부부를 대상으로 한 연구에서는 배우자 가운데 한 사람이 감기에 걸리면 상대 배우자에게 감기가 옮을 확률은 38퍼센트였다. 이때 감기가 옮을 확률은 배우자가 '리노 바이러스를 잘 퍼뜨리는 사람'인지 여부에 달렸다. 손에 바이러스가 발견된 사람들은 전염을 잘 시켰지만 손에 바이러스가 없는 사람은 그렇지 않았다.

미국과 영국의 감기 담당 부서는 각각 감기 바이러스를 전파시키고 임상 실험을 할 소위 폐쇄된 공동체를 찾았다. 예컨대 남극 기지에서 겨울을 나는 대원들은 겨울철이 되어 몇 주 지나면 감기에 전혀 걸리지 않는다는 사실이 알려져 있었다. 이것은 해가 들지 않는 계절의 얼마 안 되는 장점이었다. 하지만 대원들은 계속 안심할 수만은 없었는데 겨울이 지나 봄이 오면 기지에 빠른 속도로 감기가 돌기 때문이었다. 실험 결과에 따르면 감기 바이러스의 잠복기는 대개 1~3일이었다. 잠복기란 바이러스에 접촉한 순간부터 증상을 나타내기까지의 기간이다. 감기 증상이 시작되고 나서 약 5일 뒤에 바이러스의 전파력이 가장 강하다는 사실도 알려졌다. 대부분의 감기는 3~10일 동안 지속되는데 이 기간은 바이러스의 종류와 숙주의 몸 상태에 따라 달라진다.

그동안 잘 알려져 있지 않던 사실은 감기 환자 가운데 약 25퍼센트는 증

---

4 나는 성 건강 분야를 다루던 의사로서 미국 위스콘신에 거주하는 딕(E. Dick)이라는 감기 연구자의 유명한 실험을 문헌에서 발견할 때마다 즐거움을 느낀다. 이제는 내 구글 검색기록에는 '감기 딕 실험(차가운 생식기라는 뜻도 있다.-역주)'이 상당 부분을 차지한다.

상이 10일 이상 지속된다는 점이다. 이렇듯 감기를 오래 앓는 사람들은 자기가 다른 세균에 감염되었다고 생각해 항생제를 찾는다. 실제로 정말 2차 세균 감염이 생겼을 확률도 있지만 그런 경우는 드물다. 오래 가는 감기인지 세균 중복 감염인지 판별하려면 의사가 주의 깊게 진단해야 하는데 사실 의사로서도 쉽게 구분하기가 어렵다. 이때 불행히도 의사들은 지나치게 조심하느라 중복 감염으로 판정하고 항생제를 아끼지 않고 투여하곤 한다(7장 '항생제에 대한 신화'를 참고하라.).

세균은 실험실의 한천 평판 배지에서 쉽게 배양할 수 있지만 바이러스는 생물체의 조직 안에서만 배양할 수 있다. 그런데 이 과정은 시간도 많이 걸리고 얼마 안 되는 현대적인 시설과 기술을 갖춘 몇몇 실험실에서만 가능하다. 그렇기 때문에 호흡기에 감염된 바이러스가 무엇인지 확인하려면 대개 입원할 정도로 증상이 심한 환자여야 한다. 요즘에 새로 나온 바이러스 판별법 가운데는 환자가 누운 병상 바로 옆에서 판별이 가능한 방식도 있다. '현장 검사(point-of-care test)'라 불리는 이런 방식은 환자의 분비물에 든 바이러스 단백질을 탐지한다. 이렇게 하면 바이러스를 배양할 필요가 없다. 샘플 안에 든 소량의 바이러스 단백질만으로도 가능하다. 하지만 이런 편리성에 따라오는 단점이라면 그렇게 민감한 방식이 아니라는 점이다. 실제로 병을 앓고 있는 환자를 대상으로도 바이러스를 검출하지 못할 수도 있다(이런 결과를 '가짜 음성' 또는 '위음성'이라고 한다. 10장 '홍반열 진단하기'를 참고하라. 이 장에는 몇몇 진단법의 위험성에 대해 더 자세하게 설명했다.). 가장 좋은 진단법은 바이러스의 DNA나 RNA를 탐지하는 것이다. 이런 방식은 아직 돈이 많이 들기 때문에 독감 바이러스나 RSV 같이 심각한 호흡기 질환을 일으키는 바이러스만 확인하는 정도다. 앞으로 10년 뒤에는 이 기술을 적용하는 데 드는 비용이 저렴해져서 보다 널리 쓰일 전망이다. 하지만 그러기 전까지는 증상이 가벼운 감기 환자의 바이러스가 정확하게 무엇인지 알아내는 데 이 기술을 사용하는 것은 효율적이지도 않고 불필요하다.

그래서 슬프게도 아직까지 감기에 대해서는 치료법도 없고 백신도 없는 형편이다. 현재의 백신 기술로는 한 번의 접종만으로 그렇게 많은 바이러스와 그 아류형을 포괄하기가 불가능하다. 또 감기 바이러스에 대항하는 안전한 항바이러스제도 아직 개발되지 못했다. 그러니 일단 감기에 걸리면 여러분이 할 수 있는 일이란 꾹 참고 여러분의 면역계가 자기 일을 하고 상기도의 세포들이 회복되기를 기다리는 것뿐이다. 여러분은 코 막힘 완화제라든지 아스피린, 파라세타몰 같은 약을 처방받을 수 있지만 이런 약은 감염이 일어나는 실제 기간을 단축하지 못한다. 약초나 비타민, 미네랄이 감기 치료에 효과가 있다는 수많은 주장이 있지만 제대로 증명된 것은 하나도 없다. 미국에서는 사람들이 매년 감기 때문에 29억 달러어치의 약을 처방 없이 사서 복용한다. 그렇기 때문에 그중 무엇이 가장 효과가 있는지 알아내는 것은 중요한 일이다.

어떤 약이 보다 효율적으로 증상을 개선하는지에 대한 증거를 찾으려면 코크런 라이브러리(Cochrane Library)를 활용하는 것이 좋다. 이 사이트에서는 의료 분야에서 출간된 모든 논문을 추려서 정리해 놓았으며 적절하게 수행된 관련 연구에 대한 객관적인 리뷰를 제공한다. 영국의 감기 담당 부서는 1989년에 문을 닫기 전에 아연 화합물을 치료제로 검토했는데 이 주제에 대해서 '합당한 수준의 질'을 보이는 논문은 전 세계적으로 총 15편이었다. 좋은 소식은 아연이 든 마름모꼴 사탕이나 시럽이 실제로 감기 증상을 완화하고 앓는 기간을 줄이는 데 정말 효과를 보인다는 점이다. 게다가 이렇듯 아연 성분이 든 약을 장기간 섭취하면 감기에 걸리는 횟수도 줄어들 가능성이 있다. 하지만 나쁜 소식이 있다면 그 효과가 아주 미미하다는 점이다. 한 연구에 따르면 약을 먹지 않은 대조군은 감기 증상이 평균적으로 5.1일에서 8.5일 동안 나타났다. 그리고 아연이 든 약을 먹으면 증상이 지속되는 기간이 고작 하루 줄어들 뿐이었다. 이것은 의학 연구가 통계학적으로는 의미가 있어도 임상적으로는 크게 의미가 없는 수많은 사례 가운데 하나다. 아연 보충제는 감기 증상을 덜어 주기도 하지만 그 효과는 역시 크지 않다. 어쩌면 가장 인상적인 발견은 소규모로 이뤄진 다음 연구에서 얻은 결과일지도 모른다. 감기에 걸려 아연 보충제를 섭취한 아이들은 섭취하지 않은 아이들에 비해 항생제를 복용할 확률이 적었다. 이 사실 하나만으로도 예상치 못한 단점이 없다면 중금속을 더 널리 활용해야 한다는 주장을 정당화할 수 있을 것이다.

하지만 아연 보충제는 메스꺼움 같은 부작용을 흔하게 유발하며 코크런 리뷰의 저자들은 한마디로 '나쁜 취향'이라고 평했다. 2009년에 미국식품의약국은 아연이 포함된 비강 스프레이(동종요법에서 사용하는 제품을 포함한)에 대해 경고했는데 이 제품이 작은 확률이기는 하지만 후각을 영구적으로 잃게 만들 위험이 있기 때문이었다. 이런 제품에 '천연'이라는 문구가 붙었다고 해서 꼭 몸에 좋은 것은 아니다(7장 '항생제에 대한 신화'를 참고하라.).[5]

이 밖에도 감기에 효능이 있다고 알려진 에키네시아(자주루드베키아) 꽃, 마늘, 국소 스테로이드, 코에 따뜻한 공기 불어넣기, 항생제 등은 다들 실제로는 효과가 없다고 알려졌다. 항히스타민제와 코 막힘 완화제, 진통제도 어른에게는 약간 증상을 덜어 주지만 어린이에게는 그렇지 않다. 또 중국 의학이 감기에 효과가 있다는 주장이 있지만 결코 과학적으로 증명되지 않았다.

비록 알코올 성분을 함유한 세정제가 좋다고는 하지만 이 상품은 가정에서 위장 감염의 위험성을 줄인다는 경험적인 증거가 있어도 감기에 걸릴 확

---

5 내가 좀 더 젊고 어리석었을 때, 친구 한 명이 감기가 걸려 목이 아프면 독일인 할머니가 믿는 민간요법을 시도해 보라고 했다. 양파 하나를 조리하지 않고 깍둑썰기로 잘라서 먹는 것이었다. 나는 실제로 한 번 해 보았고, 당시에는 믿었다.

률을 낮추지는 못한다. 또 남극 기지에서는 항바이러스 성분이 든 미용 티슈를 시험적으로 사용했던 사례도 있지만 그곳은 겨울에 원래 사람들이 감기에 걸리지 않는 지역이라 티슈의 효과를 검증할 수는 없었다. 그리고 수술용 마스크를 착용하면 SARS나 독감 같은 호흡기 관련 바이러스의 전파를 막을 수 있지만 감기는 막지 못한다. 아시아 여러 국가에서는 얇은 종이로 만든 마스크를 쓰고 다니는 사람도 흔하지만 이런 마스크는 금방 분비물로 푹 젖어 버리며 기본적으로 쓸모가 없다.

내 아내는 지금까지 30년 동안 지켜본 바로는 도저히 알 수 없는 이유로 감기 바이러스의 영향을 거의 받지 않는 듯 보인다. 그리고 내가 감기에 걸려 몸이 불편하고 아프다고 투정을 부리면 정신적인 나약함 때문이라고 치부하곤 했다. 하지만 최근에 내가 감기 증상이 나타나고 사흘 뒤 아내 역시 같은 증상을 보였다. 그래도 아내는 그동안 감기로 고생했던 나를 가엾게 여기는 대신 병에 걸렸으면 빨리 나아야지 자기에게 옮겼다며 나를 탓했다. 나는 내가 감기에 대한 글을 쓰는 동안 부부가 둘 다 감기에 걸리다니 아이러니한 일이라고 얘기했다.

"우연의 일치란 재미있는 현상이죠." 아내가 원고를 휘리릭 넘겨보며 말했다. "다음 장은 주제가 뭔가요?"

"머릿니에요." 내 대답이었다.

제4장

이와 인간

나는 스물세 살부터 머리카락이 빠지기 시작했고 이 흐름을 피할 수 없다는 사실을 받아들이는 데는 몇 년이 걸렸다. 하지만 일단 그동안 잘 몰랐던 내 모낭에 대해 한동안 슬퍼하는 기간을 가진 뒤로 나는 이제 이발 비용이 전보다 줄어드는 생활을 받아들였다. 그러던 어느 월요일 아침, 직장의 책상 앞에 앉아 있던 나는 갑자기 예전에 머리카락으로 뒤덮여 있던 두피의 일부가 몇 분 동안 무척 가려웠다. 당시 나는 결혼한 지 얼마 안 되어 가족과 주말 내내 소풍을 즐겼고 모자를 벗은 채 바위 사이 웅덩이에서 헤엄을 치다 왔다. 나는 오스트레일리아 다윈의 따가운 햇볕이 두피에 직격한 탓에 피부가 벗겨지는 중이라고 추측했다. 관자놀이 근처를 벅벅 긁고 있자니 조그만 피부 조각이 하나 책상 위의 압지에 떨어졌다. 그런데 그 조각은 꿈틀꿈틀 움직였다.

"진!" 나는 옆방의 담당 보조원을 큰 소리로 불렀다. 보조원 진은 겁에 질려 내 방으로 뛰어들어왔다. 마치 내가 총에 맞기라도 한 듯 비명을 질러 댔기 때문이었다.

"왜 그러시나요?" 진은 나를 얼른 훑어보며 치명상이 없다는 사실을 알아차리고는 물었다. "저것 때문에요!" 내가 하얀 종이 위에서 움직이는 조그만 무언가를 가리키며 외쳤다. "저게 대체 뭔가요?"

진은 종이 위를 자세히 들여다보더니 미소를 지었다. 진은 이제 다 큰 두 아이의 엄마였고 사려 깊은 엄마처럼 나를 보살펴 주었다.

"이런, 프랭크." 진이 말했다. "머릿니에 옮았네요."

인간에게 기생하는 이는 3종뿐이다. 각각 머리와 몸, 음모에 사는 종들이다. 최근의 DNA 서열 분석에 따르면 머릿니(Pediculus humanus capitis)와 몸니(Pediculus humanus corporis)는 유전학적으로 거의 비슷한 종이지만 개별 개체군이 몇몇 특징을 발달시킨 결과 머리 또는 몸에 제한적으로 살게 되었다. 음모에 사는 이(Pthirus pubis), 즉 사면발니는 이들과 또 다른 종이다. 날개가 없는 이 곤충은 사람에게만 기생할 수 있으며 그렇기에 이의 생존은 숙주의 행동 변화에 얼마나 잘 적응하는지에 달려 있다. 몸니는 인류가 고위도로 이주하는 과정에서 머릿니가 진화적으로 적응해 지금 모습이 되었다. 분자 고생물학자들의 계산에 따르면 몸니는 지금으로부터 약 10만 년 전에서 17만 년 전 사이에 나타났다. 그러니 인류가 고위도의 추위로부터 몸을 보호하기 위해 옷을 입기 시작한 시점도 이 즈음이라고 추정된다.

로마인들은 독감이든 말라리아든 페스트든 몸에 열이 나는 질병에 걸리면 그 원인을 도저히 알 수 없었다. 이런 병을 일으키는 병원균은 19세기가 되어서야 관찰되었기 때문이었다. 대신 로마인들은 몸이 가려워서 긁으면 무엇이 그 원인인지 눈으로 볼 수 있었다. 실제로 이의 학명은 어원적으로 카이사르 시절로 거슬러 올라간다. 이속을 뜻하는 'pediculus'는 로마 시대 라틴어로 '이'를 가리키기 때문이다.

1667년, 유명한 물리학자 아이작 뉴턴(Isaac Newton)과 같은 시대에 살았고 그보다는 덜 유명하지만 뉴턴 못지않게 똑똑했던 과학자 로버트 훅(Robert Hooke)은 『마이크로그라피아(Micrographia)』라는 제목의 훌륭한 저서를 출간했다. 당시 최첨단 현미경으로 관찰한 결과를 토대로 완성한 책이었다. '이에 대하여'라는 제목을 붙인 장 가운데 이중으로 종이를 접어 넣은 한 페이지에는 암컷 머릿니 한 마리가 조그만 발톱으로 머리카락 한 올을 잡은 모습이 그려져 있었다. 이 머리카락은 훅의 것이었다는 주장도 있다. 훅은 이 그림에 대해 이렇게 설명했다.

> 이 생물은 여기저기 참견하고 다니기 때문에 누구나 한 번쯤은 마주치게 마련이며, 무척 바쁘고 버릇없이 주변 사람들에게 마구 파고든다.··· 이 생물은 자기 몸이 눌려서 뭉개지는 것을 두려워하지 않고 왕관 속까지 침범하며··· 피를 빨아 낼 때까지 결코 멈추지 않는다.···

여기서 '왕관'은 영국 왕도 이 조그만 곤충과 무관하지 않았으리라고 얘기하고자 집어넣은 단어다.

나는 어린 시절에 머릿니를 경험한 적이 거의 없었다. 아이가 이에 옮았다고 하면 동네에 부끄러운 일이기는 하지만 내 어머니는 그런 것을 숨기는 분도 아니었고 같은 반 친구가 이에 옮았다는 말도 들어 본 기억이 없다 (1965년에 멜버른 버우드의 세인트 베네딕트 학교 1학년은 한 반의 학생이 63명이었기 때문에 이가 있었다면 노동 계급인 가톨릭 가정 출신의 여러 아이들 사이로 얼마든지 옮겨 다녔을 것이다.). 개발도상국에서는 1960년대와 70년대를 거치면서 유행했던 머릿니가 조금씩 없어졌다. 하지만 그 이유는 아직 확실히 밝혀지지 않았다. 여기에 대해 어떤 사람들은 2차 대전 때 널리 사용되었던 강력한(어쩌면 오해를 받고 있는지도 모르는) 살충제 디클로로디페닐트리클로로에탄 때문이라고 주장해 왔다.[1] DDT라는 약자로 더 잘 알려진 이 화학물

---

1 DDT는 꽤 효과적인 살충제지만 지금은 대부분의 국가에서 금지되었다. 주변 환경에 지속적으로 남아서 심각한 결과를 일으켰기 때문이다. 1950년대 미국 농업에서 DDT를 무분별하게 사용했던 일이 나중에 이 성분에 대한 내성을 불러와 규제에 이르렀다(DDT가 포유동물에게 어느 정도 위험한지는 논쟁거리다. 그리고 몇몇 국가에서는 여전히 DDT

질은 이를 퇴치하는 데 무척 효과적이지만 1960년대 후반부터는 전 세계적으로 점차 사용이 금지되었다. 살충 효과가 무척 좋지만 주변 환경에 잔류하고 있다가 다른 동물의 생식력에 부정적인 영향을 끼치기 때문이었다. 증명되지는 않은 추측이기는 하지만 DDT가 금지되면서 이라는 성가신 생명체가 마구 번식하며 퍼져나가 1990년대에는 청결한 도시 지역에 사는 중산층 엘리트의 자녀들에게도 머리카락 속의 전염병처럼 퍼진 것일 수도 있다. 당시 미국 한 나라에서만도 매년 머릿니에 옮아 치료를 받는 아이들의 수가 600~1,200만 명에 이르렀다고 추정된다.

이는 체외 기생충이다. 그 말은 숙주의 몸 바깥에 자리잡고 산다는 뜻이다. 반면에 회충이나 말라리아 원충 같은 체내 기생충은 숙주 몸속에 산다. 모든 기생충은 본래 살아가는 장소에서 생활사를 갖고 있다. 여기에 따라 미성숙한 상태에서 성체까지 자라는 데 얼마나 걸리는지 어떤 동물의 체외나 체내를 선호하는지가 결정된다. 생활사는 무척 복잡한 경우도 있어서 단계별로 경계가 희미하기도 하지만 일단 이의 생활사를 이해하고 나면 그렇게 어렵지도 않다.

이는 일단 성체에 도달하고 나면 24시간 안에 암컷과 수컷이 대부분의 시간을 교미하면서 보낸다. 교미가 끝나면 암컷 이는 알을 낳아 인간의 두피에 난 머리카락에 붙여 놓는다. 알이 부화해서 새끼 이, 또는 유충이 되려면

를 말라리아 통제를 위해 사용할 수 있다.). 1950년대와 1960년대에 WHO가 후원한 캠페인에 따라 모기를 잡기 위해 DDT를 사용했던 덕분에 개발도상국에서는 말라리아를 퇴치할 수 있었다. 20세기 초반에 퇴치 캠페인이 시작되기 전까지만 해도 미국에서 말라리아가 풍토병으로 존재했다는 사실을 알면 꽤 많은 사람들이 놀랄 것이다. 1951년까지만 해도 미국 남부의 일부 지역에는 아직 말라리아 환자가 있었다. 오스트레일리아 역시 1981년에야 비로소 말라리아를 완전히 뿌리 뽑을 수 있었다.

6~9일이 걸린다(이 사실만 기억하라. 이의 생활사에서 이때가 처치하는 데 가장 중요한 순간이다. 나중에 다시 설명하겠다.). 애벌레는 8~9일 동안 세 번 허물을 벗고 성체가 된 다음 생식 주기에 다시 들어간다. 이는 조그만 흡혈귀 같다. 빛을 싫어하고 여러분의 피를 빨아 먹으며 목 뒤쪽에서 많은 시간을 보낸다. 그리고 대부분의 사람들이 경험했겠지만 이는 죽이기가 거의 불가능에 가깝다.

이는 6개의 통통한 다리를 가졌지만 풀쩍 뛰어오르거나 날 수는 없고 인간의 몸에서 떨어지면 이틀 이상 살지 못한다. 비록 부모들이 처음에는 역겨워하면서도 결국은 옷이나 모자, 베갯잇, 시트를 뜨거운 물과 살균제로 빨아 주었지만 효과를 보였다는 사례는 거의 없었다. 대부분의 전파는 머리카락과 머리카락의 직접 접촉에 의해 이뤄지기 때문이었다.

두피가 근질거리는 것은 이에 감염되었을 때 가장 성가신 부분이다. 하지만 이가 조그만 발로 두피의 표면을 후다닥 지나가는 것은 거의 알아채기도 힘들다. 이가 피를 빨아 먹을 때 비로소 간지러움이 느껴지는 것이다(가려움에는 심리학적 요소도 상당히 크게 작용한다. 이에 대해 강연을 할 때면 나는 얼마나 시간이 지나야 청중 가운데 머리를 긁는 사람이 처음 나올까 같이 강연하는 사람과 내기를 걸곤 한다. 그러면 나이대나 문화적 다양성을 불문하고 꼭 강연을 듣다가 머리를 긁는 사람이 나온다. 아마 이 글을 읽는 독자들 가운데도 있을 것이다.).

보건 담당자들을 포함한 대부분의 사람들은 '머릿니'와 '서캐'라는 용어를 바꿔 쓸 수 있는 똑같은 용어처럼 사용하지만 이것은 잘못되었다. 머릿니는 살아 있는 곤충이고 서캐는 그 곤충의 알이다. 게다가 서캐에는 두 종류가 있으며 그 두 가지를 구별하는 것은 중요하다. 흑갈색 서캐 안에는 애벌레로 부화할 살아 있는 배아가 들어 있는 반면 흰색 서캐는 애벌레가 부화하고 떠난 빈 알껍데기로 이제 평생에 걸쳐 사람을 성가시게 만들 작정이다. 그러니 흰색 서캐는 확실히 예전에는 이에 감염되었다는 뜻이지만 지금 당장은 아닐 수도 있다. 만약 여러분이 이에 옮아 치료를 받았는데 그 뒤에 머리카락에 흰색 서캐만 존재한다면 치료는 성공적인 셈이다. 특별히 개입하지 않는 한 흰색 서캐는 스스로 접착이 헐거워지기 전까지는 머리카락에 끈질기게 붙어 있다. 그리고 머리카락이 1주일에 3밀리미터씩 자라기 때문에 흰색 서캐가 두피로부터 얼마나 떨어져 있는지를 재면 그 사람이 언제 처음 이에 옮았는지를 추정할 수 있다. 흑갈색 서캐는 막 부화할 이이기 때문에 여러분에게 이런 서캐가 있다면 이가 부화한 다음 성체로 자라 자기 알을 낳기 전까지는 치료를 받아야 한다. 그리고 머릿니 성체가 머리 위에서 움직이고 있다는 것은 당연히 여러분이 이에 옮았으며 다른 사람에게 옮길 수도 있다는 뜻이다.

그래도 좋은 소식이 있다면 머릿니가 가려움 이상으로 심각한 의학적 증상을 일으키는 경우는 몹시 드물다는 점이다. 드물게는 이에 옮은 사람이 가려워서 긁다가 두피 표면이 갈라져 이차 세균 감염이 일어나기도 한다(이 점은 몸니와 다른 점인데 몸니는 발진 티푸스를 옮기는 리케차 프로바제키라는 세균을 옮길 수 있다. 역사상 몸에 이가 옮아서 죽음을 맞은 사람이 무척 많다. 비교적 최근인 20세기까지도 말이다.). 하지만 머릿니가 어린아이들에게 옮았을 때 생기는 심리적인 부작용은 꽤 심하다. 학교에서 따돌림을 당하거나 미용사에게 퇴짜를 당하기 때문이다. 비록 이는 깨끗한 머리카락을 좋아하며 사람을 가리지 않는다고 안심을 시켜도 대부분의 부모들은 이에 대한 편견을 버리지 못하고 그 편견이 아이들에게도 이어진다. 예컨대 내 큰딸은 몸에 이가 있다는 게 참을 수 없는 수치라고 여긴다. 19살일 무렵 딸은 사람들 앞에서 자기에게 클라미디아나 헤르페스 같은 성병이 있다고 말하는 것보다 예전에 내가 자기 몸에 이를 옮기는 실험 대상으로 삼은 적이 있다고 말하는 게 더 싫다고 했다. 그 비밀을 폭로하면 다시는 나와 얘기를 하지 않을 거라고도 했다.

1990년대 후반에 나는 옥스퍼드 대학교에서 1년 안식년을 보냈다. 내 아이들은 당시 9살, 7살, 3살이었는데 떠나기 직전에 다들 무척 튼튼하고 잘 죽지 않는 다윈 머릿니에 옮았다. 아내와 나는 영국 사람들이 우리 아이를 보고 우리 남반구 오스트레일리아 사람에 대한 편견에 싸여 흉을 볼까 봐 어떻게 해서든 아이들에게 옮은 이를 완전히 박멸하려고 애썼다. 영국에 도착하고 하루가 지나기 전에 나는 이곳에만 있는 약국인 부츠 파머시에 들렀고 여기에 다윈 머릿니를 처리하는 용액 0.8단위가 진열되어 있는 모습을 보고 상당히 안도했다(당시에는 처리 용액이 선반 3개에 가득 차 있는 것을 1단위라고 했다.). 나는 용액 몇 병을 골라 계산대에 가져갔다.

"8.98파운드입니다." 중년의 여성이 계산대 뒤에서 나와 나를 따라온 아이 두 명의 머리를 쳐다보았다.

"아이들은 정말 성가시죠." 내가 고개를 저으며 말했다. "정말 믿을 수 없어요. 놀라울 정도죠. 영국에 오기 전까지는 이가 하나도 없었으니까요."

"그 전에도 있었잖아요, 아빠." 아들이 내게 10파운드 지폐를 건네며 말했다.

"그런 거 아냐, 애야." 내가 잔돈을 거슬러 받은 다음 계산대에서 아이를 떠밀고는 문 쪽으로 나가면서 말했다.

"아빠가 우리는 이가 옮은 적 없다고 거짓말한다!" 아들이 가게가 쩌렁쩌렁 울리게 외치고는 붕대와 밴드를 진열한 복도 사이에 숨었다.

"닥쳐, 조시." 딸 매디슨이(가명이다.) 부끄러워서 붉어진 얼굴로 눈물까지 그렁그렁한 채 말했다.

머릿니를 퇴치하려는 우리의 싸움은 이미 2년 전에 오스트레일리아에서 시작되었다. 우리는 가능한 모든 방법을 썼고 이 조그만 골칫거리를 물에 빠뜨려 죽일 수는 없다는 사실도 증명해 냈다. 당시 아이들이 학교에서 돌아와서는 계속 집 앞 수영장에서만 놀았기 때문이었다. 그리고 내 딸의 땋은 머리에 일단 자리를 잡자 이들은 그곳이 자기 집인 양 떠날 생각을 하지 않았다. 사람들은 이를 없애려고 페르메트린, 피페로닐 부톡시드, 말라티온이 들어간 로션을 바른다. 그러면 이 화학물질에 내성을 가진 이가 나타나면서 자기 주변의 개체군에서 우위를 점하기 시작한다. 그 결과 전 세계적으로 지난 20년 동안 이 살충제 성분들은 효과가 점점 떨어졌다.

나는 아이들의 머리를 감기고 헤어 컨디셔너를 머리카락에 바른 다음 젖은 상태에서 빗질을 해 이와 서캐를 떼어내는 방법도 써 보았다. 이 장면은 꽤 재미있어 보일 수도 있다. 일요일 저녁에 집 뒤편의 베란다에 앉아 물이 든 그릇을 옆에 두고 머릿니에 옮은 아이들의 머리카락을 빗으로 빗긴 다음 빗을 물에 씻는 것이다. 가끔은 밤에 그릇에 담긴 물 표면에 이가 두터운 층을 이루며 둥둥 떠 있기도 했다. 하지만 이들은 전투력이 넘치는 좀비 같았다. 이제 하나도 남김없이 다 잡았다고 생각하자마자 또 다른 녀석이 스멀스멀 기어 나왔다. 반시간 만에 우리는 지치고 말았다.

또 이를 잡는 약품이 얼마였는지는 기억나지 않아도 언젠가 약국에서 발견한 이 퇴치용 기구의 가격에는 입을 떡 벌렸던 기억이 난다. 그 기구만 있으면 모든 게 해결될 것 같았다. 건전지로 작동되는 빗이었는데 촘촘한 금속제 빗살 사이로 적은 양의 전류가 흘렀다. 이를 사형시키는 전기의자인 셈이었다. 사용을 하는 과정도 무척 만족스러웠다. 빗살의 전기 철조망에 이가 한 마리씩 닿을 때마다 틱 소리와 함께 이가 발톱을 드러내며 경련을 일으킬 것 같았다.

"이들이 비명을 지르지는 않죠, 아빠?" 처음 사용하던 날 당시 4살이던 아이가 이렇게 물었다.

"그렇단다, 루시. 이는 목소리가 없으니까." 내가 설명했다. 그래도 한 마리씩 해치울 때마다 나는 이에게 목소리가 있기를 바랐다. '이 조그만 못된 녀석들! 고통스러워해라!' 하지만 에디슨이 발명했을 법한 기발한 빗은 다윈주의 식으로 자연선택을 거치는 머릿니의 상대가 되지 않았다. 얼마 되지 않아 이들의 숫자는 어느 때보다도 늘어났다. 우리는 1년 넘게 싸웠지만 결국에는 대부분의 가족들과 마찬가지의 행동을 했다. 포기한 것이다.

그리고 영국에서 1년을 보내면서 북부 오스트레일리아의 태양을 머금은 우리의 강인한 유전 물질을 힘없고 창백한 영국의 곤충들과 나눈 우리는 이 새로운 잡종을 될 대로 되라는 듯이 운명에 맡기고 오스트레일리아 캔버라로 다 같이 떠났다. 그 과정에서 나와 마찬가지로 아이 셋을 키우는 대학 친구와 한 팀이 되었다. 이 아이들도 자기들의 머릿니에 대해 부끄러워할 테니 이 친구에게도 가명을 써서 로스코라고 부르겠다.

로스코는 나와 마찬가지로 감염병을 전문으로 다루는 의사였기 때문에 이 주제에 대해서는 세부적인 데까지 통달해 있었다. 그리고 그는 우리 둘이 이 어린 환자들에게 기생충 감염에 효과가 있는 약을 처방하는 게 어떻겠냐고 제안했다. 자기가 발견한 바에 따르면 그 약은 머릿니를 퇴치할 수도 있었다. 당시에 나는 이제 아이들에게 방사선 요법이라도 시작해야 하나 고민 중이었기에 약을 먹여 이를 퇴치하자는 제안에 귀가 솔깃했다. 그 약의 이름은 이버멕틴(ivermectin)이었다. 여러분이 농사를 짓거나 수의사라면 여러분이 키우는 동물에서 기생충을 퇴치하는 데 이 약을 숱하게 썼을 것이다. 아이들을 가축처럼 다루는 게 이를 없애는 정답일지도 몰랐다. 그리고 오늘날 미국의 질병관리예방센터에 따르면 이 약은 모든 방법이 다 실패하고 난 최후의 수단이었다.

의학 이야기가 거의 그렇지만 이버멕틴에 얽힌 이야기 또한 골프 코스처럼 길고 복잡하다. 1973년, 미국의 거대 제약회사인 머크샤프앤드돔 사에서 일하던 일본인 과학자인 오무라 사토시(大村智)는 토양 미생물에서 추출한 화합물을 조사해 그 성분이 가축에 감염되는 진드기, 이 같은 체외 기생충을 퇴치하는 데 효과가 있는지 알아보는 중이었다(이전에도 토양에 사는 균류인 페니실리움 크리소게눔이 페니실린을 만드는 데 사용되어 인류에 지대한 기여를 했던 바 있었다.). 조사 끝에 오무라의 연구팀은 벙커 안의 스트렙토미세스 아베르멕티니우스라는 토양 세균이 생산한 물질이 세균이나 균류에는 쓸모가 없지만 기생충을 퇴치하는 효능이 강하다는 사실을 발견했다. 연구

팀은 이 물질에 약간의 화학적 변형을 가해서 이버멕틴이라는 약품을 만들었는데 이 약은 동물에는 놀랍게도 독성이 없지만 기생충에는 치명적이었다. 그로부터 10년이 되지 않아 이버멕틴은 수의사들이 가장 많이 찾는 구충제로 부상했고 머크샤프앤드돔 사에서 첫 번째로 10억 달러 매출을 달성한 제품이 되었다(그리고 오무라 박사는 이러한 발견으로 2015년에 일본에서 세 번째로 노벨생리의학상을 수상했다.). 이버멕틴은 1990년대에 인체에 사용해도 좋다는 허가를 받았지만 오스트레일리아에서는 두 종류의 심각한 기생충 감염을 치료할 때만 보조적으로 사용된다.

여러분은 입으로 삼킨 약이 어떻게 몸 밖에서 기생하는 머릿니를 죽일 수 있는지 선뜻 이해가 되지 않을 것이다. 이것이 가능한 이유는 이버멕틴을 경구 투여하면 약이 인체의 장기로 흡수되어 혈류로 흐르면서 하루 이틀을 몸속에서 순환하며 머무르기 때문이다. 앞에서 말했다시피 이는 몸에서 수분을 계속 섭취하고 죽지 않기 위해 사람의 피를 빨아야 한다. 그리고 이버멕틴을 투여한 숙주의 피를 삼킨 이는 전부 죽는다. 이버멕틴의 양이 아무리 소량이라도(환자의 체중에 따라 6밀리그램에서 14밀리그램 사이다. 여기에 비해 아목시실린 같은 항생제의 표준적인 일일 투여량은 적어도 750밀리그램 이상이다.) 몸집이 아주 작은 이에게는 치사량이다.

물론 죽은 이는 알을 낳지 않지만 이미 낳아 놓은 알은 6~9일 안에 부화한다. 그러니 첫 번째 복용 이후에 부화한 이가 성체가 되어 스스로 알을 낳기 전에 죽여 버리려면 일주일 뒤에 이버멕틴을 다시 복용해야 한다(바로 이런 이유로 생활사를 아는 게 편리하다는 것이다.).

의학계 동료들 가운데 일부가 이버멕틴을 이런 용도로 사용하는 데 꺼림칙해 한다는 점은 놀라운 일이다. 의학 분야에서 관습과 전통은 원래 강력한 법이지만 부모들이 요충에 감염된 아이들에게 처방받지 않은(하지만 생물학적으로 활성을 갖는) 약을 먹이는 동안 상당수의 지역 보건의들은 머릿니를 퇴치하기 위해 효과적인 약을 투여하지 못하고 머뭇거리고 있다. 당시에 잘 없어지지 않는 머릿니에 대해 마지막으로 투여하도록 의사들이 권장했던 약은 코트리목사졸(상표명은 박트림)이라는 항생제였는데 이 약이 효과가 있다는 증거는 희박했다. 하지만 아이들에게 항생제를 투여하는 일은 꽤 흔했기 때문에 코트리목사졸을 투여했을 때의 부작용이 이버멕틴보다 크다는 사실을 알면서도 코트리목사졸을 꺼리는 부모가 많지 않았다(다만 임산부나 5세 이하의 어린이에게는 이버멕틴을 투여하지 않는 것이 권장사항이다.). 로스코와 내가 아이들에게 이버멕틴 처방을 내릴 무렵 이 약은 전 세계적으로 아프리카 풍토병인 회선사상충증에 대해 3억 건 이상 안전하게 처방되고 있었다. 이렇게 치료를 받는 데는 어린이의 경우 40~50달러가 들었고 어른은 그 두 배의 비용이 들었지만 연간 수백 달러 정도는 그렇게 큰 지출은 아니었다. 어쨌든 우리에게 닥친 문제는 약을 갖고 있는 약국을 찾는 것이어서 우리는 제품이 주간 고속도로를 타고 운송될 때까지 일주일은 기다려야 했다. 이 알약은 작았기 때문에 아이들도 쉽게 삼킬 수 있었다. 아내와 나도 이버멕틴을 삼켰다. 비록 아내가 내 모낭 상태를 봤을 때 굳이 약은 먹지 않아도 될 것 같다고 생각하기는 했지만 말이다. 그래도 약을 구한 김에 먹어서 나쁠 건 없었다.

그리고 이 처방은 유효했다. 당시에는 몰랐지만 결국 이와의 싸움에서 최후로 웃는 자는 우리였다. 나는 며칠 동안 아이들이 관자놀이와 목 주변을 긁지 않는지 유심히 살폈지만 그런 일은 벌어지지 않았다. 아이들의 머리에 살던 이들은 전부 이버멕틴을 투여한 날 밤 바보 같이 피를 빨았고 모두 죽어 없어졌다. 하지만 승리를 자신하기도 전에 우리는 일주일을 기다려 아이들 각각에게 이버멕틴을 두 번째로 투여해야 했다. 일이 비교적 쉽게 처리되었기 때문에 나는 아이들이 약을 투여한 뒤에 다시 감염된 것이 아니라 처음의 처치가 완벽하지 못했다고 생각하기에 이르렀다. 부분적으로 치료된 머리가 긴 딸들이 머리가 짧은 아들을 감염시킨 듯했다. 확실하지는 않지만 감히 말하건대 머리가 긴 아이 엄마도 이에 옮았고 말이다. 이런 패턴은 전국의 학교와 유치원에서 일어날 가능성이 높았다. 얼마 안 되는 어린 아이들이 대규모 감염을 일으키는 것이다. 또 감염이 집단 안에서 지속되려면 소위 전염병학자들이 말하는 '슈퍼 전파자'가 존재해야 한다(과거에 세 번 이상 치료를 받은 적이 있는 아이들을 예로 들 수 있다. 내 딸이 자기가 이에 옮은 적이 있다는 사실을 내가 떠벌리지 않았으면 하는 것도 자기가 슈퍼 전파자로 오해받을까 두려워서다.). 따라서 우리가 감염성이 높고 상대적으로 작은 아이들 집단을 성공적으로 치료한다면 더 큰 집단에 번진 이도 통제할 가능성이 있었다. 이것은 많은 감염병에 대해 표준적인 사고방식이다. 하지만 흥미롭게도 이것은 결코 머릿니에 적용되지 않았다. 주류 의학계에서 별로 관심을 갖지 않는 성적으로 전염되는 질병을 통제하는 문제에 대해 10년 동안 몰두했던 나는 집단 수준에서 퍼지는 머릿니에 대해서도 다음 번 대책을 계획하느라 좀이 쑤셨다.

몇 해 전을 되짚어 생각해 보면 막내 딸아이가 다니던 초등학교에서 엄격하게 고수했던 '격리해서 치료한다.'는 정책은 어리석었다. 우리 아이를 포함한 여러 아이들에게 자기 몸이 더럽다는 소외감을 주었기 때문이다. 하지만 현명한 교장 선생님이 이 격리 정책을 끝내기로 결정한 이후로 딸의 눈물은 멈췄다. 그리고 나는 이 문제에 대한 더 신선하고 체계적인 접근방식을 택하기로 다짐했다.

일선 학교에서 머릿니를 통제하기 위한 표준적인 처치법은 이에 옮은 아이들을 배제하며 이가 완전히 사라질 때까지 집에 보내는 것이다. 하지만 불행히도 서캐와 이에 대한 혼동이 빈번하기 때문에 감염되지 않은 아이들 수천 명이 지역의 정책에 따라 불필요한 격리를 당해 왔다. 오스트레일리아의 모든 보건 부서들은 머릿니 통제에 대한 지침을 갖고 있지만 무엇이 실제로 가장 좋은 방식인지에 대해 밝힌 논문은 얼마 되지 않는다.

연구 결과에 따르면 오스트레일리아의 초등학생 가운데 이에 옮은 학생의 비율은 5~20퍼센트에 이르며 나이가 어릴수록 그리고 여자아이일수록 이가 더 흔한 것으로 보인다. 이와 같은 결과가 나온 이유는 나이가 어릴수록 머리와 머리를 접촉하는 비율이 크며 여자아이들이 머리를 기르는 확률이 높기 때문일 것이다. 하지만 우리가 아는 것은 이것이 전부다. 머릿니가 전파되는 실제 메커니즘에 대해서는 알려진 바가 극히 적다. 상당수의 감염병 학자들이나 공공보건 관련 종사자들의 주의를 끄는 소재가 아니기 때문이다. 감염병 분야에서 의사들의 관심을 끄는 큰 미끼는(사실 몸집은 작지만) 세균이나 바이러스이기 때문에 머릿니에 대해서는 치료적 결정이나 학교 정책을 단단한 증거보다는 사람들의 의견이나 선례에 기댈 수밖에 없다.

동료인 매리언 퀴리(Marian Currie)와 나는 오스트레일리아 국립 대학교에 근무할 무렵 초등학생들에게 이버멕틴을 경구 투여하는 문제에 대해 조사하기 위해 캔버라 대학교의 소아과 의사, 지역 보건의, 약사들과 협동으로 연구 팀을 꾸린 적이 있었다. 이런 연구 주제는 여러 학교를 대상으로 검사와 치료를 시행하는 인력이 많이 필요했지만 우리는 연구비도 무척 부족했다. 그래서 우리는 전국보건의학연구회의(NHMRC)에 연구비 지원을 요청했고 훌륭한 전문가 리뷰를 받아 냈으며 두 번 연속으로 '연구비를 지원해야 함'이라는 평가 등급을 받았다. 물론 '지원해야 함'이 '지원할 것임'을 뜻하지는 않는다. 당연히 검토 위원들은 머릿니에 대한 연구와 치매 연구의 중요도를 견주는 질문을 하고 후자에 마음을 빼앗길 수도 있었다. 그럼에도 다행히 우리는 두 학교에 우리의 연구방법을 시험할 수 있을 정도의 자금은 끌어모았다.

그 결과 우리가 이끌어 낸 데이터는 이버멕틴이 머릿니를 죽이는 데 상당한 효능이 있다는 사실을 보여 주었고 여기에 대해 그동안 머리에 거듭 이가 생겼던 아이들의 부모는 꽤 호의를 보였다(매리언에 따르면 내가 이 연구를 수행하게 된 다소 고상하지 못한 계기의 하나는 이버멕틴으로 머릿니를 드디어 박멸하는 데 성공한 아이의 어머니들로부터 받는 감사의 말이었다. 그것은 공적으로는 드물게 표현되는 애정의 표시였다.). 우리는 뒤이어 이 연구를 몇몇 다른 학교로 이어갔다. '슈퍼 전파자'에 초점을 맞춰서 통제해야 머릿니를 줄일 수 있다는 가설이 옳은지 시험하기 위해서였다. 하지만 학교 두 곳을 대상으로 조사를 할 수 있었을 뿐 자금이 충분하지 않았기 때문에 우리는 무작위적 임상시험이라는 꼭 필요한 절차를 통해 우리 가설의 가치를 증명할 수는 없었다(여러 번 지원을 받으려 애썼지만 실패했다.).

그러는 동안 아이들의 머릿니 퇴치에 이버멕틴의 경구 투여가 효과적이고 안전하다는 사실을 증명하는 국제적인 대규모 연구 결과가 여러 건 나오기 시작했다. 이 가운데 '슈퍼 전파자'라는 개념에 초점을 맞춘 연구는 없었지만 말이다. 최근에는 미국식품의약국에서 머리카락에 바르는 이버멕틴 로션에 대한 사용을 허가했다. 이 약품은 국소적인 부위에 처치하는 용도로는 현재 가능한 처치법 가운데 가장 효과가 좋지만 아직 오스트레일리아에서는 구입할 수 없다. 우리가 학교를 대상으로 연구한 데이터에 따라 대부분의 어린이들에게 추천하는 머릿니 퇴치법은 현재 허가가 난 약품으로 국소적인 치료를 하고 지난 해 3회 이상 머릿니가 옮은 적 있는 아이들에게만 한정적으로 이버멕틴을 경구 투여하는 것이다. 현재 이버멕틴의 경구 투여가 오스트레일리아 당국의 머릿니 치료 가이드라인에 포함되어 있기 때문에 지역 보건의들은 자신 있게 이 약을 처방할 수 있다. 오스트레일리아의 의약품 보조금 계획에 올라 있지는 않기 때문에 이 치료의 명목으로는 보조 수당을 받지는 못하지만 말이다.

머릿니 감염은 심각한 합병증과 증상을 동반하지 않기 때문에 그동안 단지 '성가신' 감염성 질환의 범주로만 다뤄졌고 그에 따라 역학과 치료 면에서 진지한 연구가 이뤄지지 못했다. 하지만 개별 가족을 효과적으로 치료하지 못하는 비용이라든지 학교가 통제 프로그램을 실시하는 데 대한 기회비용, 이에 옮은 아이들의 심리사회적인 부작용은 결코 사소하지 않다. 초등학생 아이를 둔 부모라면 누구든 머릿니가 심각한 문제라고 얘기할 것이다. 초등학교에 다니는 연령대의 아이가 오스트레일리아에만도 약 200만 명이니 말이다. 이 가운데 언젠가 머릿니에 옮을 아이가 줄잡아 10퍼센트라고만 해도 이것은 단순히 성가신 문제가 아니라 20만 명을 대상으로 하는, 당연히 중요하게 다뤄야 할 공중보건 사안이다.

제5장

전형적인 폐렴이라고?

　1919년 겨울, 옥스퍼드에 있는 자기 집 침대에 누워 있던 유명한 의사 윌리엄 오슬러(William Osler) 경은 자신이 폐렴에서 절대 회복되지 못하리라는 사실을 알았다. 지난 한 달 동안 오슬러의 면역 체계와 세균이 일방적인 싸움을 벌이는 동안 몸 상태는 천천히 악화되었다. 모르핀을 넉넉하게 투여받는 것만이 오슬러의 유일한 위안이었고 밤에 특히 더 그랬다. 그에게 왕진을 오던 의사 가운데 한 명이 차도가 보인다고 안심시키려 하자 오슬러는 이렇게 말했다. "아치, 이 어리석은 사람 같으니. 내가 직접 이 사례를 두 달 동안 지켜봤는데 왜 엉뚱한 말을 하나. 내가 내 시체를 검시할 수 없으니 유감일 뿐이네."

　캐나다 출신인 오슬러는 이미 당대 최고의 의사로 인정받았으며 1905년에는 미국 볼티모어에서 영국 옥스퍼드로 이사를 갔다. 오래된 대학 도시에서 의학 훈련과 연구를 활성화시키기 위한 흠정 강좌 교수로 일하기 위해서였다. 오슬러는 지난 16년 동안 존스 홉킨스 병원이 설립되던 해부터 쭉 교수로 일했고 그와 그의 동료들은 현대 미국 의학의 학술적 기초를 내놓았다는 평가를 광범위하게 받고 있었다. 학사 학위만 가진 병리학자이자 교육 개혁가였던 윌리엄 웰치(William Welch), 코카인에 중독되었지만 마법 같은 실력을 지닌 외과의사 윌리엄 홀스테드(William Halsted), 기독교인으로 거듭

난 산부인과 의사 하워드 켈리(Howard Kelly)가 오슬러의 동료였다. 오슬러가 집필한 교과서 『의학의 이론과 실제(*Principles and Practice of Medicine*)』는 50년 동안 계속 출간되었고 당시 의사들의 필독서였다.

1차 대전이 막을 내리기까지 겨우 3개월 남았을 무렵 오슬러의 단 하나뿐인 자식이었던 리비어가 벨기에 전장에서 입은 머리 부상으로 목숨을 잃었다. 당시 70대였던 오슬러는 엄청난 슬픔에 빠졌지만 1년 안에 자신의 트레이드마크였던 평정을 찾고 일상으로 돌아가 새로 맡게 된 일에 몰두하며 슬픔을 잊고자 했다. 1919년 10월, 스페인 독감이 한창 맹위를 떨칠 무렵 오슬러는 의료 분야에서 일하는 친구들과 만나 앞으로의 연구 기금 문제를 논의하기 위해 옥스퍼드에서 스코틀랜드로 떠났다. 독감이라는 이 치명적인 질병은 1차 대전과 더불어 엎친 데 덮친 격으로 최악의 상황을 만들었다. 1918년 1월에서 1920년 12월 사이에 영국에서만 25만 명이 사망했다.

스코틀랜드에 머물던 오슬러는 글래스고의 풀턴 마틴(Fulton Martin) 부인을 방문했는데 부인은 폐렴과 동반한 난처한 피부 발진으로 고생하는 중이었다. 당시 풀턴 부인에 대한 진단과 치료 내용에 대해서는 기록이 없지만 부인이 얼마를 치료비로 냈는지는 알려져 있다. 부인은 의료 상담을 하는 데만 525파운드를 냈다(오늘날의 가치로 따지면 2만 파운드 이상이다!).[1] 집으로 돌아오는 길에 열차 파업으로 뉴캐슬에 머물던 오슬로는 자동차와 운전수를 직접 섭외하려 했지만 옥스퍼드로 돌아가기까지는 결국 이틀이 걸렸다. 집에 돌아온 이튿날 오슬로는 기침이 나기 시작하면서 며칠을 침대에 드러누워 앓았다. 그리고 2주 뒤에 오슬로는 다시 앓아누웠는데 이번에는 증세가 기침이 아니라 열과 극심한 무력감이었다. 흡연 때문에 생긴 만성 기관지염 탓에 흉부에서 재발하는 염증으로 평생 고생했던 오슬로였지만 이번에는 증상이 심상치 않았다.

이때 생긴 질환이 독감이었는지는 알 수 없지만 오슬로 자신이 세균성 폐

---

1 약 3,000만 원에 해당한다. -역주

렴에 걸렸다고 밝혔으며 인플루엔자균이 원인이라고 지목한 것만은 확실하다. 당시에는 독감에 대한 미생물학적 지식이 아직 확립되지 않았기에(3장 '독감에 대해 꼭 알아야 할 사실들'을 참고하라.) 인플루엔자균은 독감을 일으키는 여러 요인 가운데 하나일 뿐이었다. 오슬로는 한 동료에게 자기 병에 대한 의견을 구했고 동료는 폐렴이 맞는다고 확인해 주었다. 비록 당시 엑스선 촬영술이 25년 이상된 기술이었지만 환자도 의사도 자기들의 임상 실력에 자신이 있었기 때문에 진단을 확인하기 위해 흉부 엑스레이가 필요하다고 여기지는 않았다. 오슬러는 흉막염 때문에 생긴 좌우 흉곽 아래쪽의 칼로 찌르는 듯한 지독한 통증을 겪고는 폐 바깥으로 염증이 퍼졌다는 사실을 확신했다. 오슬러가 앓고 나서 두 달이 지난 뒤에 또 다른 동료가 이제 수척해진 환자의 갈비뼈 사이에 바늘을 집어넣어 폐와 흉부 벽 사이에 고인 약 400밀리리터의 고름을 뽑아냈다. 오슬러는 그동안 자기 학생들에게 자기 나이의 환자가 폐렴에 걸리면 사형 선고나 다름없다고 가르쳐 왔다. 직접 저술한 교과서 3판에서는 폐렴이 '노인의 친구'라고 표현하기까지 했다.

이제 오슬러는 자기가 살날이 얼마 남지 않았다는 사실을 깨달았다.

폐렴은 감염증 가운데서도 가장 흔하다. WHO의 추정에 따르면 매년 전 세계적으로 4억 5,000만 명이 감염되고 그 가운데 약 400만 명이 목숨을 잃는다. 가장 감염될 위험성이 높은 집단은 5세 이하의 어린이와 75세 이상의 노인이다. 2008년에는 5세 이하의 어린이 약 160만 명이 폐렴으로 목숨을 잃었는데 거의 전부가 개발도상국의 어린이들이었다. 2005년, 폐렴은 미국에서 6만 명의 목숨을 앗아간 여덟 번째로 흔한 사망 원인이었다. 그 가운데 절반 남짓은 세균 감염에 의해, 나머지는 바이러스 감염에 의해 일어났다. 선진국에서는 세균성 폐렴으로 사망에 이를 확률이 7~9퍼센트였고 노인의 경우에는 이 사망률이 50퍼센트까지 더 높아졌다.

기관지염은 폐렴보다 훨씬 흔한 질병인데 종종 폐렴과 혼동하는 경우가 생기니 주의해야 한다. 두 질병은 환자에게 무척 다른 영향을 끼친다. 이제 환자의 폐에 어떤 증상이 나타나는지를 중심으로 두 질병을 구별해 보자.

사람의 기도는 코와 입에서 시작해 비강과 편도선을 거쳐 목구멍으로 내려가며 이어진다. 이때 유스타키오관이라는 두 개의 조그만 기관이 비강과 중이를 잇는다. 공기와 음식물, 액체는 같은 입구로 몸속에 들어오지만 후두개에 이르면 그 아래로는 공기만 계속 흘러갈 수 있다. 공기는 이제 후두 안의 성대를 지나 기관에 이르는데 이곳에서 좌우 기관지로 크게 갈라진 다음 수십 개의 더 작은 기관지로 갈라진다. 마침내 작은 기관지는 허파꽈리라는 종착역에 닿는데 조그만 주머니 모양의 허파꽈리는 두께가 무척 얇아서 사람이 들이마신 공기 속의 산소가 혈관 막 안으로 들어가도록 해 준다. 그리고 이에 따라 산소의 순환이 일어난다. 동시에 노폐물인 이산화탄소는 핏속에서 허파꽈리 안으로 이동하며 숨을 내쉴 때 몸 밖으로 빠져나간다.

기도의 위쪽인 상기도는 감염으로부터 몸을 방어하는 제일선 역할을 한다. 몸속으로 들이마신 세균과 바이러스는 대개 콧속의 습기 찬 공간에서 더 들어가지 못하고 막힌다. 또 목 뒤편의 좌우에 자리한 림프 조직의 모음인 편도선도 미생물이 몸을 더 침범하지 못하게 하는 보초병 역할을 한다. 코에서 후두에 이르는 기도의 일부에 감염이 일어나는 증상을 상기도감염이라고 부른다(3장 '독감에 대해 꼭 알아야 할 사실들'을 참고하라.). 만약 박테리아나 바이러스가 이런 장벽을 넘어 기관지, 그리고 더 나아가 허파꽈리까지 침입하면 각각 기관지염과 폐렴을 일으킬 수 있다. 이 두 가지 질환을 하기도감염이라 부른다. 기관지염에 걸리면 기관지에 염증이 생기기 때문에 환자는 기침을 하면서 목에 가래가 끓는다. 하지만 기관지염에 걸렸다고 해서 핏속의 산소가 전달되는 과정이 방해받지는 않는데 허파꽈리가 온전히 자신의 중요한 역할을 다하기 때문이다. 담배를 피우지 않아 폐가 정상인 사람이라면 기관지염에 걸려도 그저 성가신 증상에 지나지 않는다. 하지만 폐렴에 걸리면 허파꽈리가 효율적으로 일하지 못하기 때문에 환자는 병원에 입원해야 할 수도 있다(흡연자들 가운데 상당수는 만성 폐쇄성 폐질환이라는 증상을 일으키는데 이 병은 기관지와 허파꽈리의 정상적인 구조를 손상시킨다. 이 병에 걸리면 호흡기 예비량이 떨어지며 기관지염으로 인한 그렇게 심각하지 않은 염증이라도 체내 산소 농도가 위험할 정도로 떨어질 수도 있다.).

면역 체계의 통합성과 일반 보건은 폐렴의 위험성을 알아내는 데 둘 다 중요한 요인이다. 흡연자, 나이가 아주 어린 아이, 나이가 아주 많은 노인, 영양실조 환자, 암이나 당뇨병을 앓는 환자, 그리고 어떤 이유에서건 면역 억제 상태인 사람은 폐렴을 비롯해 관련 합병증을 얻을 위험성이 높아진다.

7장 '항생제에 대한 신화'에서 나는 거의 모든 상기도감염과 몇몇 하기도 감염에 불필요하게 항생제를 남용하는 사례를 비판할 것이다. 대부분의 기관지염은 바이러스성이기 때문에 세균에만 작용하는 항생제로 치료하면 아무런 효과가 없다. 임상 연구에 따르면 건장하고 건강한 사람은 아무리 세균성 기관지염에 걸렸다 해도 항생제를 투여했을 때 효과가 거의 없다. 그 이유는 상대적으로 큰 기관지에 생긴 감염은 그 안에서 생기는 점액에 의해 자연적으로 청소되기 때문이다. 환자가 감염증이 일으키는 성가신 증상인 기침을 할 때마다 점액이 위아래로 이동하면서 이런 현상이 나타난다. 손상된 기관 세포에서는 세균과 세균을 공격하기 위해 동원된 면역 세포들이 전부 기관지의 가래 속에 모여 있기 때문에 미생물은 보통 더 큰 체내의 순환 과정에 들어서지 못한다.

하지만 폐렴은 이야기가 완전히 다르다. 세균성 기관지염에 걸렸다면 반드시 항생제 치료를 해야 한다. 입원해야 할 정도로 심각한 폐렴은 대부분 폐렴연쇄상구균이라는 세균에 의해 일어난다. 이 세균에 감염된 환자에서 가래 샘플을 얻어 그람 염색이라는 기법으로 확인해 보면 현미경 아래서 청색을 띤 보라색으로 염색된 한 쌍의 점들이 보일 것이다. 이 세균은 미생물학이 발달하기 시작한 초창기부터 폐렴의 주범이라 알려졌다. 하지만 항생제가 발명된 이후에도 폐렴연쇄상구균은 세균 가운데 가장 두려운 종류로 손꼽혔다. 이 세균은 세균성 뇌수막염이라는 무척 흔하면서도 치명적인 질환을 일으키기도 한다. 이 사실은 몇몇 의료계 종사자를 포함한 여러 사람에게 꽤 놀라울 것이다. 언론에서는 거의 수막염균의 위험성에 대해서만 다루기 때문이다. 또 폐렴연쇄상구균에 감염된 사람 가운데 10~15퍼센트는 아무리 일찍 항생제를 투여했다 해도 세균이 혈류로 들어가고 이런 경우에는 합병증이 생겨 사망률이 최소한 30퍼센트에 이른다.

폐렴연쇄상구균에 감염된 환자는 전형적으로 다음과 같은 증상을 겪는다. 방금까지도 멀쩡해 보였던 사람이 한 순간 몸이 안 좋아지는 것이다. 대개 몸이 떨리는 오한에서 시작하며 가끔은 팔다리가 부들부들 떨리거나 뻣뻣하게 굳고 이가 딱딱 맞부딪치는 경직 증상이 나타난다. 이제 고열이 뒤따르면서 환자는 온몸이 뜨거워져 땀을 흘리면서 얼굴이 붉어진다. 근육과 관절에 통증이 느껴지기도 하지만 곧 이 질환의 주요 증상이 나타난다. 마른기침이 나타나면서 다양한 강도로 숨이 가빠 오는 것이다. 그리고 하루쯤 지나면 기침 끝에 초록색을 띤 노란 가래가 생기는데 가끔은 가래가 녹슨 듯한 붉은 빛을 띠기도 한다. 폐 속이 감염되어 출혈이 일어났기 때문이다. 그리고 흉막염이 생겨 숨을 들이쉴 때마다 갈비뼈 안쪽에서 날카로운 통증이 느껴진다. 이것은 폐의 바깥쪽 표면까지 감염이 퍼졌다는 신호다. 항생제가 발명되기 전에도 폐렴에 걸린 환자 가운데 젊고 건강한 사람들은 병에 걸리고 처음 며칠이나 일주일 안에 차도가 있었다면 대부분 살아남았다. 비록 앞에서 윌리엄 오슬러 경의 사례처럼 가래가 끓기 시작하는 경우가 흔했고 그렇게 되면 몇 달에 걸쳐 천천히 비참하게 몸이 쇠약해졌지만 말이다. 그러다가 항생제가 개발되고 나서는 후기의 합병증은 거의 사라졌다. 불행히도 일단 주사위가 던져지듯 세균에 감염되고 난 뒤에는 어떤 처치를 하든지 몸이 낫지 않는 환자들도 몇몇 있었다. 그래도 진단이 내려지자마자 신속하게 효과적인 처치를 하는 것이 치료의 원칙이었다.

오늘날에는 어린 시절에 시기별로 맞아야 하는 백신 목록 가운데 폐렴 백신이 포함되어 있고 폐렴 사망률이 높은 개발도상국에서도 점점 백신을 많이 맞는 추세다. 비록 얼마나 효과적인지는 설득력 있게 증명되지 못했지만 이 백신은 성인을 대상으로도 사용된다.

인플루엔자균이나 모락셀라 카타랄리스(Moraxella catarrhalis) 같은 세균들 또한 폐렴의 전형적인 증상을 일으킬 수 있다. 하지만 사람들을 입원하게 하거나 중환자실 신세를 지게 만드는 폐렴은 주로 지역사회에서 감염되는 종류가 아니다. 이런 폐렴은 무척 위험하기 때문에 범인인 세균을 확실히 죽이려면 매우 넓은 범위에 걸쳐 효과를 보이는 항생제를 사용해야 한다.

폐렴연쇄상구균과 인플루엔자균은 실험실에서 쉽게 배양된다. 이 두 세균은 미생물학이 승승장구하던 19세기 후반에 폐렴의 원인균으로 처음 확인되었다. 하지만 폐렴을 일으키는 세균 가운데 상당수는 보통의 실험실에서는 배양하기도 어렵고 가끔은 위험한 측면도 있다. 이 폐렴은 전형적이지 않은 잡동사니 같은 미생물에 의해 생긴다. 비록 수백 년 동안 인간에게 병을 일으켜 왔지만 이런 비정형성 폐렴은(레지오넬라병, 큐열, 앵무병을 일으키는 세균과 마이코플라스마 등에 의해 일어나는) 비교적 최근에 나타난 질병이다. 세균의 정체를 확인하기 위한 간단한 배양 체계가 없기 때문에 정확한 진단을 하는 데 몇 주가 걸릴 수도 있다. 전형적인 폐렴에 효과가 있는 항생제 가운데 상당수가 비정형성 폐렴을 일으키는 미생물에는 효과가 없다. 비정형성 폐렴을 앓는 사람들은 감염된 장소가 폐라는 사실을 가리키는 증상을 거의 보이지 않는다. 예컨대 심한 두통이나 근육통, 발진, 설사를 보이거나 단순히 열만 나는 식이다. 호흡기에 이상 증상이 있다 해도 가벼운 마른기침을 계속할 뿐이다. 비정형성 폐렴에 걸린 환자들의 대다수는 병원에 가야 할 정도로 심하게 아프지는 않다. 하지만 다음과 같은 예외도 있다.

신참 의사로 일하던 어느 날 아침 나는 아버지로부터 끔찍한 소식을 전화로 전해 들었다. 내 가장 친한 친구의 남동생 대니가 병원에서 막 숨을 거뒀다는 소식이었다. 대니는 이제 겨우 21살이었고 나는 그 애가 아팠다는 사실조차 그때 처음 들었다. 우리는 초등학교 저학년 시절부터 뒷마당에서 크리켓이나 축구를 같이 하던 사이였다. 우리는 상한 레몬을 수류탄 삼아 전쟁놀이를 하거나 로즈버드의 잔잔하고 얕은 바다에서 물장구를 쳤고 축구팀 리치몬드가 연이어 승승장구하는 모습을 같이 지켜봤다(1960년대 후반에는 그랬다.). 경마장에서 대니 아버지의 말들이 뛰는 모습에 응원을 보내기도 했다. 비록 내가 대학교에 들어가면서 연락이 끊어지기는 했지만 어린 시절 함께 보냈던 시간 덕분에 우리 사이에는 암묵적이고 깊은 유대가 있었다. 비록 나는 대니의 형 토니가 빅토리아주에서 가장 재미있는 사람이라고 여기지만 적어도 청년 시절에는 대니가 형을 뛰어넘었다.

전화를 받고 몇 시간 동안 나는 전해 들은 이야기들을 꿰어 맞춰 무슨 일이 벌어졌는지 파악했다. 대니는 당시 칼턴에 있는 실버톱 택시 회사에서 비상 차량 배치 담당자로 일했는데 여기서 근무하는 짧은 시간 동안 대니는 무전 방송을 재미있게 하는 전설적인 존재였다. 대니가 기사들에게 건네는 재치 있는 농담 하나가 업계 사람들에게 회자될 정도였다. 아마 더 오래 살아 누군가 대니를 발견했다면 상업적인 아침 라디오 방송에도 충분히 나갔을 것이다.

비슷비슷한 주택이 연이어 붙어 있는 쇠락한 도심 지역에 살던 대니는 몇 주에 걸쳐 몸 상태가 좋지 않았다고 한다. 독감 비슷한 증상이 나타났고 열과 기침도 났다. 그래서 대니는 지역 보건의를 찾아가 항생제를 처방받았지만 증상이 낫지는 않았다. 그러다가 호흡이 곤란해질 지경에 이르러 응급실을 찾았지만 이 시점에는 흉부에 감염이 있다는 증거가 희박했기 때문에 집으로 돌려보내졌다. 마침 대니의 부모님은 난생 처음으로 해외여행을 떠난 채였고 대신해서 대니의 악화된 건강 상태를 지켜본 고모는 놀라고 심란한 마음으로 당장 병원에 다시 가서 입원해야 한다고 떠밀었다. 결국 대니가 병원에 돌아가 흉부 엑스레이를 찍어 보자 폐렴에 걸렸다는 사실이 밝혀져 산소를 공급받고 정맥 주사로 항생제를 맞았다. 그때 대니는 아직 중환자실

제1부 감염의 시대

에 들어갈 정도로 아프지는 않았지만 몇 문장을 말하는 데도 호흡 곤란을 느꼈다. 그 다음 주에도 차도가 없자 대니를 담당한 의사는 혹시 드물게 나타나는 종류의 폐렴이 아닌지 검사했고 흔하지 않은 미생물들을 죽이는 항생제를 추가로 처방했다.

대니는 원래 덩치가 컸지만 어른이 되면서 몸이 더 커졌다. 그래서 처음 입원했을 때 간호사는 적잖이 애를 먹었던 게 분명하다. 새로운 항생제를 맞고 며칠이 지나자 대니는 열이 내렸고 자주 있는 일이지만 잠깐 동안은 몸이 가뿐했다. 해외여행에서 돌아온 대니의 어머니가 그날 저녁 대니의 여동생과 병원에 들르고는 이 모습을 보고 기뻐서 나머지 가족들에게 대니가 이제 최악의 고비는 넘겼다고 전했다. 다음 날 아침이 되자 대니는 몸이 더 나아졌고 형도 병원에 들러 그 모습을 지켜보았다. 하지만 형이 떠나고 얼마 지나지 않아 대니는 침대 가에 일어나 앉았다가 갑자기 얼굴이 파랗게 질리더니 바닥에 털썩 쓰러졌다. 그리고 가슴이 찢어지게 아픈 일이지만 대니를 되살리려는 의료진의 시도는 실패로 돌아갔다.

내가 고향 집에 도착하자 마침 아버지도 귀가한 참이었다. 대니의 아버지 샘은 경찰과 통화 중이었다. 이렇듯 예상치 못한 급작스런 죽음을 맞은 시체는 검시관에게 가야 했고 시체 안치실에 가서 시신을 확인해야 했다. 아버지는 나를 보더니 조금도 지체하지 않고 "자, 가자."라고 말했다. 우리 둘은 내 자동차로 다시 돌아가 웨스트 멜버른 법의학 센터로 향했다. 나는 경력이 몇 달밖에 되지 않았지만 그래도 의사였기에 시체를 마주하는 부담은 내가 지는 게 좋다고 생각했지만 아버지는 나와 같이 안치실에 들어가겠다고 고집했다. 우리는 친아버지라면 결코 무심히 마주하지 못할 모습을 보았고 관련 서류를 작성한 다음 사우스 이스턴 고속도로를 따라 조용히 애시우드로 돌아왔다.

사실 나는 이 소식을 들었을 때부터 즉시 어떤 일이 일어난 것인지 눈치 챘다. 몸이 아파서 병상에 오래 누워 있다 보면 다리 깊숙한 곳의 정맥에 피가 고여 혈전을 이루는데 이것을 심부정맥혈전증(DVT)이라 부른다. 심각한 감염증 때문에 면역 체계가 활성화되어도 심부정맥혈전증이 생기기 쉽다 (11장 '유행하는 라임병'을 참고하라.). 이때 형성된 혈전은 일부가 떨어져 나와 폐로 이동할 수 있고 그러면 폐색전증이 나타난다. 색전증이 큰 범위에서 일어나면 폐동맥과 심장의 압력이 높아지기 때문에 충분한 양의 혈액이 폐나 심장으로 펌프질해 들어오지 못한다. 이에 따라 심부전증이 생기고 이 증상은 종종 환자의 목숨을 앗아간다. 대니의 경우는 다리에 생긴 혈전이 폐로 일단 이동한 다음부터 도저히 손쓸 도리가 없었다. 요즘은 심부정맥혈전증을 예방하기 위해 혈액 응고를 저지하는 헤파린을 일상적으로 주사하지만 30년 전까지만 해도 이 약품은 흔하게 쓰이지 않았고 젊은 환자에게는 특히 더 그랬다.

하지만 그 다음에 내가 결코 예상하지 못한 일이 벌어졌다. 아들이 목숨을 잃고 몇 주가 지나 대니의 아버지는 빅토리아주 보건소에서 전화를 받았다. 대니가 앓을 당시의 혈액을 검사한 결과 레지오넬라병에 걸린 상태였음이 밝혀진 것이다. 검시 결과 대니의 사인은 폐색전증 때문이라고 밝혀졌지만 사실은 비전형적인 미생물이 치명적인 연쇄 작용을 일으켰기 때문이었다.

레지오넬라병이 세상에 처음 알려진 것은 1976년이다. 182명의 퇴역 군인들이 필라델피아 주의 한 호텔에서 재향군인회 모임을 열었다가 심각한 폐렴균에 노출되어 참가자 중 29명이 숨을 거둔 것이다. 1년 안에 정체가 밝혀진 이 세균은 레지오넬라 뉴모필라(Legionella pneumophila)라는 이름을 얻었고 곧 그 복잡한 생리학이 조금씩 베일을 벗기 시작했다. 이 세균은 보통의 실험실 조건에서는 분리되기가 어려우며 특수한 기술을 동원하더라도 배양하기가 꽤 힘들다. 그렇기 때문에 레지오넬라병 진단을 하려면 보통 환자의 혈액에서 레지오넬라균에 대한 항체를 찾은 이후에야 가능하다. 다

　　　　　　　　　　　　　제1부　감염의 시대

만 대다수의 환자는 오줌에서 레지오넬라균이 생성한 단백질이 검출되기 때문에 이 방법을 사용하면 진단이 훨씬 빨라지지만 모든 환자에서 이 단백질이 나오는 것은 아니다. 세균의 배양이 어렵기 때문에 실제 레지오넬라균에 걸린 환자 수는 과소평가되었을 가능성이 높다. 하지만 미국의 경우에는 전체 폐렴 환자 가운데 2~9퍼센트가 이 세균 때문에 병에 걸린 것으로 추정된다.

레지오넬라균은 습한 환경에서 잘 자란다. 에어컨 냉각탑은 종종 대규모 발병의 시작점이 되며 이 세균은 가정의 온수 시스템이나 온수 욕조, 스파에서도 생존할 수 있다. 이런 시설에 염소 소독을 해도 레지오넬라균은 물속에 사는 아메바나 원생동물 속에 침입해 스스로를 지킬 수 있다. 커다란 냉각탑의 상당수는 레지오넬라균에 감염되었을 가능성이 있지만 이 세균의 숫자가 임계치에 다다르고 오염된 물이 에어로졸(작은 물방울로 분산되는) 상태가 되어야 사람들에게 감염이 일어난다. 이때 어떤 이유에서건 면역 체계가 약해진 사람들은 감염 위험이 높아지기 때문에 병원의 에어컨 냉각탑 관리 규정은 무척 엄격하다. 이 세균과 가까운 종인 레지오넬라 롱배아캐(Legionella longbeachae)는 오염된 배양토를 흡입하는 것만으로 병을 옮긴다. 이 종은 처음 분리된 장소인 미국 캘리포니아 주 롱비치라는 지명을 따서 학명을 지었지만 정작 가장 많이 발견되는 장소는 오스트레일리아다.

페니실린 계열의 항생제로는 보통의 폐렴은 치료할 수 있을지 몰라도 레지오넬라병에는 대항하기 힘들다. 예전에는 이 병에 약효가 있는 유일한 치료제는 에리트로마이신뿐이었는데 이 약은 경구 투여했을 때 잘 흡수되지도 않고 정맥 주사로 맞아도 부작용이 생겼다. 그래도 오늘날에는 약효도 있고 경구 투여에 알맞은 광범위 항생제를 다양하게 구할 수 있다(7장 '항생제에 대한 신화'를 참고하라.).

대니가 사망하고 나서 보건소 직원들이 그의 집을 찾았지만 감염의 출처를 명확하게 밝히지는 못했다. 온수 시스템에 세균이 오염되어 대니가 샤워하다가 감염되었을 가능성도 있지만 결코 증명된 것은 아니다. 그 집에 사

는 사람 가운데 대니 혼자서만 병이 걸린 단발성 사건으로 보였기 때문이다.[2]

　여러 가지 측면에서 전공자들은 감염병에 수준이 낮은 재래 기술을 사용한다. 물론 오늘날에는 몇 시간 안에 미생물의 DNA를 확인할 수 있는 기기도 등장했다. 하지만 현대적인 감식 연구실에서 수행하는 일의 상당수는 1884년에 그람 염색법을 발명한 미생물학자 한스 크리스티안 그람(Hans Christian Gram)이 일하던 시절에도 가능했다. 더구나 제대로 진단을 하려면 뛰어난 임상 실력이 필요하다. 환자들 각각의 질환은 그들에게 귀를 기울여야만 풀리는 탐정 소설 같아서 적확한 질문을 던진 다음 세심한 검사를 해야 한다.

　몇 년 전의 일이다. 어느 날 오후, 잘 차려입은 남자가 자신이 진료받은 의사로부터 긴급한 위탁을 받아 내가 근무하는 병원에 찾아왔다. 남자는 72시간에 걸쳐 격심한 두통과 근육통, 고열에 시달리는 중이었다. 여기에 더해 마른기침이 있기는 했지만 그 밖에 실마리가 될 만한 증상은 딱히 없었다. 나는 그를 진찰하다가 왼쪽 흉부에서 딱딱거리는 소리를 들었다. 또 혈액 검사를 해 보니 간 기능이 살짝 비정상이었고 백혈구의 한 종류(호중구)의 수치가 높은 반면 다른 한 종류(림프구)는 수치가 낮았다. 남자는 자기가 왜 몸에 이상이 생겼는지 전혀 모르겠지만 적어도 자기 친구 역시 같은 증상을 보이는 것만은 확실하다고 말했다. 사실 남자의 친구도 우리 병원 응급실에 입원했다고 바로 몇 분 전에 전화를 한 참이었다.

　열이 있는 환자에게는 조심스럽지만 철저하게 여러 질문을 던져야 한다.

2　하지만 내 친구의 가족에게 비극은 한 번으로 끝나지 않았다. 여러 해 뒤에 이들 가족은 또 다른 아이를 예상치 못하게 갑자기 잃었다. 이번에는 그 원인이 감염병은 아니었지만 말이다.

몇 가지는 뻔한 질문이다. 언제부터 열이 났나요? 온도계로 직접 열을 재 봤나요? 기침이라든지 설사, 비뇨기계 증상, 발진 같이 감염의 원천을 특정 할 만한 다른 증상은 없었나요? 이런 식이다. 하지만 동시에 의사는 환자들 이 나서서 제공하려 하지 않는 세부적인 정보들도 끌어내야 한다. 젊은 의 사들은 종종 이 과정에서 애를 먹곤 한다. 이들은 의사 본인이 원하는 답을 찾으려면 수동적인 듣기로도 충분하다고 여긴다. 아무리 지적인 환자라 해 도 전에 앓아 본 적이 없다면 자기의 개인사 가운데 무엇이 필요한 정보인 지 모르고 그에 따라 진단을 내리는 데 중요한 정보를 즉각 제공하지 못한 다. 예컨대 열대 지방의 외국에서 귀국한 지 얼마 안 되는 사람들이 의사가 직접 물어보기 전까지 그 사실을 굳이 말하지 않는 경우가 꽤 흔하다는 사 실은 놀랍다. 자기의 병을 동물이라든지 직업상 노출되는 어떤 물질, 자기 가 먹는 약과 연관 짓는 환자들은 많지 않다. 그러니 레지오넬라 롱배아캐 균에 감염되어 나에게 치료를 받았던 환자 가운데 자기들이 최근 흙이나 배 양토가 많은 곳으로 이사 갔다는 사실을 처음 보는 의사 앞에서 늘어놓았던 사람이 단 한 명도 없었던 점은 결코 놀랍지 않다. 본인의 성생활에 대해 털 어놓는 사람은 더욱 드물다. 대부분의 환자들은 의사가 특정 질문을 하지 않으면(예컨대 "최근에 콘돔을 사용하지 않은 채 성교한 적이 있나요?" 같은) 해 당 정보가 자신의 지금 상황과는 관계가 없다고 여긴다. 환자들은 '의사가 묻지 않았으니까' 굳이 말하지 않는다. 잘못된 생각이지만 이들로서는 합리 적인 판단이다. 그렇기 때문에 좋은 의사라면 제때 알맞은 질문을 던져야 한다.

어쨌든 그래서 나는 지금 방문한 외래 환자가 최근에 농장을 방문하거나 동물과 접촉한 적이 있느냐는 내 질문에 "그렇다."라고 답했을 때 기뻤다. 같은 증상을 보이는 친구가 취미로 농장을 운영하는데 2주 전에 환자는 친 구를 거들어 무척 난산이었던 송아지의 출산을 도왔다. 그 사실을 까맣게 잊었다가 내 질문을 듣고서야 당시에 친구와 자기가 소의 혈액과 양수를 뒤 집어썼다는 사실을 기억해 낸 것이었다.

"그런데 왜 웃고 계시나요?" 환자가 물었다.

"왜냐면 막 당신의 병을 진단했거든요." 내가 설명했다. "저는 당신이 큐열에 걸렸다고 확신합니다."

이 환자에게 하루나 이틀 병원에 입원해야 한다고 일러 준 다음 나는 응급실에 들러 그의 친구를 찾았다. 그에 대한 메모에는 '바이러스성 질환 – 파라세타몰을 투여하고 퇴원시킨 다음 지역 보건의가 경과를 살필 예정'이라고 적혀 있었다. 나는 이런 처방을 내린 수련의를 찾아가 이들이 병에 걸렸던 숨겨진 요인을 설명했고 큐열에 의한 비정형성 폐렴이라는 내 진단을 일러 주었다. 수련의는 내가 천재라도 되는 듯 우러러보았다. 하지만 내가 이때 했던 일은 의료의 기본적인 수칙을 따른 것뿐이었다. 의사들은 지식이 없다기보다는 환자들에게 적절한 질문을 던지지 않아 종종 실수를 저지른다. 나는 내가 지치거나 정신이 없고 기분이 나빴을 때, 또는 삼박자가 동시에 맞아떨어졌을 때 성급한 진단을 내렸던 경우를 생각하면 죄책감이 든다. 물론 많은 의사들이 대부분 잘 해내지만 환자들의 병력을 적절히 참고하는 것은 안전벨트와 같다. 필요 없다고 여기는 순간 사고를 당할 수 있다.

이 두 환자가 입원하자 나는 병을 앓아 지쳐 빠진 두 사람에게 독시사이클린을 비롯해 정맥 주사를 처방하기 시작했다. 이들의 흉부 엑스레이는 놀랍도록 비슷해서 양쪽 폐엽에 염증 부위가 보였지만 48시간 뒤에는 둘 다 증상이 호전되었다. 몇 주 뒤에 항체 검사 결과가 나왔고 내 진단은 옳았음이 확인되었다.

큐열은 아마 여러 감염병 가운데 병명이 가장 짧은 질병일 것이다. 큐(Q)는 어떤 질병인지 확실히 모르는 사례에 대해 의료계에서 흔히 사용하는 물음표(query)의 약자다(예를 들어 '말라리아?', '뎅기열?'처럼 사용한다.). 1935년 오스트레일리아의 병리학자 에드워드 데릭(Edward Derrik)이 이 병명을 처음 붙였다. 데릭은 당시 퀸즐랜드의 도살장 일꾼들에게 발생하는 열병에 대해 연구하는 중이었다. 이 열병을 일으킨 세균은 2년 뒤 멜버른의 월터 앤드 엘리자 홀 연구소에서 노벨상 수상자인 프랭크 맥팔레인 버넷(Frank Macfarlane Burnet)과 마비스 프리먼(Mavis Freeman)에 의해 확인되었다. 당시 큐열균은 리케차과의 세균으로 추정되었다(10장 '홍반열 진단하기'를 참고하라.). 그러다가 얼마 지나지 않아 로키 산맥에서 발견된 열병에 대해 연구하던 미국 연구자인 헤럴드 콕스(Herald Cox)와 고든 데이비스(Gordon Davis)도 이 세균을 분리해 냈다. 결국 세균의 학명은 두 연구자들의 이름을 따서 콕시엘라 부르네티(Coxiella burnetii)로 지어졌다.

큐열은 흔하지는 않지만 전 지구적으로 발병한다. 지금껏 환자가 한 명도 나타나지 않은 나라는 뉴질랜드뿐이다.[3] 콕시엘라 부르네티는 소, 양, 염소, 캥거루, 낙타, 고양이, 개를 포함한 굉장히 다양한 동물을 감염시키는데 동물 개체들 사이에 병을 옮기는 매개체는 진드기다. 큐열은 엄청나게 전염성이 강해서 병원체 한 마리만 흡입해도 병에 걸릴 수 있을 정도다. 나는 예전에 농장에 잠깐 들렀다가 동시에 큐열에 걸린 할아버지와 손자를 치료한 적이 있었다. 두 사람이 기억하는 동물과의 접촉은 양의 사체를 씹었던 양치기 개를 몇 분 동안 스테이션왜건 뒷자리에서 가까이한 게 다였다. 미국 육군은 심지어 전염성이 높은 이 병의 특성을 특별히 좋아해서 세균전을 대비한 시설에(이런 시설이 존재하던 시절에) 큐열균을 포함시켰다.

큐열은 세균에 감염된 동물의 젖이나 오줌, 똥을 통해서도 전파될 수 있다. 오스트레일리아의 도살장 일꾼들은 특히 이 병에 많이 걸렸지만 지금은 병에 노출될 위험이 높은 사람들을 위해 효과적인 백신이 개발된 상태다. 내가 특히 기억에 남는 한 환자는 백신을 거부하는 중년의 즐거운 히피였는

---

3 나는 왕립 오스트레일리아 대학에서 내과 전문의 시험을 치르도록 도운 적이 있다. 이때 출제자들은 큐열이나 뱀에 물리는 사례에 대한 질문을 포함시키지 말라는 이야기를 들었는데, 그 이유는 뉴질랜드 출신 학생에게 불리하기 때문이었다.

데 자기 젖소 두 마리에게서 우유를 짜서 살균하지 않고 마신 적이 있다고 얘기했다. 결국 큐열에 걸린 그는 심각한 간염과 폐렴으로 고생하며 중환자실에 며칠 머물렀다. 하지만 이 환자는 자기가 키우는 가축에서 병이 옮았다는 사실을 결단코 받아들이지 않으려 했다. 이름을 붙여 줄 만큼 애지중지하는 소들이기 때문이었다. 몇 주 만에 병이 나은 그는 내가 일하는 병원에 들러 자기 소의 젖으로 맛있는 인도식 디저트인 굴랍자문을 한 접시 만들어 가져왔다. 나는 그의 친절에 몹시 고마워했지만 그가 돌아가자마자 디저트는 병균에 오염된 물건을 버리는 쓰레기통에 들어갔다.

콕시엘라 부르네티는 보통의 실험실 환경에서는 다루기가 몹시 위험하기 때문에 안전 장비가 잘 갖춰진 시설에서만 배양할 수 있다. 그렇기 때문에 이 병의 진단은 불완전한 혈청학적 방법에 의해 의존하는 측면이 있다. 미생물에 대항해 인체에서 만들어 낸 핏속 항체를 보고 진단하는 것이다(10장 '홍반열 진단하기'를 참고하라.). 그런데 이런 혈청학적인 조사에 따르면 큐열 세균에 대한 항체를 갖고 있는 사람들 가운데 절반가량은 증상을 전혀 경험하지 않는다. 바꿔 말하면 이들은 증상이 없는 감염을 일으킨 것이다. 그렇지만 감염되어 증상을 보이는 사람들 가운데 소수는 치료를 받지 않으면 장기간에 걸쳐 합병증을 일으킬 수 있다. 여기에는 심장 판막이나 뼈, 간, 관절의 감염이 포함된다. 감염된 환자 가운데 10~15퍼센트는 만성피로증후군(CFS)과 비슷한 증상을 나타낸다. 진행 중인 감염과 관련한 증상이 아니라 초기의 질병에 대응한 면역계의 이상 반응이다. 앞에서 등장한 취미 농장에서 큐열에 걸린 두 사람 또한 비록 급성 증상에서는 빠르게 회복되었지만 여러 해 동안 만성피로증후군과 유사한 증상으로 고생했다.

비정형성 폐렴으로 병원을 찾은 환자들 가운데 상당수는 두통이 무척 심각한 나머지 처음 이들을 진단한 의사들은 자칫 뇌수막염으로 오진하곤 한다. 그래서 뇌수막염을 확진하는 방법인 요추천자를 했다가 완전히 정상으로 판정받은 환자들이 매년 보인다. 환자의 병력을 자세하게 살필수록 더욱 철저한 검사가 가능하고 그에 따라 마지막으로 흉부 엑스레이를 찍으면 대개 비정형성 폐렴을 확진할 수 있다.

어느 토요일 아침, 동료 하나가 나에게 찾아와 역시 의료계 종사자인 자기 남편을 봐 달라고 부탁한 적이 있다. 남편이 보통 의사들이 그렇듯 자기가 병에 걸려 아프다는 사실을 부정하려 한다는 것이다. 가서 보니 동료의 남편은 고열과 심한 두통, 근육통, 마른기침에 시달리고 있었다. 그는 침대에서 거의 일어서지도 못했지만 자기가 독감이라고 스스로 진단을 내린 채였다. 보통 독감이 유행하는 가을과 겨울철도 아닐뿐더러 가족 중에도 독감에 걸린 사람이 없었는데도 말이다. 나는 그를 신체검사해 봤지만 딱히 비정상적인 소견은 없었기 때문에 내가 이유가 불명확한 열병을 앓는 환자들에게 보통 던지는 질문들을 하나씩 물었다. 최근 동물들과 접촉한 일이 있냐고 묻자 그는 약 2주 전에 가족과 함께 근처의 작은 동물원을 찾았다고 얘기했다. 하지만 동물원에 방문했다고 해도 동물과 가까운 접촉만 하지 않으면 전염병이 옮을 위험성은 무척 낮다. 게다가 그는 울타리를 사이에 두고 동물들과 보통의 거리를 유지했다고 말했다. 다음으로 나는 딱 집어 새와 접촉한 일은 없냐고 캐물었고 그는 처음에는 부인하다가 문득 얼마 전에 길가에 쓰러져 있는 색이 화려한 앵무새를 만진 적이 있다고 기억해 냈다. 앵무새를 얼굴 가까이 가져갔고 날개가 코 밑으로 스윽 스쳤으며 그러다가 새가 날아가 버렸다는 것이다. 그래서 흉부 엑스레이를 찍어 보니 그에게는 군데군데 폐렴이 발견되었다. 나는 앵무새병이라 알려진 비정형성 폐렴 진단을 내렸고 독시사이클린을 처방했다. 그는 48시간이 안 되어 깨끗이 나았다.

내가 앵무새병을 처음으로 진단한 것은 20년 전 아일랜드에서 가족과 함께 직업을 바꾸어 오스트레일리아에 온 한 남성의 사례였다. 그는 자기 아들과 동시에 폐렴에 걸려 앓아누웠고 병원에 입원해야 할 정도로 증세가 심했다. 그래서 나는 꼼꼼하게 그가 세균에 노출되었을 가능성에 대해 물었지만 확실한 사실이 밝혀지기까지는 거의 1주일이나 걸렸다. 그는 처음에 새와 접촉한 적이 있냐는 질문에 전부 아니라고만 대답했지만 결국에는 자신이 병에 걸리기 몇 주 전에 아들과 함께 애완동물 가게에 여러 번 들른 적이 있음을 기억해 냈다. 두 사람은 비록 강아지들을 구경하고 있었지만 그 가게 안에는 앵무새들도 여러 마리 있었다. 혈액 검사를 해 보니 앵무새병이 확진되었고 나는 감염병 진단에 한참을 끌다가 비로소 성공을 거둔 셈이었다. 당시 나는 그를 돌보는 수련의 세 명 가운데 한 명이었고 몇 주 뒤 퇴원하면서 그는 우리 각각에게 선물을 했다. "세 명의 현명한 분들에게 제임슨 위스키를 한 병씩 드립니다." 그는 심한 아일랜드 악센트로 이렇게 얘기하며 우리와 차례로 한 명씩 악수했다.

앵무새병을 뜻하는 영어 단어 'psittacosis'는 그리스어로 앵무새를 뜻하는 'psittakos'에서 비롯했지만 사실 어떤 새든 이 병을 옮길 수 있다. 앵무새병이 처음으로 기록된 시기는 1879년으로 열대 조류와 접촉한 스위스 사람들에게서 발견되었다. 병의 전파 경로를 살펴보면 조금 엉뚱하게 재미있는 부분이 있다. 앵무새 가운데는 클라미디아 프시타키(Chlamydia psittaci)라는 세균에 감염된 개체가 있는데 이 새들은 아주 약한 증상만 겪기 때문에 주인은 병에 걸린 것을 눈치 채지 못할 수도 있다. 하지만 이 세균에 감염된 앵무새가 죽으면 오염된 대변을 남기고 여기 들어 있는 세균은 앵무새가 살던 집 안에 몇 주 또는 몇 달까지 살아남는다.

1930년대에는 전 세계적으로 앵무새병이 유행했는데 그 이유는 아마도 열대지방의 새들이 유럽과 미국에 수입된 결과였을 것이다. 항생제가 발명되기 전에는 앵무새병의 치사율이 20~40퍼센트에 이르렀지만 항생제가 나온 지금은 1퍼센트 미만이다. 1998년에는 오스트레일리아 빅토리아 주의 한 시골 마을에서 앵무새병이 유행해 적어도 16명이 감염되었고 1명이 사망한 적도 있었다. 하지만 당시에는 마을 사람 가운데 새를 키우거나 직접 만진 적이 있다고 얘기한 사람이 전혀 없었다. 그리고 4년 뒤에는 시드니

제1부 감염의 시대

서쪽의 블루 마운틴에서 앵무새병으로 추정되는 비정형성 폐렴으로 100명 이상이 목숨을 잃었다. 두 사례에서 병을 옮겼을 확률이 가장 높다고 지목되는 원인은 풀을 긁어모으는 기구 없이 맨손으로 건초를 쌓는 행동이었다. 그러면 일꾼들은 날아다니는 새들의 대변에 다량으로 노출될 수 있기 때문이다.

또 한 번은 내가 캔버라에서 추운 겨울을 보내던 주말에 한 젊은 여성이 피로와 고열, 마른기침을 보이며 병원에 입원한 적이 있었다. 모니카라는 이름을 가진 이 여성은 나에게 위의 증상에 더해 지난주부터 콧물이 나고 귀가 멍했으며 가족들 가운데 여럿이 지난달부터 몸 상태가 때때로 악화되었다고 이야기했다. 모니카의 가족은 자기들이 독감에 걸렸다고 여겼다(3장 '독감에 대해 꼭 알아야 할 사실들'을 참고하라.). 하지만 모니카가 동네 의사에게 혈액 검사를 받아 본 결과는 꽤 충격적이었다. 의사가 전화를 걸어 헤모글로빈(핏속에서 산소를 운반하는 분자) 수치가 낮아졌으니 얼른 응급실에 가야 한다고 얘기했던 것이다. 혈액 검사 결과 모니카의 헤모글로빈 수치는 1데시리터당 8그램으로 실제로 몹시 낮았으며(여성의 경우 정상치는 12~15다.) 흉부 엑스레이를 찍어 보니 오른쪽 폐에서 작은 폐렴이 보였다. 물론 낮은 헤모글로빈 수치는 철 결핍성 빈혈 때문일 가능성도 있었는데 생리혈이 다량으로 몸속에서 빠져나가는 젊은 여성에게는 흔한 증상이었다. 그렇지만 혈액을 현미경으로 조사한 결과 용혈성 빈혈의 소견이 보였다. 모니카의 몸 어딘가에서 적혈구 세포가 파괴되는 용혈이 일어난 것이다. 비정형성 폐렴과 용혈이 같이 일어났다는 것은 환자가 마이코플라스마에 감염되었다는 의미였다.

폐렴 마이코플라스마균은 기묘한 세균이어서 여러 괴상한 방식으로 존재를 드러낸다. 다른 비정형성 폐렴균과 마찬가지로 이 세균 역시 자기가 감염된 포유동물의 세포 안에서만 살 수 있기 때문에 보통의 실험실 환경에서는 쉽게 배양되지 않는다. 비록 세균은 바이러스보다 훨씬 구조가 복잡하지만(바이러스는 자신의 유전 물질을 재생산하기 위해서는 숙주 세포의 조직과 소기관을 얻어서 써야 한다.) 세균 역시 자기 수를 늘리기 위해서는 숙주 세포 속의 영양분을 활용해야 한다. 마이코플라스마 감염증은 대개 증상이 약하지만 가끔은 꽤 심각해져서 환자의 몸을 쇠약하게 만든다. 숙주 세포가 마이코플라스마에 감염된 결과 만들어진 항체 가운데는 우연히 적혈구 세포 표면의 수용체에 달라붙는 것들이 있다. 항체가 붙으면 적혈구 세포는 자기들끼리 엉겨 붙어 파괴되기에 이른다. 이때 항체는 혈액의 온도가 신체 중심의 온도(섭씨 37도)보다 낮을 때만 적혈구에 붙기 때문에 용혈은 혈액의 온도가 상대적으로 낮은 팔다리에서 잘 일어난다. 또 주변 온도가 낮을수록 용혈이 일어날 확률도 높아진다. 마이코플라스마에 감염된 사람들 가운데 절반가량의 몸에서 항체가 생기기는 하지만 실제 용혈 현상은 드물게 일어난다.

또한 마이코플라스마는 발진을 일으키는데, 별 특징 없는 작고 붉은 물집이 보이면 수두와 혼동될 수 있고 발진이 좀 더 심하다면 다형 홍반(말 그대로 '모양이 여러 가지인 붉은 발진'이라는 뜻이다.)과 혼동될 수 있다. 그 결과 팔다리에 마치 조그만 표적 같은 둥그스름한 병변이 생긴다. 이런 피부의 증상들은 반드시 환자의 눈에 띄게 마련이지만 이것 자체가 심각한 질환의 징후인 경우는 드물다. 하지만 만약 그 증상이 마이코플라스마 감염 때문에 나타났다면 조그만 발진이 무척 심각한 질환으로 발전하는 한두 가지의 드문 사례라 할 수 있다. 스티븐스-존슨 증후군(SJS)이라 불리는 병으로 발전하면 목숨을 앗아갈 수도 있다(또 다른 사례는 거대세포바이러스 감염이다.). 스티븐스-존슨 증후군에 걸리면 입술과 입에 통증을 동반하는 물집이 잡히며 눈은 빨개지고 생식기를 포함한 온몸에 발진이 뒤덮인다. 이 증후군의 치사율은 30퍼센트에 이른다.

또한 마이코플라스마에 감염된 어린이 1,000명 가운데 한 명 정도는 뇌염과 뇌수막염 같은 신경학적인 합병증에 걸린다. 하지만 무서워 보이는 병명과 달리 목숨을 빼앗을 정도로 병세가 심각하지는 않다. 전체적으로 봤을 때 폐렴 마이코플라스마균에 감염되면 거의 가벼운 증상이 나타나며 죽음에 이르는 경우는 몹시 드문 편이다.

환자 모니카의 사례로 돌아가자. 비록 모니카는 안색이 살짝 창백했고 육체적으로 무리를 할 때 숨이 가쁘다고는 했지만 심각한 빈혈과 폐렴에 걸린 사람치고는 무척 건강해 보였다. 그래서 나는 같은 병원에서 일하는 혈액학자 한 사람에게 전화를 걸어 빈혈 환자를 어떻게 다뤄야 할지 조언을 구했다. 그랬더니 답은 놀랄 만큼 간단했다. 입원실에 난로를 틀고 환자에게 옷을 따뜻하게 입으라고 말하라는 것이었다. 이런 처치를 하면 용혈을 예방할 수 있고 폐렴이 차차 나으면 빈혈 증상도 가신다는 게 동료의 조언이었다.[4]

비정형성 폐렴을 일으키는 드라큘라 가족의 또 다른 구성원은 클라미도필라 뉴모니아(Chlamydophila pneumoniae)다. 이 세균의 친척은 앵무새병을 일으키며 전체 비정형성 폐렴의 10퍼센트 이상을 도맡는다. 이렇게 병에 걸리면 폐렴쌍구균성 폐렴에 걸렸을 때와 마찬가지로 폐가 변형되지만 주로 감기처럼 상기도에 증상을 일으키곤 한다. 클라미도필라 뉴모니아는 1990년대에 상당한 관심을 끄는 주제였는데 이 세균이 관상동맥(심장동맥) 벽에서 발견되었기 때문이었다. 그래서 한동안 이 세균은 관상동맥 질환을 일으키는 주요한 요인으로 지목되었다. 그에 따라 사람들은 심장 마비를 '치료'하는 항생제를 개발할 수 있으리라는 기대에 부풀었다. 10년 전에 헬리코박터 파일로리(Helicobacter pylori)를 죽이는 항생제로 소화성 궤양을 치료했던

---

4 나는 여기에 모니카의 병실에 온풍기를 가져다 놓으면 어떤 결과가 나타날지에 대해 나중에 보건안전과(OH&S)의 담당자들과 말다툼했던 일에 대해서는 자세히 늘어놓지 않겠다.

사례도 있었다. 하지만 의학 논문이 종종 그렇듯 연관 관계는 반드시 인과 관계를 뜻하지 않았다. 심장병 환자들에게 항생제를 투여하는 무작위 임상 시험을 해 보았지만 심장 마비가 줄어드는 결과가 나타나지는 않았다. 죽상 동맥경화증(동맥이 굳어지는 병)의 경우에 이 세균은 그저 아무런 관계없는 제3자인 것처럼 보였다.

마지막으로 살필 집단은 바이러스인데 전체 비정형성 폐렴의 약 3분의 1을 바이러스가 일으킨다. 이 가운데 가장 중요한 바이러스는 인플루엔자바이러스이지만(3장 '독감에 대해 꼭 알아야 할 사실들'을 참고하라.) 그 밖에도 파라인플루엔자바이러스, 호흡기세포융합바이러스(RSV), 아데노바이러스, 코로나바이러스, 메타뉴모바이러스 등 여럿이 존재한다. 인플루엔자바이러스 다음으로 무시무시한 폐렴 바이러스는 중증급성호흡기증후군(SARS)을 일으키는 코로나바이러스다. 이 병은 2002년에 중국에서 갑자기 발생해 전 세계적으로 8,000명을 감염시켰고 774명의 목숨을 앗아갔다. 그리고 이 병은 처음 모습을 드러냈을 때만큼이나 급작스럽게 모습을 감췄는데 그 이유는 엄격한 격리 조치 덕분이었다(이런 조치가 가능했던 이유는 바이러스의 독특한 생리학 덕분이었다. 인플루엔자바이러스라면 이렇게 할 수 없었을 것이다.). 그리고 2012년에는 사우디아라비아에서 비슷한 질병이 나타났다. 중동호흡기증후군(MERS)이라 알려진 이 병을 일으키는 바이러스는 SARS의 원인인 코로나바이러스의 사촌뻘이었다. MERS바이러스는 박쥐의 몸속에 살다가 낙타의 몸으로 옮아가며 이후에 인체까지 잠입한다. 지금까지 1,618건의 감염 사례가 보고되었으며 그 가운데 579명이 사망했다. 그때까지 거의 모든 감염 사례가 사우디아라비아 내부에서만 발견되었지만 2015년 5월에는 한국에서 MERS가 발병하는 사건이 터졌다. 이전에는 환자 간 전파가 무척 드물다고 여겨졌지만 밝혀진 바에 따르면 당시 이 병은 68세의 남성에서 시작되어 다른 환자에게 퍼졌다. 이 남성은 중동 지역을 방문했다가 몸 상태가 좋지 않은 채로 귀국해 9일 동안 서울의 여러 병원을 돌아다니며 진찰을 받았고 그동안 정확한 진단을 받지 못했다. 환자의 병력에 대한 적절한 질문을 던지는 것은 몹시 중요한 기술이다. 여행을 다녀온 적이 있는지에 대한 간단한 질문만으로 의료팀은 이 남성이 MERS에 걸렸을 위험성을 알아챘을 것이다. 하지만 그렇지 못했기 때문에 이 남성은 바이러스에 감염된 상태에서 여러 명에게 병을 퍼뜨렸다. MERS 유행이 종식된 2015년 7월까지 감염 사례는 186건이었고 그 가운데 38명이 사망했다.

다행히 대부분의 바이러스성 폐렴은 SARS나 MERS보다 심각성이 덜하다. 보통의 실험실 환경에서 손쉽게 바이러스를 배양할 수 없기 때문에 상당수의 감염 사례에서는 구체적으로 어떤 바이러스가 증상을 일으켰는지 이름도 모르는 경우가 많다. 하지만 배양을 할 수 있다 해도 크게 달라지는 바는 없다. 항생제로 치료할 수 있는 세균성 폐렴과 달리 바이러스성 폐렴의 대다수는 효과적인 치료법이 없기 때문이다. 인플루엔자바이러스는 오셀타미비르나 타미플루처럼 약효가 있는 항바이러스제가 몇 가지 있지만 환자의 증세가 심각할수록 약의 효과는 대단하지 않은 것처럼 보인다. 그렇기에 독감을 막는 가장 중요한 방법은 백신이다.

이 장을 시작할 때 등장했던 윌리엄 오슬러 경은 증상이 나타나고 몇 주를 더 앓았다. 흉부에 다시 물이 차기 시작하자 오슬러는 한 동료를 불러 물을 제거하는 수술을 부탁했다. 그리고 오슬러의 예상대로 이때 뽑아낸 흉수에서 인플루엔자균이 발견되었다. 오슬러는 이 처치가 거의 아프지 않다는 사실이 놀라웠지만 그래도 이 점이 큰 위안을 주지는 못했다. 그리고 1919년 12월 28일 아침, 윌리엄 오슬러 경은 내출혈을 일으켰고 마지막 말을 남겼다. "내 머리를 받쳐 주시오." 결국 오후 4시 30분, 오슬러는 세균 친구들에게 영영 사로잡혔고 이들은 의학사의 일부가 되었다.

제2부

항생제 시대의 종말

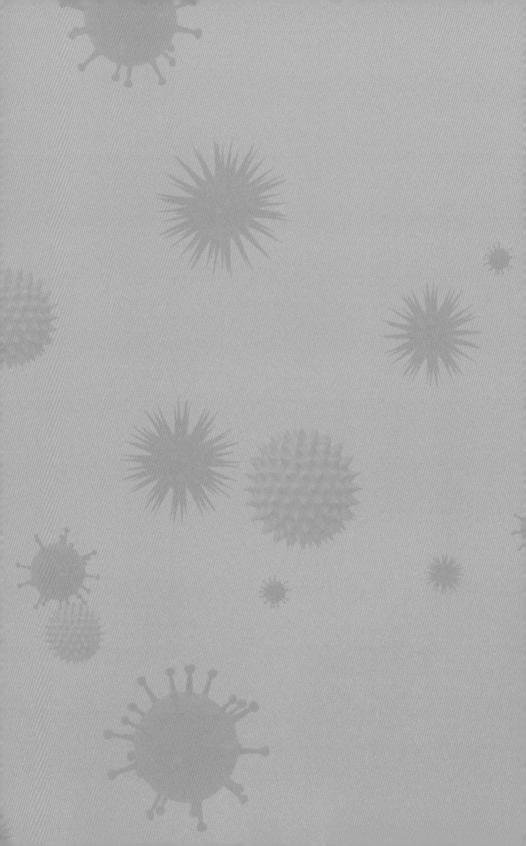

제6장

목감기에 항생제를?

내 어머니는 마치 조셉 매카시(Joseph McCarthy) 상원의원이 공산주의를 두려워하듯 세균을 두려워하셨다. 그래서 내가 목이 좀 칼칼하다고 얘기하기만 해도 학교에 보내지 않고 집에서 쉬게 했다. 초등학교 저학년일 때는 집에서 노는 게 좋았다. 낮 시간 텔레비전 방송을 보면서 따뜻한 침대에 누워 산딸기 젤리를 먹는 것이야말로 빼놓을 수 없는 세 가지 즐거움이었다. 하지만 여기에는 대가가 따랐다. 나는 어머니가 내 꾀병을 대부분 알아채는 게 틀림없다고 생각했는데 그래도 어머니의 걱정과 두려움이 근거가 없지는 않았다. 1960년대의 아이들은 여전히 홍역과 볼거리, 풍진, 백일해, 수두, 성홍열에 걸렸다. 그래서 아침에 아이에게 열이 났다면 해질녘에는 더 심각한 증상으로 번질 수 있었다. 이런 상황이었기 때문에 나는 내 증상이 얼마나 무거운지 잘 조절해서 엄마에게 내가 학교는 하루 빠져야 할 만큼 아프지만 보건의에게 전화해야 할 정도는 아니라고 확신시켜야 했다. 오늘날에는 의사가 왕진을 거의 하지 않지만 당시에는 일상적인 일이었다. 어쨌든 목이 좀 아픈 증상은 대개 의사가 올 정도는 아니었다.

경험에 따르면 어쩌다가 의사가 방문했을 때 내가 받게 되는 처방은 다음과 같았다. 가장 환영할 만한 건 초록색 알약이었는데 지금 생각해 보면 아마 에리트로마이신이었을 것이다. 이 약은 맛이 아주 살짝 안 좋았다. 여기서 조금 더 나쁜 처방은 기침이 날 때 주어지는 검은색 약이었다. 거담제인 세네가 시럽과 암모니아로 구성된 이 약은 효과도 크지 않았고 내 성숙하지 못한 미각을 역겹게 만들었다. 이때 진짜 증상과 꾀병 사이에서 내 증상을 잘 조절해 표현하는 게 무척 중요했다. 같은 목감기라 해도 의사가 세균성이라고 진단을 하기라도 하면 상상할 수 있는 최악의 결과가 닥치기 때문이다. 엉덩이에 프로카인 페니실린 주사를 맞는 것이다. 프로카인은 원래 국소마취제이지만 효과가 나타나려면 시간이 걸린다. 그동안 내 깡마르고 작은 엉덩이에 주사된 항생제는 피부 아래에서 덩어리를 이루며 묵지근한 고통을 안겨 준다. 내 잔꾀가 오랫동안 대가를 치르는 것이다. 가끔 진짜로 내가 세균에 감염되었을 때는 몸 상태가 너무 좋지 않아서 첫 번째 주사는 그렇게 아프지 않았다. 하지만 이런 경우에도 그 뒤에 이어지는 주사는 아팠다. 치료법을 준수하려면 열흘에 걸쳐 처음에는 하루에 주사 2~3방을 맞다가 페니실린 경구 투여로 넘어가야 했다.[1]

그래도 주사를 맞으면 위로가 되는 상이 하나 주어졌다. 의사는 자기가 사용했던 페니실린 주사기를 어머니에게 주었고 그러면 어머니는 피하 주사침을 제거한 다음 주사통에 남아 있는 끈적거리고 하얀 항생제를 씻었다. 이렇게 씻어낸 주사기에는 페니실린의 퀴퀴한 곰팡이 냄새가 남아 있기는 했지만 그래도 총으로 삼아 갖고 놀기에는 최고였다. 플라스틱으로 된 원뿔 모양 주사침 덮개는 내 손에서 마법 총알이 되었다. 나는 성냥갑 자동차와 레고로 만든 건물들, 조립장난감인 메카노 사의 크레인을 침대 끝에 줄지어 세워 놓고 오후 반나절 내내 총으로 쏘아 맞혔다. 그러면 의료용 피스톤 기기 안에 쌓인 압력 때문에 주사침 덮개가 '펑' 하는 만족스런 소리와 함께 무척 빠른 속도로 방을 가로질러 날아가곤 했다. 한번은 학교가 끝나고 가장 친한 친구가 집에 들렀다. 친구는 내가 낮에 집에서 쉬었다고 놀려 댔다. 그

---

1 이것은 단순한 세균 감염에도 꼭 한동안 항생제를 처방받아야 하는 얼마 안 되는 사례에 들어간다. 만약 항생제를 투여한 기간이 10일 이내라면 부작용으로 류머티스열을 앓을 확률이 높아진다(7장 '항생제에 대한 신화'를 참고하라.).

애의 어머니는 자녀가 학교 수업에 빠지고 집에서 지내려면 전염병에 걸리거나 팔다리가 잘리는 정도는 되어야 했다. 어쨌든 나는 가만히 있는 목표를 향해 덮개를 발사했고 그 순간 마침 친구가 방 저쪽 끝에서 덮개 하나를 주우려고 몸을 수그렸다. 그 바람에 나는 친구의 왼쪽 눈 바로 아래를 맞추고 말았다. 그래도 다행인 것은 친구가 선천성 사시를 고치기 위해 눈에 이미 안대를 하고 있다는 점이었다.

내가 목감기를 호소하는 빈도가 늘어날수록 페니실린 주사를 맞는 횟수도 늘었는데 편도선 절제술을 받았던 8살 무렵에는 그야말로 정점에 달했고 주사를 계속 맞아야 했다.[2] 반면에 내 친누나는 1972년 9월에 인생 처음으로 목이 아팠다. 그리고 불행히도 그 증상은 낫지 않고 이어지는 듯했다. 비록 때로는 약을 한꺼번에 잔뜩 삼키지 못하는 기간도 있었지만 누나는 항생제에 대한 열광적인 믿음을 굽히지 않았다. 나는 7장 '항생제에 대한 신화'에서 오스트레일리아의 제약업계를 뒷받침했던 누나의 이야기를 과학 수사를 하듯 자세하게 다룰 예정이다. 사실 2차 대전 직후에 태어난 사람이라면 '~마이신', '~린'으로 끝나는 화학물질에 대한 애정을 보통 갖고 있다. 항생제의 시대가 막을 올리기 전까지는 피부에 단순한 감염이 생겨도 말 그대로 목숨을 잃거나 사지를 잘라야 할 수도 있었다. 그런 일은 오늘날에도 일어날 수 있지만 몹시 드물다. 하지만 1940년대에는 흔한 일이었다. 내 형제들과 나는 가지각색의 미생물을 다 겪어 본 부모님 밑에서 자랐다. 어머니는 디프테리아, 성홍열, 파상풍, 결핵, 뇌수막염 같은 병에 걸리면 어떻게 되는지 직접 경험했던 사람이다. 오늘날에는 적어도 선진국에서라면 역사적인 호기심의 대상에 불과한 그 병들에 대해서 말이다.

---

2 나는 이때 마취과 일반의에게서 풍겼던 에테르의 달콤한 냄새가 보트를 타고 지하 동굴 탐험을 할 때도 났던 사실을 확실하게 기억한다. 나는 종유석의 부드러운 가장자리를 (목젖과 비슷해 보였다.) 따라 나아갔는데 종유석은 동굴로 흐르는 강 한가운데에 매달려 있었고, 가끔은 보트가 앞으로 나아가지 못하게 막았다. 마치 내 인두를 따라가다 목젖에 막힌 것 같았다.

1950년대에 어머니 세대는 자기 아이들을 감염에서 보호할 좋은 수단이 생길 때마다 적극적으로 받아들였다. 예컨대 항생제와 백신은 20세기 의학이 낳은 '기적'으로 손꼽힌다. 사실 연구소에서 페니실린을 만들어 인체에 사용하도록 개발한 하워드 플로리(Howard Florey)는 애들레이드 출신의 과학자로(옥스퍼드 대학교에서 일하긴 하지만) 오스트레일리아 사람들의 은근한 자랑거리다. 전쟁 전에는 심각한 세균성 감염이 무척 흔했던 터라 전문가가 아니라도 오늘날의 몇몇 의사들보다 자신의 임상적인 증상과 결과에 대한 지식이 풍부했다. 이들은 목이 따끔거리는 사소해 보이는 증세라 해도 며칠 안에 치명적인 질환으로 악화될 수 있다는 사실을 알았다. 그랬기 때문에 항생제가 새로 나왔다는 소식은 그 무엇보다도 반길 만했던 것이다.

내 목을 따끔거리게 만들었던 세균은 화농연쇄상구균(Streptococcus pyogenes)으로 흔히 A군 연쇄상구균이라고도 불린다. 대부분의 다른 세균들과는 달리 A군 연쇄상구균은 사람의 몸속에 조용히 들어앉아 가벼운 증상만 일으키거나 아예 증상이 없을 수도 있다. 이런 현상을 군체 형성(colonization)이라 부른다. 하지만 가끔은 잘 알려지지 않은 이유 때문에 군체 속의 세균이 사람의 몸을 공격해 심각한 증상을 일으킨다. A군 연쇄상구균의 경우에 가장 흔한 증상은 어린이와 성년 초기에 여러 번 발생해 환자를 애먹이는 급성 편도염이다.

편도선은 목 뒤편의 좌우 양쪽에 자리한 조그만 림프 조직 덩어리다. 둘이서 짝을 지어 위장관과 호흡 기관의 출입구를 지키는 면역계의 보초병이라 할 수 있다. 편도선은 목에 감염된 세균과 맞서 싸우는 과정에서 활성화되는 면역 세포들이 모이는 중앙역이다. 우리 몸속에는 수천 종의 세균이 살고 있지만 그 가운데 실제로 병을 일으키는 세균은 얼마 되지 않는다. 이것은 당연한 일이다. 우리 포유동물의 헤아릴 수 없을 만큼 복잡한 생리학적 특성과 구조는 다양한 미생물 환경과 더불어 진화했기 때문이다. 우리 몸속에 사는 여러 미생물들은 사실 우리보다 수억 년은 먼저 진화해 왔다. 미생물들은 우리들의 원시 인류 조상보다 훨씬 먼저 지구상에 모습을 나타냈다. 그에 따라 인류라는 종은 병원체 미생물이 가득한 수프에 몸을 푹 담가도 살아남도록 유전적으로 설계되었다. 전반적으로 말하면 우리는 면역학적인 긴장 완화 상태에서 존재한다. 우리 몸속의 미생물들은 고개를 낮추고 말썽을 부리지 않으며 살아가며 가끔씩 숙주에게 자기들이 존재한다는 사실을 알린다. 숙주를 공격하는 멍청한 짓은 아주 드물게 시도할 뿐이다.

하지만 때때로 A군 연쇄상구균 같은 새로운 균주가 등장해 이런 세균을 단 한 번도 만난 적 없던 목구멍을 감염시키는 일이 벌어진다. 첫 만남이기 때문에 숙주는 그 병원체에 대한 면역학적 기억이 없고(다시 말해서 항체가 없고) 그에 따라 더 심하고 급속히 퍼지는 증상을 보인다. 세균이 번식하기 시작하면 감염된 숙주 조직에서 화학 신호(사이토카인이라 불리는)를 분비한다. 그 목적은 숙주의 면역계에 이 병원체의 존재를 알리고 경고하기 위해서다. 그러면 선천적 면역계 반응이라 알려진 몇몇 보호 메커니즘이 즉각 발동된다. 예를 들어 백혈구의 한 종류인 호중구가 A형 연쇄상구균이 번식하는 장소로 이동한 다음 강력한 효소를 분비해서 세균을 죽인 다음 삼켜버린다. 또 가끔은 전체를 지키기 위해 일부를 파괴해야 하는 상황도 있다. 이런 경우에 면역계는 주변 편도선 조직을 일부분 녹이는데 그러면 감염성 액체와 무너진 세포 조직, 죽은 세균의 시체가 합쳐져 우리가 고름이라고 부르는 크림색을 띠는 노랗고 멋진 물질이 만들어진다.

편도염에 걸린 환자를 진찰할 때면 편도선 표면에 드문드문 고름이 보인다. 편도선 근처의 목구멍도 빨갛게 부어 접촉에 민감해진다. 환자는 열이 생기거나 몸 상태가 나빠져 편하게 먹고 마실 수도 없다. 편도염이 더 악화되면 고름이 편도선의 더 깊은 안쪽에서 만들어져 편도선을 둘러싼 주변 조직 속에도 흘러가 쌓인다. 이 증상을 편도주위농양이라고 부르는데 목구멍이 무척 아픈 데다 이 감염증 때문에 생겨난 엄청난 양의 사이토카인이 온

몸을 순환하면서 환자는 지독하게 앓는다.[3] 편도주위농양의 치료법은 다량의 항생제를 정맥 안으로 주사하는 것이지만 보다 확실하게 고치려면 국소 마취 정도만 하고 농양을 째고 고름을 빼내야 한다. 이 과정에서 외과의사는 환자에게 입을 크게 벌리고 눈을 꼭 감으라고 한 다음(가장 중요하다.) 의사가 자기 목구멍 뒤편의 농양에 메스를 찔러 넣는 동안 꼼짝 말고 앉아 있으라고 말한다. 끔찍하게 들릴지 모르지만 빠른 시간 안에 감사할 정도로 고통을 덜어 주는 처치법이다.

A군 연쇄상구균은 사실 이 밖에도 여러 가지 술수를 소매에 숨기고 있다. 몇몇 균주는 몸속을 순환하는 화학 독소를 만들어 내 성홍열을 일으킨다. 대개 어린아이들이 얼굴에서부터 햇볕에 탄 듯한 발진을 일으키는데 이 발진은 몸 전체로 번질 수도 있다(내 딸이 어렸을 때 수두에 걸린 이후 붉은 발진을 보였던 것도 이 세균 때문으로 추정된다. 2장 '아버지에게 배우기'를 참고하라.). 그리고 혀가 빨개지고 흰색 여드름이 돋는 '딸기혀' 증상이 나타난다. 여기에 더해 입 주위의 피부가 하얗게 변하는 '구위창백' 증상도 성홍열의 특징이다. 1950년대 이전에는 성홍열이 흔했으며 어린아이가 이 병에 걸리면 1~2퍼센트는 목숨을 잃었다. 그래서 대부분의 가정이 이 질병에 대해 적어도 간접적인 경험은 갖고 있었다.

A군 연쇄상구균은 류머티스열도 일으키는데 이 병은 성홍열보다 흔하지 않지만 훨씬 두려움을 자아낸다. 몇몇 균주가 만들어 낸 독소는 심장과 뇌, 관절에 염증을 일으키기 때문이다. 병 초기에는 관절이 부풀어 올라 환자에게 고통을 주는데 이것은 가장 뚜렷하게 나타나는 증상이다. 이 병에 걸리면 심장 판막에 영구적인 손상을 일으킬 수도 있어서 무척 심각한 의학적 문제를 야기한다. 어린 환자의 심장 근육에 한 번 염증이 생기면 나중에 독

---

3 여러분이 만약 편도염 따위는 인생의 큰 계획에서 대수롭지 않은 것이라 여긴다면, 영국 출신의 교황 하드리아누스 4세(Adrian IV, 1154~1159)와 미국의 초대 대통령 조지 워싱턴(George Washington, 1732~1799)을 떠올려라. 두 사람은 편도염으로 세상을 떠났다고 추정되니 말이다.

소를 만들어 내는 세균을 다시 만날 때 증상이 재발한다. 이렇게 공격이 계속되면 판막이 손상을 입어 좁아지거나 피가 새기에 이른다. 이렇게 폭이 좁거나 혈액이 새는 판막을 통해 필요한 양의 혈액을 펌프질하기 위해서는 심장도 더 많은 일을 해야 한다. 그렇게 몇 년이 흐르면 심장은 더 이상은 과로를 견디지 못하고 심장 마비를 일으킬 수 있다. 판막에 문제가 생긴 환자는 조금만 운동해도 숨이 차거나 심장이 두근거리는 심계항진을 일으킨다. 그리고 다리와 배가 부풀어 오르기 시작하면 말기에 해당하는 불길한 합병증이 온 셈이다. 이제는 심장 수술만이 유일한 치료법이다. 지난 40년 동안 전 세계적으로 류머티스열 때문에 손상을 입은 판막을 수선하거나 이식하는 수술이 수백, 수천 건 이뤄져 왔다.

나는 오스트레일리아 도시 거주민 사이에 류머티스열이 심각한 위험으로 대두되었던 마지막 세대인 1960년대에 태어났다. 남회귀선 아래 오스트레일리아에서 유행하던 A형 연쇄상구균 균주는 심장에 염증을 일으키는 독소를 만드는 경우가 아주 드물기는 했다. 하지만 만약 여러분이 오스트레일리아 북부에 사는 원주민의 아이라면, 특히 노던 주의 외딴 지역에 거주한다면 전 세계에서 류머티스열에 걸릴 위험성이 가장 높다고 볼 수 있다. 원주민 자녀가 아니라 해도 이 지역에 거주한다면 남부에 거주하는 아이보다 병에 걸릴 확률이 높지만 그래도 북부의 원주민 자녀보다는 훨씬 덜 위험하다. 전 세계 대부분의 지역에서 류머티스열은 A군 연쇄상구균이 목에 감염된 이후 나타나는 합병증이지만 원주민 집단에서는 세균이 피부에 감염된 다음에 류머티스열이 나타나는 경우가 더 두드러진다. 이런 차이가 생기는 이유가 무엇인지는 알려지지 않았지만 아마도 원주민들이 옴에 걸려 있는 경우가 무척 많아서 피부를 긁다가 세균이 안에 침입한 것이 부분적인 이유일 것이라 여겨진다.[4]

---

4 오스트레일리아 아넘 랜드 동부에서는 어린이의 약 70퍼센트가 만 1살이 되기 전에 옴병에 걸린다. 이 질환의 통제 방법은 여기서 다루기 힘든 또 다른 주제다. 흥미 있는 독자들은 오스트레일리아 노던 준주에서 기생충 감염을 어떻게 다루는지에 대해 자세히

류머티스열 독소가 뇌에 퍼지면 어린 환자들은 자기 몸을 가누지 못하며 춤을 추는 것처럼 팔다리를 뒤트는데 때때로 동작은 무척 폭발적으로 나타난다. 이 증상의 명칭은 시데남 무도병인데 좀 더 증세를 잘 묘사하는 '성 비투스의 춤'이라 불리기도 한다. 이런 이름이 붙은 이유는 환자가 중세에 성 비투스의 성지에서 종교 광신자가 추는 거칠게 빙빙 도는 춤을 떠올리게 하기 때문이다. 또 A군 연쇄상구균은 신장에 염증을 일으키는 독소를 만들어 내기도 하는데 이 염증을 연쇄상구균 감염후 사구체신염이라고 한다. 오스트레일리아 남부 주민들의 경우는 류머티스열이 점점 사라지는 것과 동시에 이 증상도 자취를 감췄다. 하지만 여전히 원주민 어린이와 젊은이 사이에서는 꽤 흔하게 건강을 위협하는 요인으로 남아 있다. 전 세계적으로 류머티스열은 최소한 28만 8,000건이 새로 생겨났다고 추정되며 매년 23만 명이 이 병으로 숨을 거둔다. 사망하는 환자들은 대부분 5~15세 사이이다.

선진국에서 연쇄상구균 독성 질환이 점점 사라지는 이유는 대개 생활환경이 개선되고 가족 구성원 수가 줄어들었기 때문이다. 목이 아프다고 호소하는 어린이에게 항생제를 처방하면 만약 연쇄상구균에 감염된 경우에 류머티스열을 예방할 수 있다. 항생제 사용이 늘면서 집단 수준에서 독소를 만들어 내는 A군 연쇄상구균의 균주가 줄어들었을 가능성이 있다. 몇몇 사람들은 1950~60년대 사이 거의 보편적으로 이뤄졌던 편도선 절제술이 효과가 있기는 했지만 편도선이 없다 하더라도 A군 연쇄상구균은 목에 감염될 수 있다고(그에 따라 류머티스열에 걸릴 수 있다고) 여긴다. A군 연쇄상구균에 대한 백신은 없기 때문에 선진국에서도 류머티스열 환자는 가끔씩 발생한다. 이렇듯 중산층이 사는 지역에 작은 규모로 병이 유행하기라도 하면 반응은 꽤 시끌벅적하고 병을 통제하려는 노력도 강하게 나타난다. 하지만 시드니 동부에서 용인되지 않는 현상이 시골인 아넘 랜드에서는 그대로 넘어가기도 한다. 이것은 오스트레일리아처럼 부유한 나라에서도 보건 불평

소개하고 있는 1disease.org 웹사이트를 참고하라.

등이 존재한다는 또 다른 사례다.

A군 연쇄상구균을 제외하면 인체의 목에 사는 세균 가운데 질병이나 증상을 일으키는 세균은 몹시 드물다. 이런 얼마 안 되는 미생물 가운데 유행성수막염을 일으키는 수막염균은 몇 시간 안에 숙주를 죽일 수 있다. 그럼에도 청소년의 목 안을 살펴보면 거의 15퍼센트에서 이 세균이 해를 끼치지 않은 채 조용히 머물러 있다. 폐렴을 일으키는 가장 흔한 원인균인 폐렴연쇄상구균 역시 식도와 후두 사이의 인두에 엔진을 중립으로 한 채 가만히 잠복해 있다. 이 세균은 일단 엔진에 시동이 걸리기만 하면 폐로 내려갈 준비가 되어 있다. 혈액 속으로 들어갔을 때 맹독성을 띠는 미생물인 황색포도상구균도 목을 칼칼하게 만들지는 않는다. 이 세균은 콧속에 숨어 있다가 숙주가 코에 손가락을 집어넣을 때 손가락에 묻은 채 몸의 다른 부위로 옮거나 다른 숙주에게 옮아간다. 아주 드물게는 목구멍 속에 사는 세균인 푸소박테리움(Fusobacterium)은 목에 엄청난 통증을 일으키며 증세가 진전되면 폐에 농양이 생긴다. 더 드문 경우에는 목의 큰 정맥 안의 혈액을 응고시켜 혈전을 만들기도 한다. 이런 경우는 캔버라에서 1년에 1~2사례 정도 나타난다.

하지만 우리의 목은 세균들의 하숙집 역할을 하는 데 더해 바이러스를 위한 미생물판 여행사 노릇도 한다(3장 '독감에 대해 꼭 알아야 할 사실들'을 참고하라.). 목 안에서 말썽을 부리면서 우리를 성가시게 만드는 바이러스들은 아주 많다. 근처에 적당한 영양분이 있어야 스스로 번식할 수 있는 세균과는 달리 바이러스는 번식하려면 숙주 세포의 소기관과 자원을 빼앗아 이용해야 한다. 그렇기 때문에 숙주의 목숨을 빼앗는 바이러스는 스스로의 이익에 반하는 행동을 하는 셈이다. 그래서 대부분의 바이러스들은 숙주에게 곧 나을 만한 사소한 증상을 일으킨다. 아무리 위험한 바이러스라 해도 자기가 침입한 숙주에게 어떤 증상도 일으키지 않는 경우가 많다.

의사가 목이 아픈 환자를 대할 때면 먼저 바이러스에 감염된 것인지(그러면 해당 증상만을 보고 치료를 해야 한다.) 연쇄상구균에 감염된 것인지를(그러면 항생제가 필요하다.) 알아내야 한다. 이때 실마리는 많지 않다. 바이러스성이라면 대개 증상이 가볍고 목의 좌우 양쪽에 나타나며 감기의 다른 전형적인 증상을 동반한다. 반면에 연쇄상구균 감염은 종종 목의 좌우 한쪽에만 나타나며(항상 그렇지는 않지만) 환자에게 끔찍한 통증을 안긴다. 의사들은 가끔 연쇄상구균에 감염된 환자의 목을 독에 중독된 것 같다고 묘사한다. 이런 환자는 몸이 빨갛게 달아올라 무척 힘들어 하며 열도 높고 음식을 삼키기도 어려울 수 있다. 가끔은 애써 들여다보지 않아도 감염 부위를 화살표로 가리키듯 알 수 있는 경우도 생긴다. 환자에게 목의 어디가 아프냐고 물으면 집게손가락으로 정확한 부위를 짚기 때문이다.

바이러스 감염이나 연쇄상구균 감염 모두 편도선에 고름을 만들지만 연쇄상구균만이 편도선염을 일으킨다. 나이가 든 환자는 어린이에 비해 연쇄상구균이 목에 감염될 확률이 낮다. 하지만 불행히도 어떤 개인이 목이 아픈 이유를 확실히 결정할 수 있는 방법은 없다. 아무리 목구멍을 면봉으로 훑어 A군 연쇄상구균을 찾았다 해도 어린이 10명 가운데 약 1명은 원래 이 세균을 갖고 있다는 사실을 유념해야 한다. 다시 말해 세균이 발견되었다고 해서 반드시 연쇄상구균이 그 증상을 일으켰다고 단정지을 수 없다. 또 청소년기에 바이러스성 선열은 인후염과 편도선염을 일으키는 중요한 원인이다. 이때 아무리 선열에 걸렸는지 여부를 알기 위한 항체 검사에서 그 병을 일으키는 또 다른 바이러스인 엡스타인-바 바이러스가 존재한다고 밝혀졌다 해도 A군 연쇄상구균 역시 이 증상을 일으켰을 가능성은 남아 있다.

의사들이 목이 아픈 증상을 다룰 때 실용적인 접근방식을 택해야 하는 이유는 이런 불확실성 때문이다. 그에 따라 실제로 편도선이 바이러스에 감염된 환자 수백만 명이 그동안 불필요하게 항생제를 삼켰다. 1950~60년대 사이에 항생제가 많이 처방되면서 류머티스열의 합병증을 앓는 어린이 수천 명이 목숨을 건졌지만 이제는 도시 지역에서 류머티스열 독소를 생산하는 균주가 사라지면서 위험–이익 방정식에도 변화가 생겼다. 즉 오스트레일리아 북부에서는 대부분의 목이 아픈 증상에 항생제 처방을 하는 것이 합리적이지만 대도시에서는 항생제 처방을 하지 않는 것이 오히려 나았다(편도선염에 걸리거나 목에 농양이 생겼을 때). 그리고 류머티스열은 드문 현상이 되었다.

목이 아프다면 페니실린을 복용하면 그만이다. 비록 수십 년에 걸쳐 사람에게 감염되는 주요 세균들 대부분이 이 약에 대한 저항성을 얻었지만 그래도 페니실린은 A군 연쇄상구균에 대해서는 가장 강력한 위력을 지닌다. 경구용 페니실린은 저렴할뿐더러 대부분의 환자에게 부작용이 전혀 없다. 페니실린은 활동 범위가 좁기 때문에 뱃속에 사는 세균을 무차별 폭격해 결과적으로 나쁜 세균이 많이 번식하는 결과를 걱정할 필요가 없다. 페니실린에 알레르기가 있는 사람도 있지만 이들을 제외하면 목이 아플 때는 다른 항생제 말고 페니실린을 복용하면 된다. 하지만 독자들 상당수는 그동안 이렇게 하지 않았을 텐데, 그 이유는 상당 부분 제약업계가 값비싼 광범위 항생제를 과잉 처방해 왔기 때문이다.

나는 목이 아프면 거의 바이러스성일 테니 항생제를 먹을 필요가 없다고 친누나를 설득하는 일을 오래 전에 포기했다. 누나는 내가 아무리 말해도 며칠 지나지 않아 항생제만 먹으면 따끔한 목이 가라앉을 것이라는 믿음으로 돌아오곤 했다. 그래도 누나는 다행히 항생제의 부작용을 겪지 않았고 본인의 의견으로는 위험–이익 계산에서 언제나 이익을 봤다. 나는 이제 누나의 생각을 바꿔 주려 애쓰지 않는다. 스스로 보고 느껴야 사물에 대해 제대로 깨닫는 것이 인간의 본성이기 때문이다. 의사들 또한 인간이고(대부분) 우리 의사들은 일을 처리하는 과정에서 마주한 여러 가지에 의해 강력한 영향을 받는다. 능숙한 의술이 이뤄지려면 직접적인 관찰과 반성이 필수적인 요소이지만 그 과정에서 잘못 인도되는 경우도 무척 많다. 아무리 흔한 증상이라 해도 실제로는 변화무쌍한 모습으로 나타난다. 그렇기 때문에 한 사람의 의료 담당자가 어떤 증상에 대한 임상적인 양상의 모든 것을 충분히, 직접 마주할 수는 없다. 그래서 우리는 의학 학술지에 출간된 논문들에 의존해야 하는데 여기에는 다른 의료 담당자들이 특정 질병에 대해 여러 각도에서 관찰한 모습이 모여 있기 때문이다. 오늘날에는 스마트폰을 통해 의학 도서관에 들어갈 수 있기 때문에 이런 정보에 접근하는 것도 무척 쉬워졌다. 하지만 내가 그동안 몇 번이고 반복해서 배웠던 교훈에 따르면 이런 과학적인 증거는 아무리 기초가 풍부하고 설득력이 있다 해도 담배 연기처럼 사라지는 경우가 종종 생긴다. 원래 그것은 개인적인 경험이기 때문이다.

제7장

항생제에 대한 신화

　내가 다윈이라는 도시에 살 무렵 나는 남쪽으로 출장 가는 경우가 잦았다. 오스트레일리아의 남부의 기후는 열대 지역에 익숙해진 내 몸의 생리에 언제나 충격을 줬다. 심지어 케언스 시조차도 말이다. 나는 멜버른으로 갈 때면 큰누나 집에 묵곤 했는데 누나는 대학을 졸업한 똑똑한 여성으로 육아의 귀재였다. 그리고 누나는 과학과 서양 의학을 믿었기 때문에 내 전문적인 의견을 진지하게 받아들였다. 심지어 내 전문 분야가 아닌 영역에서도 그랬다. 하지만 무슨 이유에서인지는 몰라도 누나는 항생제 문제에서는 내 말을 듣지 않았다. 앞에서 말했다시피 내가 여러 해에 걸쳐 바이러스에 감염되었으면 항생제를 복용하지 말고 아스피린을 먹은 다음 뜨거운 레몬 음료를 마시라고 부드럽게 타일러 왔는데도 말이다.

　어느 날 나는 누나 집에 들렀다가 며칠 지나지 않아 끔찍한 두통에 시달렸고 코가 막혔으며 열이 살짝 났던 적이 있었다. 나는 내 부비강과 코 양옆을 들여다본 다음 급성 부비동염이라 스스로 진단했다. 전에는 한 번도 걸려본 적이 없던 병이었다. 그리고 나는 관련 근거를 숙지하고 있는 의료인이었기 때문에 이 증상에 걸렸다가 항생제 처방을 받는 환자는 열에 아홉이 아무런 차도가 없다는 사실을 알고 있었다. 하지만 다음 날 집에 가려면 거의 여덟 시간이나 비행기를 타야 했고 그동안 운이 좋아 별 일이 없기를 바랄 뿐이었다. 그래도 몸이 너무 좋지 않아 나는 이번 한 번만은 누나에게 위선자라 비난받을 위험을 무릅쓰기로 했다. 나는 누나가 집 어딘가에 항생제를 갖고 있으리라 여기고 물어 봤지만 누나는 화를 냈다.

"왜 내가 집에 항생제를 갖고 있을 거라 생각하니?" 누나가 따져 물었다.

"한 번만 봐줘." 내가 말했다. "목감기에 걸리면 누나는 항상 의사를 찾아가서 항생제 처방을 받잖아."

"흠, 그랬다 해도 그 증상을 고치는 동안 다 복용했겠지. 따로 갖고 있을 리가 없잖아?" 누나가 대꾸했다. 정곡을 찔렸다.

하지만 그래도 나는 누나에게 약을 보관하는 찬장을 보여 달라고 졸랐다. 그러자 누나는 마뜩치 않은 표정으로 부엌의 조리용 열판 위에 있는 찬장을 가리켰다. 오스트레일리아에서 나이가 좀 있는 사람이라면 1970년대의 한 텔레비전 세제 광고를 기억할 것이다. 레몬으로 가득한 이 광고에서는 미니스커트를 입은 주부가 찬장과 문을 열 때마다 수천 개의 레몬이 쏟아진다. 누나 집의 찬장 문을 열 때도 비슷한 일이 벌어졌다. 다만 이 경우에는 레몬이 아니라 곽에 든 수십 개의 알약이 머리 위를 덮쳐 바닥에 떨어졌지만 말이다.

"남아 있는 약이 없다고 했잖아." 내가 말했다.

"그건 그렉 거야." 누나는 평소답지 않게 남편 탓을 했다. 어쨌든 매형의 것인지 어쩐지 알 수 없는 약들을 집어 들여다보니 성분이 꽤 놀라웠다. 병원 약국에 있음직한 온갖 다양한 항생제가 구비되어 있었기 때문이었다. 그중 몇몇은 시중에 나온 지 얼마 안 되어 나조차도 한 번도 처방한 적 없는 약들이었다.

"이런 세상에." 나는 속으로 이렇게 중얼대며 무릎을 꿇고 의사의 처방이 있어야만 얻을 수 있는 이 약들을 이리저리 살피느라 바빴다.

하지만 항생제의 힘을 맹목적으로 믿는 사람은 우리 누나뿐만이 아니다. 내 아들과 딸도 내가 항생제를 먹지 말라고 하면 몰래 다른 의사의 의견을 들으러 간다. 이런 경우에 감염병 전공이 아닌 동료 의사 몇몇은 몹시 희박한 근거에 의해 항생제를 처방한다. 설사 항생제를 처방할 그럴 듯한 이유가 있다 해도 적절하지 못한 약을 고르거나 잘못된 양을 처방하거나 너무 오랜 기간 복용을 계속하게 한다. 이렇듯 지역 공동체나 병원에서 항생제를 부적절하게 사용하는 것은 국제 공중보건 분야에서 중대한 문제다. 항생제 저항성은 이제 이론이 아니라 실제로 대두되고 있다(8장 '저항은 소용없다'를 참고하라.).

그동안 보건 서비스 분야에서 인가받은 단체들은 조금 거칠게 말해 '항생제 관리' 프로그램을 시작했고 그래서 이 주제는 감염병을 전문으로 다루는 의사들 모두의 관심을 끌었다. 이 의사들 상당수는 여전히 21세기 초에 머물러 있기 때문에 우리는 '오즈버그(Ozbug)'라는 전문 온라인 채팅 그룹을 통해 이메일로 교신하며 정보를 나눈다.[1] 가끔씩 구성원들이 오스트리아 감염병 관련 종사자들에게 질문을 하나 게재하면 여기에 대한 응답이 몇 가지 올라온다. 최근에 나온 주제는 이례적으로 많은 답글을 이끌어 내기도 했다. 바로 일반인이 가진 항생제에 대한 오해들을 하나씩 논의해 보자는 글이었다. 몇몇 답변은 전문가들만이 관심이 있을 법한 내용이었지만 상당수는 일반 대중뿐만 아니라 많은 의사들도 항생제에 대해 전반적인 이해도가 떨어진다는 사실을 보여 주었다. 오개념이 무척 많이 돌아다니고 있었는데 이것들은 널리 퍼졌지만 교정이 필요한 내용들이었다. 그래서 나는 여기서 나온 게시물을 수합해 일곱 가지의 명제로 정리해 보았다. 이 일곱 가지는 진실일 수도 오해일 수도 있지만 둘 다일 수도 있다.

---

1 이 그룹의 참가자들은 '오즈버거(Ozbuggers)'라 불린다.

| 오해 ❶ | 항생제가 꼭 필요한 상황에도 의사만이 약을 처방할 수 있다.

몇몇 흔한 감염병은 세균에 의해 옮겨진다는 사실이 너무나 명확하기 때문에 논리적으로 항생제에 의해 치료를 받아야 한다. 급성 기관지염이 그 좋은 사례다. 의사들이 이 병에 대한 진단을 내릴 근거도 확실하다. 이 병에 걸린 환자들은 끙끙 앓으면서 기침을 하다가 초록색 가래를 뱉는다.[2] 그리고 항생제를 처방하고 일주일이 지난 뒤에 환자들을 만나면 약을 먹은 지 얼마 안 되어 증상이 호전되었다고 얘기한다. 나는 이런 이야기를 내 환자, 친구, 가족, 그리고 다른 의사들로부터 수도 없이 들어 왔기 때문에 이런 집단적인 임상 경험을 무시하기란 힘들다. 하지만 급성 기관지염만 걸리고 다른 질환에 대해서는 이상이 없는 환자들을 대상으로 무작위 임상 시험을 조심스럽게 실시하면 항생제를 복용시켰을 때 복용하지 않은 환자들에 비해 아주 사소한 차도만 보일 뿐이다. 급성 기관지염은 대개 2주 정도 지속되지만 기침 증상은 몇 달을 갈 수도 있다. 기관지염 말고 다른 증상이 없는데 항생제를 복용한 사람들은 기침하는 기간이 하루 정도 줄어들었지만 이 정도는 그렇게 대단한 결과가 아니었다. 반면에 항생제를 복용한 환자들은 사소한 것부터 꽤 심각한 것까지 부작용을 겪었다. 많은 의사들은 항생제를 처방할 때 지나치다 싶을 정도로 주의를 기울이곤 하지만 그 밖에도 의사들은 기관지염과 더 큰 기관에 나타나는 염증, 폐렴, 그리고 꼭 항생제를 써야 하는 작은 폐포의 더욱 심각한 감염을 서로 구별할 줄 알아야 한다(5장 '전형적인 폐렴이라고?'를 참고하라.).[3] 그뿐만 아니라 어린이에게서 나타나는 부비

---

2 모든 의사들은 아무리 직업적으로 무덤덤하다 해도 공감 능력 탓에 가끔 환자를 보고 욕지기를 하거나 움찔하고 놀라는 경우가 있다. 내 개인적인 약점은 내향성 발톱에 대한 쐐기절제술과 가래다.

3 '언제나'로 시작하는 주장은 언제나 틀린 법이다. 제대로 치료를 받지 않아도 세균성 폐렴이 언제나 치명적인 것은 아니며, 마이코플라스마가 일으킨 몇몇 사례에서 항생제의 효능은 미미할 수도 있다.

동염과 인후염, 중이염에 항생제를 투여할 때의 이득과 손실에 대해서도 잘 따져야 한다.

선진국에서 실시한 연구 결과에 따르면 항생제의 약 50퍼센트는 부적절하게 처방된다고 한다. 몇몇은 단순히 임상 경험이 부족하거나 무지 때문일 수도 있지만 일부는 내가 감히 말하자면 처방하는 사람의 게으름 때문이다. 의사와 환자 사이의 상호 작용이 복잡한 이유로 과한 처방이 일어나기도 한다. 대부분의 의사들은 환자들을 기쁘게 해 주고 가능하면 갈등을 피하고자 한다. 많은 사람들이 알고 있고 내 경험에 의해서도 마찬가지인데 항생제는 환자들의 증세를 더 빨리 호전시킨다. 그렇기 때문에 의사 입장에서 가끔은 어떤 바이러스성 질병을 왜 치료할 수 없는지를 환자에게 설명한다거나 세균성 증상이라 해도 환자들을 돌려보내기보다는 그저 항생제 처방을 써 주는 것이 더 간단할 수 있다. 더구나 의사들은 어떤 증상에 대해 진단을 제대로 내리지 못하는 일을 싫어한다. 그래서 상당수는 처방을 약하게 하기보다는 차라리 과한 처방을 내려 그 결과를 감당하는 편이 낫다고 본다. 이런 경우에 어떤 환자가 항생제가 필요하고 어떤 환자가 그렇지 않은지 구별하는 게 중요한 기술이다. 나는 기본적으로 되도록 항생제를 처방하지 않으려는 편이지만 가끔 피곤하거나 몹시 바쁠 때 그리고 항생제를 달라고 떼쓰는 환자들을 만날 때는 그런 신조가 흔들리기도 한다. 제대로 된 근거에 따라 처방을 내려야 한다는 대원칙을 생각하면 가끔 항생제를 부적절하게 처방하는 정도는 비교적 가벼운 죄악이겠지만 그럼에도 잘못이기는 하다.

한편 지난 10년 동안 선진국의 보건 시스템에서는 대부분 항생제 남용을 조금씩 줄이는 데 성공하였지만 몇몇 증상에 대해서는 항생제가 실제로 필요하기 때문에 항생제를 완전히 없애는 것은 손실이 크다. 한번은 외과의사 아버지를 둔 내 동료 한 명이 심한 인후염에 걸려 본인이 의사인데도 자기의 주치의를 찾아갔다. 주치의는 실력이 뛰어난 데다 정직한 성격의 젊은 여성으로 내 동료의 증상이 바이러스성 인후염이라 진단해 항생제를 처방하지 않았다.

더 심해지면 다시 찾아오라는 조언만 남길 뿐이었다. 그리고 이틀이 지나 동료의 인후염은 목에서 커다란 세균성 농양으로 번졌고 당장 입원해 응급 배농 수술을 해야 했다. 만약 애초에 덜 사려 깊은 의사에게 찾아갔다면 항생제를 처방받았을 테고 몸에 메스를 대는 사태는 피했을 것이다.

| 오해 ❷ | 항생제는 무척 안전하기 때문에 꼭 필요하지 않더라도 만약을 대비해 조금은 복용해도 아무 문제없다.

이 믿음은 의사가 여러분의 증상에 비해 약한 처방을 하는 것보다는 차라리 안전을 기해 강한 처방을 하더라도 여러분에게 해가 될 것은 없다는 원리에 근거한다. 하지만 내가 그동안 의사 생활을 하면서 두루 살펴본 결과한 가지 말해주고 싶은 게 있다면 약은 위험하다는 사실이다. 만약 어떤 약의 부작용이 하나도 없다면 그 약은 사람들이 종종 처방받는 약이 아니다. 실제로 부작용이 전혀 없는 약은 치료 작용을 하지 못할 것이다. 질병과 비슷한 증상을 일으키는 물질을 소량 사용해서 병을 치료하는 동종 요법에서 약한 약품은 효과가 적다. 의사들은 매번 어떤 약에 대해 환자들을 낫게 해줄 가능성과 그 약이 환자에게 해를 끼칠 가능성 사이의 균형을 잡아 처방을 결정한다. 이런 관점에서 봤을 때 좋은 소식이 있다면 항생제가 모든 약품 가운데 그래도 가장 안전한 축에 든다는 점이다.

개인에게 처방하는 약품의 독성은 치료 지수(therapeuric index)를 계산해서 측정할 수 있다. 치료 지수란 독성을 나타내는 양과 치료 효과가 있는 양 사이의 비율이다. 예를 들어 어떤 약이 목표로 잡은 효과를 나타내는 데 50밀리그램이 필요한데 500밀리그램이 넘으면 치료 지수는 10이다. 심장병약인 디곡신(digoxin)의 치료 지수는 약 2이고 알코올은 10이다. 페니실린을 비롯해 관련 약물인 아목시실린(amoxycillin)은 치료 지수가 100에 이른다. 이 지수가 높아질수록 더 바람직한데 몇몇 항생제는 이 지수가 몹시 낮다. 그렇기 때문에 겐타마이신(gentamicin)이나 반코마이신(vancomycin) 같은 항생제를 전문가의 감독 없이 복용했다가는 몸의 균형이 무너지거나 신장 기능이 망가지기 쉽다.

하지만 약은 용량에 상관없이 부작용을 나타내는 측면도 있다. 특정 약에 대해 환자들 가운데 일부가 부작용을 경험할 것이라 추측할 수 있지만 정확하게 어떤 개인이 부작용을 겪을지 예측하기란 거의 불가능하다. 메스꺼움, 구토, 어딘지 거북한 느낌, 세균성 질염 등은 항생제의 흔한 부작용이며 거의 중요하게 여겨지지도 않는다. 나는 지난 30년 동안 내가 알고 있는 항생제를 환자들에게 처방하면서 무척 많은 부작용을 일으켰을 것이다. 예컨대 그동안 나는 별나고 그렇게 좋아 보이지 않는 다양한 알레르기 반응과 함께 신부전, 간염, 급성 정신병 반응, 골수부전, 심각하고 다루기 힘든 설사(아래 '오해 7'을 참고하라.), 심계항진, 실명, 통제되지 않는 가려움증 등을 지켜봤다. 이처럼 부작용은 끝도 없이 많다. 물론 이것들은 무척 드물게 나타나는 부작용이고 내가 이런 환자들을 겪은 이유는 단순히 그동안 많은 환자를 진료했기 때문이다. 그래도 이런 경험을 겪다 보면 엄청나게 태평한 성격이 아닌 이상 항생제에 대한 우려를 하게 된다.

그렇다, 항생제는 꽤 안전하지만 그렇다고 완벽하게 안전하지는 않다. 만약 누군가 생명을 위협할 정도로 심한 감염 증상을 보인다면 의사들은 항생제를 처방해야 한다. 세균을 죽이는 효과가 강력하다면 아무리 치료 지수가 낮고 부작용이 꽤 심하다 해도 어쩔 수 없다. 하지만 항생제가 듣지 않는 병에 걸린 환자라면(예컨대 바이러스성 인후염 같이) 항생제가 아무리 안전하더라도 그것을 처방하면 환자에게 해가 될 뿐이다. 이런 사례에는 항생제를 많이 복용해 봤자 효과가 덜하다.

| 오해 ❸ | 항생제는 반드시 정해진 기간을 꽉 채워서 복용해야 한다.

내가 봤을 때는 이것이야말로 가장 널리 퍼진 신화다. 이 믿음은 1950~60년대 사이에 훈련을 받은 베이비붐 세대의 의사들이 환자들에게 전파했

던 게 분명하다. 그 이후로 이 믿음은 당대 사람들 전부에게 퍼졌다. 그렇다고 이것이 근거가 아주 없지는 않다. 몇몇 증상들은 제대로 합병증을 줄이며 치료되기 위해 꽤 장기간 항생제를 복용해야 한다. 예를 들어 패혈증 인두염에 걸린 어린이라면 류머티스열과 신장 합병증이 뒤따라오지 않도록 하기 위해 10일 동안 페니실린을 복용해야 한다(6장 '목감기에 항생제를?'을 참고하라.). 또 핏속에서 황색포도상구균이 발견된 환자들은 최소한 2주 동안 항생제 정맥 주사를 맞아야 하고 몸속에 숨어 있는 세균을 완전히 몰아내려면 그보다 주사 기간을 늘려야 한다. 뼛속이나 심장 판막에 감염이 일어나거나(각각 골수염과 심내막염) 간에 농양이 생기면 몇 개월은 항생제 치료를 받아야 한다. 결핵균이 발견되면 재발을 막거나 감염에 대한 저항력을 키우기 위해 여러 가지 약을 적어도 6개월은 복용해야 한다. 또한 인공관절을 통해 감염이 일어났지만 환자 본인의 몸이 약하거나 노쇠해 제거 수술을 할 수 없다면 평생 항생제 치료를 받아야 한다.

하지만 이런 심각한 감염은 상대적으로 드문데도 우리는 흔한 질병에 대해 지나치게 오래 항생제 치료를 한다. 그리고 치료 기간이 늘어날수록 환자가 부작용을 겪거나 세균에 대한 저항성을 키울 가능성도 높아진다(8장 '저항은 소용없다'를 참고하라.).

예를 들어 방광에 세균이 감염되어 방광염이 나타났다면 굳이 5~7일 약을 복용하지 않아도 3일 동안 항생제를 먹으면 확실히 치료된다. 비록 복용 기간이 짧으면 감염이 재발할 위험성이 살짝 높아지지만 말이다. 그리고 단순한 피부 감염이라면 대부분 며칠만 항생제를 먹으면 완치된다. 집중 치료실에 입원한 폐렴 환자라면 원래 10~15일 동안 항생제를 복용해야 하지만 대부분의 세균은 7~8일 정도의 복용 기간으로 충분하다. 유행성 수막염 같은 무서운 감염성 질환이라도 의사들 대부분의 생각과는 달리 페니실린을 3일 복용하는 것만으로 안전하게 치료할 수 있다. 물론 대부분의 환자들은 적어도 1주일은 치료받아야 하지만 말이다.

이제 사실과 오해에 대해 정리해 보자. 상당수의 사례에서 여러분은 처방받은 항생제를 끝까지 다 복용해야 한다. 하지만 '오해 1과 2'에서 살폈다시피 애초에 제대로 된 처방이어야 한다. 바이러스에 감염되었다면 처방받은 항생제를 10일 동안 강박적으로 복용한다고 해 봤자 아무런 의미가 없다. 게다가 오늘날에는 환자들이 항생제를 요구한다거나 때로는 전혀 감염증이 아닌데도 몇 달이나 몇 년에 걸쳐 항생제를 복용하는 경우가 있어 우려를 더한다. 예컨대 후기−라임병 증후군 환자들이 그렇다(11장 '유행하는 라임병'을 참고하라.). 이런 사례에서는 항생제를 아예 복용하지 않는 것이 낫다.

| 오해 ❹ | 좁은 범위에만 효과가 있는 항생제에 비해 광범위 항생제가 더 강력하다.

이 믿음 때문에 매년 항생제를 오용하는 사례가 수백만 건은 생긴다. 이것은 환자보다는 약을 처방하는 측이 갖기 쉬운 오해다. 상당수의 항생제는 특허가 만료되어 생산비가 저렴하기 때문에 제약회사로서는 의사들이 싸고 오래된 약보다는 비싸고 새로 나온 약을 처방하기를 바란다. 두 가지가 약효 면에서 차이가 없다고 해도 말이다. 이런 경우에 새로 나온 약들은 대부분 광범위 항생제들이다. 다시 말하면 여러 유형의 세균을 죽일 수 있다. 이 특성은 장점으로 마케팅되는 경우가 종종 있지만 동시에 골칫거리이기도 하다. 광범위 항생제는 우리 몸속에 사는 죄 없는 방관자 세균들도 죽여 없애는데 이 세균들은 요즘 들어 사람의 건강에 필수적인 역할을 한다는 점이 점점 밝혀지는 중이다(아래의 '오해 ❼'을 참고하라.).

광범위 항생제가 무척이나 유용하다는 데는 의심의 여지가 없다. 감염증에 시달리는 무척 아픈 환자들을 치료할 때면 확실한 진단을 내리느라 시간을 지체하기보다는 가능한 많은 병원체를 죽이는 항생제를 처방할 필요가 있다. 지난 수십 년 동안 수많은 기술적인 진보가 이뤄졌지만 여전히 대부분의 감염증은 그 원인균을 알아내는 데 적어도 24시간이 걸리며, 만약 해당 세균이 지금 사용하고 있는 항생제에 감수성이 있다면 시간이 더 걸릴 수도 있다. 이런 경우에 약을 통해 죽일 수 있는 범위를 넓히려면 좁은 범위에 작용하는 항생제를 두 가지 이상 조합하든가 광범위 항생제를 하나 골라 복용해야 한다. 이때 개별 항생제를 조합하는 방식이 보통 더 저렴하지만, 이렇게 약을 분리해서 복용하면 간호하는 데 손도 많이 가고 부작용이 생길 확률도 높아진다. 그렇기 때문에 비록 서너 배 비싸기는 해도 항생제 하나를 복용하는 편이 세 가지의 개별 항생제를 같은 간격으로 복용하는 것보다 더 선호된다.

제약회사들이 병원에서 근무하는 의사들에게 약을 판매하기 위해 사용하는 마케팅 전략은 종종 의료적 의사결정의 무게와 그것에 본질적으로 내재한 불확실성에 호소한다. 그러면 일반의들은 대부분 미약하거나 알아서 사라질 만한 감염에 대해서도 광범위 항생제를 선택해야 할 것 같은 압박을 받는다. 이런 약한 감염 사례에서는 당장 항생제를 통해 가능한 모든 병원체를 망라해 죽이지 않는다 해도 환자에게 해가 갈 가능성이 무척 낮기 때문에 광범위 항생제는 불필요하다. 이런 현상은 보건 체계가 다른 여러 나라에서 다양한 모습으로 나타난다. 예컨대 미국에서 가장 널리 쓰이는 항생제는 광범위 항생제인 아지트로마이신(azithromycin)이다. 이 약은 놀라울 정도로 다양한 범위의 세균을 죽일 수 있는데 그 가운데는 친애하는 세균이지만 바라건대 가까이 하고 싶지는 않은 클라미디아 트라코마티스(Chlamydia trachomatis)도 포함된다.[4] 2010년에는 미국에서만 아지트로마

---

4 1990년대 초반에 오스트레일리아 당국은 생식기에 발생하는 클라미디아를 치료하기 위한 목적으로 아지트로마이신 처방을 허가했다. 하지만 정작 약품을 생산한 회사는 시장에 내놓을 수 없었다. 아지트로마이신 처방이 큰 진보였던 이유는 단 한 번의 경구 복용만으로도 충분했기 때문이었다. 반면에 독시사이클린 같은 경우는 7일에서 10일까지 약을 계속 먹어야 했다. 나는 당시에 오스트레일리아 노던 준주에서 시행하던 에이즈 및 성병 프로그램을 맡아 진행했다. 이때 나는 미국에서 1,000회 분량의 약품을 수입했다. 고위험군에게 클라미디아를 처방하면서 의료진의 능력은 향상되었고, 이후에 우리는 또 다른 성병인 도노반증(donovanosis)에도 이 약을 처방하기에 이르렀다. 그리고 오스트레일리아에서 도노반증이 사라진 데는 아지트로마이신이 큰 역할을 했다. WHO는 이제 아지트로마이신을 도노반증에 대해 일차적으로 투여해야 할 약품으로 추천한다.

이신이 5,260만 번 처방되면서 항생제 가운데는 가장 흔하게, 모든 약품을 통틀어서는 7번째로 많이 처방된 약이 되었다. 하지만 오스트레일리아에서는 가장 많이 처방된 항생제가 예전부터 많이 사용되던 아목시실린이었는데 이 약은 저렴하면서도 상대적으로 약이 적용되는 범위가 좁은 편이다. 오스트레일리아에서는 아지트로마이신이 많이 사용되는 상위 15위 안에도 들지 못했다. 이렇듯 처방 양상에서 차이가 나는 이유는 무엇일까? 각 국가에서 나타나는 질병이 근본적으로 다르다거나 사람들의 미생물 저항성이 달리 나타나서는 아니다. 그 주된 이유는 오스트레일리아에서 약학급여제도(PBS)를 통해 처방되는 의약품을 정부에서 집중 통제하기 때문이다. PBS는 아지트로마이신에 대해 얼마 안 되는 질환에 사용될 때만 보조금을 지급했으며 환자가 호흡기 감염에 걸렸을 때는 이 약을 3일만 지급받을 수 있었다.

꼭 기억해야 할 사실은 광범위 항생제라고 반드시 강력하지는 않다는 점이다. 만약 우리가 퇴치해야 할 문제의 세균이 광범위 항생제와 좁은 범위의 항생제 전부에 민감하다면, 광범위 항생제보다는 좁은 범위의 항생제를 혈액에 스며드는 농도를 묽게 해 복용하면 세균을 죽일 수 있다.

다시 말해 미생물이라는 목표가 확실하다면, 여러 발의 산탄보다는 속도가 빠른 총알 한 방이 과녁을 맞히기 더 좋다.

| 오해 ❺ | 정맥 주사로 맞는 항생제의 효과가 경구 투여하는 항생제보다 더 뛰어나다.

사실 몇몇 항생제에 대해서는 이 믿음이 사실이다. 특히 페니실린 계열의 항생제들은 위장 속의 산에 의해 분해되기 때문에 약의 활성 성분 가운데 극소량만이 장을 흘러나가 혈액으로 흡수된다. 또 메스꺼움과 구토라는 부작용 때문에 경구 복용이 가능한 환자들의 수는 제한된다. 이렇듯 흡수율이 낮은 항생제를 혈액 속에 고농도로 투여하기 위해서는 소화관을 거치지 않

고 정맥으로 바로 주사하는 것이 좋다. 과거에는 많은 환자들이 항생제 정맥 주사를 맞기 위해 몇 주나 몇 달을 병원에서 보내야 했지만 요즈음에는 말초 중심 정맥관(PICC)을 사용해 가정에서도 대부분의 처방을 소화할 수 있다. 하지만 PICC에는 중대한 두 가지 위험이 따른다. 하나는 역설적이지만 감염의 위험이고, 다른 하나는 정맥에 응고가 생길 위험이다(혈전증). 두 가지 부작용 모두 드물지만 한 번 생기면 생명이 위험하다(11장 '유행하는 라임병'을 참고하라.). PICC는 현대 의료 행위에서 무척 널리 사용되며 전문가들도 대개는 별 걱정 없이 이 도구를 받아들인다. 하지만 PICC를 사용하는 빈도가 많아질수록 심각한 합병증도 드러났고, 의사들은 조금씩 이 도구에 대한 열광을 거뒀다.

하지만 상당수의 항생제는 경구 복용했을 때도 정맥 주사로 맞았을 때와 핏속의 농도가 거의 비슷하다. 시프로플록사신(ciprofloxacin), 메트로니다졸(metronidazole), 독시사이클린(doxycycline), 클린다마이신(clindamycin), 코트리목사졸(co-trimoxazole), 아지트로마이신(azithromycin), 클로람페니콜(chloramphenicol), 리팜피신(rifampicin), 리네졸리드(linezolid)가 그런 항생제들이다. 하지만 환자들이 회복 중이라 자유롭게 먹고 마실 수 있어 알약도 문제없이 삼킬 수 있는데도, 의사들 가운데 이런 항생제를 정맥 주사로 놓는 사람이 많다는 점은 놀랍다. 주의 깊은 독자들이라면 이 범주의 항생제들이 대부분 광범위 항생제라는 사실을 알아차렸을 것이다. 광범위 항생제가 효과가 좋다는 '오해 ❹'에 대한 경고는 여기에도 적용된다. 그래도 이 약들을 신중하게 판단해 경구 투여한다면 정맥 주사보다 가격도 저렴하고 불편함이나 합병증 위험도 덜 수 있다.

| 오해 ❻ | 항생제를 복용하는 동안에는 술을 마시면 안 된다.

아래에서 살펴보겠지만 여기에는 두 가지 중요한 예외가 있다. 술을 무조건 금지하는 규칙의 기원은 2차 대전으로 거슬러 올라간다. 이 놀라운 특효약

이 갖는 보다 덜 알려진 사실은 임질과 매독에 커다란 효과를 미친다는 점이었다. 성병을 담당하는 경험 많은 의사 한 사람은 환자들에게 술과 항생제를 피하도록 이야기해야 할 이유를 두 가지 일러주었다. 첫 번째는 알코올이 생식기에 쏠리는 혈액의 흐름을 증가시키며, 그러면 해당 기관의 염증을 가라앉혀야 하는 입장에서 좋은 소식이 아니라는 다소 구식의 믿음이었다. 그리고 두 번째는 군인은 임질에 옮았을 당시 술에 취해 있었을 가능성이 높기 때문이었다. 치료 기간 동안에 다시 술을 마시면 원래 균에 옮았던 장소를 다시 방문하고 싶은 유혹이 생길 테고, 그렇게 되면 귀중한 페니실린의 약효가 떨어진다는 것이다. 내 동료 또한 술을 먹지 말라는 것은 보수적인 의료 전문가들이 얘기하는 도덕적인 제재일 것이라 얘기한 바 있다. 하룻밤 유흥업소에서 시간을 보내려면 일주일은 술을 끊어야 한다.

또 다른 이유들도 있다. 술에 취하면 다음 번 약을 언제 먹을지 잊거나 방금 전에 복용한 약을 토할 수 있다. 아니면 내 아버지처럼 술을 지나치게 퍼마신 나머지 애초에 본인이 항생제를 왜 먹고 있는지에 대해서도 잊을 가능성이 있다. 하지만 이 오해가 계속해서 불거지는 가장 설득력 있는 이유는 약과 알코올이 접촉하면 항생제의 약효가 떨어지거나 지독한 부작용이 나타날 것이라는 예측이다. 그렇지만 사실 거의 모든 항생제에 대해서 체내에 알코올이 소량 들어갔을 때 심한 부작용이 나타난다는 증거는 적거나 아예 없다.

이 규칙에 대한 예외는 메트로니다졸과 합성 항생제인 코트리목사졸인데 후자는 상표명인 박트림으로 통용된다(나는 항결핵제 치료 중인 환자들에게도 알코올을 피하라고 얘기하는데, 그 이유는 간에 손상이 갈 가능성을 줄이기 위해서다. 하지만 이런 경우에도 가능성은 무척 낮다.).

메트로니다졸은 흥미로운 역사를 갖고 있으며 세균에 대항해 흔하지 않은 활성 스펙트럼을 보이는 약이다. 상표명은 플라질과 메트로겔인데 후자는 마치 세련된 젊은 주식 중개인이 매일 아침 머리에 바르는 상품의 이름처럼 들린다. 하지만 사실 메트로니다졸은 젊은 주식 중개인이 매일 저녁 세균성 질염을 치료하기 위해 바르는 약품이다.[5] 이 약은 1950년대에 프랑스에서 개발되었는데 당시에는 트리코모나스라는 기생성 원생동물이 일으키는 무척 흔한 성 매개 감염병에 대한 치료제였다(원생동물은 세균보다 훨씬 크고 복잡한 단세포 생물이다.). 또한 이 약은 혐기성 세균에 효과를 보이는 최초의 항생제이기도 했다. 혐기성 세균이란 소화관 같이 산소가 없는 환경에서도 살아갈 수 있는 세균이다. 그리고 메트로니다졸은 람블편모충(Giardia lamblia, 설사를 비롯해 복부 팽만감이나 트림, 배가 부글거리는 증세 같은 만성 소화계 질환을 일으키는 원생동물)과, 아메바성 이질과 간의 농양처럼 더 심각한 증상을 유발하는 이질아메바균(Entamoeba histolytica)을 죽이는 데도 효과를 보였다. 이 약과 다른 항생제를 같이 처방해서 소화성 궤양을 일으키는 세균인 헬리코박터 파일로리를 치료하기도 했다. 입에서 불쾌한 금속성 냄새가 나거나 메스꺼움과 구토 증상을 보이는 것이 메트로니다졸의 부작용인데, 오랜 기간 복용했을 경우에는 말초신경에 손상을 일으키는 사례도 드물게 나타났다. 하지만 가장 잘 알려진 부작용은 알코올과 상호작용을 일으켜 나타나는 증상이다.

이런 부작용이 왜 나타나는지를 이해하려면 인체가 알코올을 어떻게 처리하는지에 대한 지식이 살짝 필요하다. 위장을 통해 흡수되어 핏속으로 들어온 알코올은 먼저 간에서 분해된다. 간에 존재하는 알코올 탈수소효소는 알코올을 분해해 아세트알데히드라는 화합물을 만든다. 이 아세트알데히드는 뒤이은 대사 작용을 통해 인체에 무해한 아세트산(식초에 들어 있는 산)으로 바뀌는데 이 작용을 담당하는 것은 아세트알데히드 탈수소효소다. 아세트알데히드는 인체에 약간 독성이 있으며 술을 마신 다음날 숙취를 일으키는 여러 성분 가운데 하나다. 신체에 아세트알데히드가 높은 농도로 존재하면 안면 홍조와 심계항진, 호흡곤란, 메스꺼움, 구토를 유발하며 극단적인

---

5 세균성 질염(BV)은 여성에게 흔하면서 불쾌한 증상으로, 질에서 좋지 않은 냄새가 난다. 이 증상은 질에서 '나쁜' 세균이 지나치게 증식하면서 발생하는데, 역설적으로 항생제를 사용하는 과정에서 나타나기도 한다.

상황에서는 심장 마비가 올 수도 있다. 상표명이 안타부스인 디설피람이라는 약물은 술과 같이 복용했을 때 아세트알데히드 탈수소효소의 작용을 막아서 위와 같은 아세트알데히드 독성을 일으키기 때문에, 지난 50년 넘게 알코올 중독자들이 술을 끊도록 돕는 역할을 했다. 메트로니다졸이 처음 소개되었을 때 이 약을 술과 같이 복용했던 사람들 가운데 몇몇은 디설피람과 같은 격렬한 부작용을 호소했다. 이런 작용은 코트리목사졸에서도 비슷하게 보고되었다. 한편 최근에는 메트로니다졸과 알코올의 상호작용이 아세트알데히드와는 상관없이 일어날 수도 있다는 주장도 제기된 바 있다. 하지만 구체적인 메커니즘이 무엇이든 이런 항생제를 처방할 때 나는 의사로서 술을 절대 마시지 말라고 강력하게 경고한다.

술을 많이 마셔서 간에 손상을 입은 사람이라든지 다른 이유 때문에 간에 질병을 얻은 사람들 또한 몇 가지 항생제를 복용하지 말아야 한다. 하지만 거의 대부분의 건강한 사람들은 색깔 입힌 캡슐에 든 항생제를 복용하는 중이라고 해서 레드와인이나 화이트와인을 한두 잔 마시는 것마저 자제할 필요는 없다.

| 오해 ❼ | 항생제는 면역계를 약화시킨다.

몇몇 항생제가 골수에 심각한 부작용을 나타내는 것은 사실이지만 이런 증상은 몹시 드물게 나타난다. 그런 부작용이 나타나면 적혈구나 백혈구, 혈소판(혈액 응고에 관여하는)이 영향을 받겠지만 그 영향은 대개 일시적이며, 항생제 복용을 멈추면 이것들의 기능은 정상으로 돌아온다. 물론 드물게는 항생제가 비가역적인 골수부전을 일으키는 경우도 있다. 이런 파괴적인 부작용이 일어난다는 사실은 역사상 가장 다재다능하고 효과적인 항생제의 명성을 무너뜨렸다. 바로 클로람페니콜(chloramphenicol)이다. 이 항생제는 값이 싸고 광범위한 세균을 죽이는 강한 활성을 보이는 데다 뇌척수액(뇌와 척수를 감싸고 있는 액체)으로도 침투하기 때문에 뇌수막염 치료에도 사

용할 수 있다. 또 굳이 정맥 주사를 맞지 않고 경구 복용을 해도 주사 못지 않게 효과를 나타낸다. 하지만 이 약은 2만 건 가운데 1건 꼴로 비가역적인 골수부전(재생불량성 빈혈이라 알려진)을 일으킨다. 이런 이유로 선진국에서는 이 약의 판매가 금지되었지만 개발도상국에서는 여전히 사용되고 있고, 감염병 치료의 중심적인 역할을 하는 곳에서도 종종 처방된다.[6]

내 생각에 면역계 약화에 대한 이 오해는 실제로는 다른 현상을 가리킬 수 있기 때문에 사람들이 '약화시킨다'를 정확히 무슨 뜻으로 사용하는지를 알아야 한다. 예컨대 매년 수백만 명의 여성들이 요로 감염으로 항생제를 처방받는다. 그리고 며칠이 지나면 그 가운데 수십만 명이 질의 가려움증을 진정시키려고 약국에 가서 튜브에 든 크림을(대개 클로트리마졸 같은 성분이다.) 구입해 간다. 실제로 같은 증상을 겪고 있는 여성이라면 다들 알겠지만 이 증상은 칸디다 알비칸스(Candida albicans)라는 진균의 지나친 증식에 의해 일어난다. 새로 나타난 이 가려움증이라는 증상은 여성들이 처음에 겪었던 요로 감염만큼이나 괴롭다. 그렇기 때문에 사람들이 자기가 처방받은 항생제가 면역계를 '약화시켜서' 그 결과 칸디다균이 증식한 것이 아닌지 넘겨짚는다 해도 무리는 아니다.

모든 생명체의 생존은 면역이라는 생물학에서 가장 눈부시게 대단한 현상 덕분이다. 우리의 위장과 피부에 대장균이나 황색포도상구균 같은 병원체들이 우글거리는데도 우리가 대부분 건강을 누릴 수 있는 단 하나의 이유는 면역계가 99.9퍼센트의 시간 동안에 제 역할을 다하기 때문이다.[7] 그러

---

6 의료 분야에서는 흥미롭게도 어떤 위험에 대해서는 잘 준비하면서도 다른 위험에 대해서는 크게 신경을 쓰지 않는 경우가 있다. 페니실린에 대한 과민 반응은 치명적이며 2만 번 복용할 때마다 1~4건은 나타나지만 아무도 시중에서 페니실린을 금지하자고 주장하지 않는다.

7 우리에게 온전한 면역계가 없다면, 난방용 배관을 먹어치워 밖으로 나갈 수 없었던 쥐와 같을 것이다. 쥐가 죽으면 여태까지 쥐의 면역계에 의해 안전하게 통제되었던 위장 세균이 급격하게 증식한다. 그리고 히터가 집안 곳곳에 쥐가 부패한 역겨운 냄새를 효과적으로 전달한다. 이것은 혐기성 세균이 억제되지 않은 채 증식하는 경우의 특징이다.

다가 세균 한 마리가 면역계가 채운 쇠고랑을 끊고 병을 일으키면 우리는 면역계가 세균들을 쓸어버리기 전에 항생제를 사용해 성가신 세균들을 죽인다. 하지만 지난 10년 동안 밝혀진 사실에 따르면 우리의 면역계는 방정식의 한쪽 변, 전체의 일부에 불과하다. 미생물총(microbiome)이라 불리는 세균들 역시 서로 독립적인 생태학적 관계를 형성하며 우리 몸에서 질병을 예방하는 데 면역계 못잖은 중요한 역할을 하기 때문이다. 미생물총을 이루는 세균의 종류는 수천 가지에 이른다. 이 주제는 현대 의학에서 무척 활발한 연구 영역이며 감염의 기원을 비롯해 비만과 류머티스 관절염, 당뇨병, 심지어는 암에 이르는 다양한 증상들에 이 미생물총이 어떤 역할을 하는지에 대해 새로운 가설들이 나오고 있다.

진화는 인간과 미생물총 사이의 아름다운 우정을 중개해 미생물 세상의 국제 연합을 만든다. 칸디다균 같은 병원체들은 자기의 세를 늘리려는 확장주의적 경향이 있기 때문에 비병원체성 세균 이웃보다는 숫자가 많다. 이때 우리가 목표로 삼는 병원균을 죽이기 위해 투여되는 항생제는 그동안 칸디다균을 낮은 수준의 생활환경에 머무르도록 억제하던 비병원체성 평화주의자 세균들의 상당수를 쓸어가 버린다. 그러면 칸디다균은 약간의 소란을 일으킬 기회를 얻게 되어 미약하고 성가신 정도의 증상을 일으킨다. 에이즈나 암에 걸리거나 이식 거부 반응용 약을 복용했을 때처럼 면역계가 심각하게 악화되었을 때만 원래 힘이 없는 미생물인 칸디다균도 핏속과 몸속 다른 부위를 침입해 심각한 병증을 일으킬 수 있다.

몇몇 항생제들은, 특히 '오해 ❹'에서 다뤘던 광범위 항생제의 경우 다른 약보다 미생물총을 더 많이 파괴한다. 내가 예전에 병원에서 꽤 종종 사용했던 약 가운데 클린다마이신이 그런 항생제다. 1960년대에는 이 약이 황색포도상구균을 퇴치하는 데 효과적이라고 알려져 인기가 많았는데, 당시 황색포도상구균은 다른 흔한 항생제에 대해 빠른 속도로 저항성을 얻는 중이었다. 클린다마이신은 포도상구균과 연쇄상구균을 죽이는 효능이 있었으며, 흔하지 않게 위장에 사는 혐기성 세균의 상당수에 대해서도 효과를 보였다. 이 약은 소화기관의 증상에 집중적으로 처방되었고 그에 따라 혐기성 세균의 상당수가 서식하는 위장 미생물총에 대단히 강력한 위력을 나타냈다. 이 가운데 가장 중요한 세균은 클로스트리듐 디피실리(Clostridium difficile)였는데 이 균은 언제든 미생물총의 2~5퍼센트를 차지했으며 독소를 생산한다. 하지만 클린다마이신을 복용한 100명 가운데 1명은 클로스트리듐 디피실리가 지나치게 증식하는 것을 막지 못해 이 세균에서 나온 독소 때문에 위막성대장염이라는 위장 염증을 보였다. 그리고 몇몇은 중독성거대결장증이라는 더 위험한 증상을 발전시켰는데 심하면 위장에 천공이 생겨 죽음에 이를 수도 있는 병이었다. 이런 대장염에 걸릴 1퍼센트의 위험성이 알려지자 의사들은 겁에 질려 클린다마이신을 일상적인 진료 과정에서 멀리했고, 1970년대에는 몇몇 질병에만 사용하도록 제한되었다.

하지만 불행히도 어떤 항생제든 클로스트리듐 디피실리가 증식하는 데 도움을 줄 수 있다. 물론 흔하게 처방되는 항생제들은 그런 위험을 일으킬 확률이 클린다마이신에 비해 훨씬 적지만, 항생제를 처방받은 환자들 가운데 클로스트리듐 디피실리 관련 설사(CDAD)가 꽤 나타난다는 점은 오늘날 커다란 임상적 문제로 부각된다. 지난 10년 동안 전 세계적으로 독성이 높은 세균 균주들이 나타났는데 이들 전부는 노인들의 사망률을 높였다. CDAD를 겪은 환자들은 50퍼센트 이상이 치료받은 뒤에도 재발되며 상당수의 환자들이 몇 달, 심지어는 몇 년에 걸쳐 설사를 겪는다. CDAD를 치료하는 표준적인 방법은 메트로니다졸이나 반코마이신 같이 이 세균에 민감성을 가진 항생제를 사용하는 것이다. 하지만 내가 이런 치료법을 제안하면 환자들은 종종 혼란스러운 표정을 짓곤 한다.

"애초에 이 증상을 겪게 한 원인이 그 망할 항생제였잖습니까? 그런데 이 부작용을 치료하겠다고 또 빌어먹을 항생제를 복용하라고요?" 한 노인 환자는 이렇게 무척 이성적인 질문을 던졌다.

환자들이 가진 미생물총을 온전하게 복원하기 위해 오늘날 수백만 명의 연구자들이 수십억 달러를 들여 환자들의 위장에 엄청난 양의 세균을 집어

넣으려 한다. 어쩌면 이런 방식이 효과가 있을지 모르지만 지금 당장은 부정적인 증거가 많다. 비병원체성 세균을 농축한 생균제(probiotic)는 CDAD를 치료하는 데 효과가 있다는 증거는 없어도 항생제를 복용한 사람들에게 CDAD를 예방하는 역할을 할 가능성은 있다. 전반적으로 봤을 때 생균제는 CDAD에 걸릴 위험성을 약 65퍼센트 낮춰 주는데 이 처치가 꽤 인체에 무해하다는 사실을 두고 봤을 때는 꽤 인상적인 결과다. 물론 내가 앞에서 말했던 "부작용이 없으면 약효도 없다."라는 격언을 증명하기라도 하듯 생균제는 복부 경련과 미각장애, 복부의 부글거림을 유발할 수 있다. 하지만 클로스트리듐 디피실리 감염증을 겪었던 내 환자들은 이 정도의 부작용은 감수할 만하다고 얘기한다.

그런데 이 생균제보다도 위장 미생물총을 온전하게 복원하는 더 좋은 방법이 있다. 이 방법은 지금껏 등장했던 어떤 방식보다도 효과적으로 CDAD를 치료한다. 하지만 효과적인 처치법 치고는 역사상 최악의 이름이 지어졌다고 볼 수 있다. 바로 대변 이식술(faecal transplantation, 대변 미생물 이식술)이다. 환자를 치료하겠다는 선의에서 이 이름을 지은 연구자는 사람들에게 용어가 받아들여지기까지 여러 해를 보냈을 것이다. 하지만 이 치료법이 효과가 좋다는 데이터는 상당히 설득력 있다. 치유율이 거의 92퍼센트이기 때문이다. 이 치료법을 뒷받침하는 원리는 꽤 단순하다. 건강한 사람에게서 대변 샘플을 소량 얻어 믹서에 간 다음 목에 쉽게 넘길 만한 음료에 섞어 CDAD 환자에게 건네는 것이다. 간단하다! 현재 이 치료법은 소수의 전문 센터에서만 실시되고 있지만 나는 CDAD 환자가 늘어날수록 이 치료법을 수용하는 심미적인 마음의 장벽은 낮아지리라 확신한다.

다음 10년 동안 항생제와 인간, 미생물총의 뒤얽힌 상호작용은 보다 명확하게 드러날 것이다. 그러는 동안 몇몇 드문 부작용을 제쳐둔다면, 항생제는 우리 면역계의 기능에 직접적인 영향을 미치지 않는다고 결론을 내리는 것이 보다 합리적이다.

우리는 지금 항생제의 시대가 종말을 맞는 모습을 지켜보고 있다. 뒤에서 내성에 대해 자세히 다룰 때(8장 '저항은 소용없다'를 참고하라.) 잠깐 언급하겠지만, 지난 60년에 걸친 세균의 진화는 우리가 인간과 동물을 치료하는 과정에서 항생제를 널리, 때로는 무분별하게 사용했기 때문이었다. 항생제에 대한 내성이 생기는 과정을 아예 막을 수는 없지만 적어도 그 속도를 늦추고 앞으로 몇 년 동안 지금 존재하는 항생제의 유효기간을 연장할 수는 있다.

오스트레일리아는 전 세계에서 처음으로 국가적으로 인가받은 권고사항을 출간해 의료 전문가들에게 항생제 처방에 대한 완전히 독자적인 조언을 할 수 있도록 했다. 1978년에 처음 출판된 이 『항생제 지침(*Antibiotic Guidelines*)』은 이제 15판을 찍었다. 이 출판물의 권고사항은 명쾌한 증거에 기반한 것이며 항생제가 처방되는 방식에 큰 영향을 끼쳐 왔지만, 여전히 여러 의사들은 이 지침을 어기면서 처방을 내린다. 그렇다고 그 의사들이 무지한 것은 아니다. 대부분의 의사들은 항생제에 대해 많은 지식을 갖고 있지만 그것은 항생제를 만드는 측에서 직접 전해진 정보인 경우가 많다. 그리고 불행히도 제약업계는 의사들의 처방 습관에 영향을 미치는 법을 안다. 2004년 미국 회사들은 제약 분야의 홍보 활동에 575억 달러를 썼다. 이들의 기술 가운데 하나는 환자들의 요청이 갖는 힘을 빌리는 것이었다. 미국에서 텔레비전을 시청했던 사람이라면 당시의 인구 통계적 특성을 잘 반영하는 가장 흔한 의료적 증상이 무엇인지 곧 알게 된다. 예컨대 만약 요실금 치료제나 비아그라 광고라면 「사인필드(Seinfeld)」나 「매시(M.A.S.H.)」 같은 드라마의 재방송을 하다가 나왔을 것이다. 이 시청자가 의사에게 찾아가 약의 이름을 대며 처방해 달라고 요구했다면 그 의사 역시 최근에 똑같은 약에 대한 교육 대상이었을 확률이 높다.

오스트레일리아에서 이름난 약을 광고하려면 의료 저널을 통해서만 가능하다. 하지만 제약업계는 여기저기 돌아다니며 자기들의 약이 치료하는 질병에 대해 텔레비전이나 인쇄물로 광고를 만든다. 이런 광고들은 대개 "의사와 상의하세요."라는 문구로 끝맺는 경우가 많고 그러면 대중에게는 공익광고로 인식된다. 많은 의사들은 자기들이 제약업계의 마케팅 기술에 도가텄다고 스스로 생각하지만 연구에 따르면 정반대의 결론이 꾸준히 나온다. 이런 제약업계가 주도하는 흐름에 맞서기 위해 정부 기관에서는 '전문지식알리기'라는 다소 서투르게 보이는 접근 방식을 취해 왔다. 특정 약품에 대해 이해관계가 없는 전문가들이 보다 좋은 처방을 내리도록 훈련하는 내용이다. 하지만 이 시책은 의사들의 처방을 5~10퍼센트 바꾼 정도의 대단치 않은 효과를 보였을 뿐이다. 그 예산이 거대 제약회사가 매년 광고에 들이는 비용과는 상대가 되지 않기 때문이다.

의료 전문가와 일반 대중이 가진 여러 오해들 역시 합리적인 처방에 걸림돌이 된다. 의사들은 적절한 전문 교육을 통해 환자들이 겪는 흔한 질병의 원인 미생물에 대한 이해도를 높여야 한다. 또한 의사들은 감염성 세균을 진단하기 위해 필요한 중요한 실마리들을 식별하고, 새로 나온 광범위한 약품이 언제나 좋은 것만은 아니며 항생제 정맥 주사가 언제나 약효가 좋은 것은 아니라는 사실을 알아야 한다. 또 개인적인 경험에 따라 아무리 자명해 보이는 사실이라 해도 무작위 임상 시험이라는 가차 없는 평등주의의 시험을 통과해야 한다는 점을 명심하고, 무엇보다 의사의 제일원칙은 환자들에게 해를 가하지 않는 것이라는 사실을 인지해야 할 것이다.

또한 일반 대중은 항생제가 바이러스를 죽이지는 못한다는 사실과 우리의 귀와 코, 목구멍에 생기는 흔한 증상들은 대부분 바이러스성이라는 사실을 알아야 한다. 또한 실제로 세균이 일으키는 몇몇 증상에 대해서도 항생제는 환자 집단의 일부만을 치료해 준다는 사실을 알고 있어야 한다. 그리고 항생제는 꽤 안전하지만 100퍼센트 안전한 것은 아니라는 점과 함께, 대부분의 감염증에 대해서 항생제를 정확히 얼마나 복용해야 할지에 대해서는 아무도 모른다는 점을 알아 두는 게 좋다. 또 제대로 된 이유에 근거해 제대로 처방된 항생제라면 면역계를 약화시키지 않는다는 점과 거의 모든 항생제를 복용할 때 소량의 알코올은 섭취해도 괜찮다는 점을 알아야 한다. 여기에 더해 생균제품은 조심스럽게 받아들일 수 있지만 제품의 효과에 대해 근거가 완전히 갖춰지지는 않았다는 사실도 알아 두자.

내가 멜버른의 누나 집 부엌 바닥을 기어다니는 동안 두통은 쿵쿵 두드리는 듯 점점 심해졌고 매순간 증상이 악화되었다. 곧 공항으로 나를 데려다 줄 택시가 도착할 예정이었지만 다행히 적당한 항생제를 찾는 데는 얼마 걸리지 않았다. 나는 유통기한을 확인한 다음 물 한 잔과 함께 첫 번째 알약을 꿀꺽 삼켰다.

물론 효과는 전혀 없었다.

제8장

저항은 소용없다

멜버른에서 내가 의사로서 훈련받았던 가톨릭 병원의 병동 이름은 성인의 이름을 따서 지어졌다. 단순한 우연인지 어쩐지 모르겠지만 그 성인은 해당 병동의 분야를 관장한다거나 그곳에서 치료하는 질병과 관련이 있었다. 예컨대 한 남성 외과 병동은 의사들의 성인인 성 루크의 이름을 땄다(루크는 도살업자의 성인이기도 하다.). 15살의 나이로 아일랜드의 비기독교 출신 왕이었던 아버지에 의해 죽임을 당한 순교자인 성 딤프나의 이름은 정신과 병동에 붙여졌다. 또 "주여, 저에게 순결과 금욕을 주십시오, 하지만 아직은 말고요.…"라고 기도했던 기독교의 아버지 가운데 하나인 성 어거스틴의 이름은 감시가 철통 같은 펜트리지 교도소에 붙었다. 어거스틴의 어머니이자 힘겨운 결혼, 뜻하지 않게 생긴 아이(!), 불륜의 희생자, 외도와 언어폭력의 성인인 성 모니카는 부인과 병동에 이름을 올렸다. 그리고 여러분도 쉽게 짐작했겠지만 성 베드로의 이름은 집중 치료실에 붙었다. 하지만 눈 먼 자들의 수호 성녀인 루치아의 이름이 메티실린 내성 황색포도상구균(MRSA)에 감염된 환자들의 병동에 붙은 이유는 나도 잘 알 수가 없다.[1] 한

---

1 메티실린은 부분적으로 합성된 베타락탐 계열의(페니실린도 여기에 들어간다.) 항생제로 시중에는 1959년에 나왔다. 이 약은 베타락타마아제라는 세균의 효소를 망가뜨리며 페니실린에 내성을 가진 황색포도상구균에 효과를 보이는 최초의 항생제다. 하지만 메

센병의 성인인 다미앵의 이름 역시 전혀 동떨어진 곳에 붙었다.

한편 황색포도상구균은 1941년에 페니실린이 발견되고 몇 해 지나지 않아 내성이 나타났다는 증거가 있다. 1960년대에는 고도로 저항성을 갖는 균주가 처음으로 모습을 드러냈고 1970년대에는 전 세계적으로 격리 병동이 생겨났다. 성 루치아 병동은 내가 근무하던 병원의 6층에 자리했는데 눈 코 뜰 새 없이 바쁜 병원 업무와는 조금 떨어져 있었다. 이 병동은 마치 수술실처럼 취급되었는데, 병균을 외부에 퍼뜨리는 대신 안에 가두는 공간이었다. 이곳에 들어가려면 입구에서 흰 가운을 벗고 청진기, 각종 용품을 내려놓아야 하며 그 대신 하얀색 작업복과 부츠를 착용해야 했다. 또 당시에는 알코올이 들어간 청결제는 흔하지 않아서 살균 효과가 있는 비누와 물로 손을 씻어야 병동에 입장이 가능했다. 환자들은 근본적인 증상들이 다양했고 한 명당 열 명 이상으로 구성된 의료 팀의 보살핌을 받았다. 이렇게 해서 수술 환자와 비수술 환자가 섞여서 수용되는 병동이 만들어졌고 이에 따라 간호 인력은 어떤 유형의 의료적 문제든 대처할 준비를 갖춰야 했다. 이것을 본 방문객들은 실망했다. 병동의 위치라든지 상주 의료진이 들어왔다 나가는 시간을 보면 하루에 한 번 이상은 거의 들르지 않는다는 점이 드러났기 때문이었다(가끔은 그보다 횟수가 덜한 날도 있었다.). 간호사들은 헌신적으로 일을 열심히 했지만 루치아 병동의 교대근무는 힘들고 벅차게 배치되었다. 그래서 감염병 환자들을 전문적으로 간호하는 개별 단위로 분리해 놓는 일 정도가 타협점이었다. 오늘날에는 어떤 종류든 내성 미생물을 지닌 환자들은 병원의 따로 분리된 방에서 보살핀다.

비록 황색포도상구균은 지원 단체나 기념일도 없지만 선진국에서 발생하

티실린이 출시된 지 1년도 안 되어 메티실린에 내성을 갖는 균주가 나타났다. 그래서 이 약은 근육 내 주사로 투여될 수밖에 없었는데 게다가 간질성 신염이라는 신장 염증을 일으키는 경우도 흔했다. 이에 따라 메티실린은 곧 인체에 투여하지 못하도록 금지되었다. 대신 실험실에서는 베타락탐 계열의 항생제에 내성을 탐지하는 목적으로 계속 사용되며 MRSA의 M도 메티실린의 약자다.

는 생명을 위협하는 심각한 감염증의 상당수를 차지한다. 이 세균은 피부, 뼈, 근육, 관절, 간, 뇌, 심장에 감염될 수 있다. 정말로 몸 곳곳 어디든 침입했던 것이다. 그리고 만약에 이 세균이 핏속으로 흘러든다면 6개월 내 생존율은 20퍼센트였는데, 이것은 심장 마비로 병원에 입원하는 환자에 비해 사망률 면에서 4~6배 높은 값이었다.[2] 황색포도상구균 감염은 수술 후에 비교적 흔히 일어난다. 예컨대 오늘날 고관절 교체 수술을 할 때 이 세균에 감염되는 것은 심각한 합병증으로 간주되는데 더구나 내성균에 감염됐다면 그야말로 재난 상황에 가까운 일이다.

1970년대에는 MRSA를 치료할 수 있는 약이 3가지뿐이었다. 그중 하나인 반코마이신은 1950년대에 개발되었고 정맥 주사로만 몸에 투여될 수 있다. 반코마이신의 활성 성분을 자연적으로 생산해 내는 균류는 보르네오 제도의 정글에서 발견되었으며, 포도상구균을 퇴치하는 힘이 있다고 해서 약의 이름이 그렇게 붙여졌다. 하지만 초기에 만든 약제에는 불순물이 많았다. 당시의 반코마이신은 알레르기 반응을 많이 유발했으며 제조사인 미국 엘리릴리사의 과학자들은 이 약에 '미시시피 진흙'이라는 별명을 붙였다. 나중에 나온 약은 훨씬 정제되었지만(그리고 더 비싸며) 여전히 알레르기와 비가역적인 신부전을 일으켰으며 때로는 내이의 비가역적인 손상과 그에 따른 어지럼증, 균형 감각의 손실이 생겼다. 소량으로 보면 이 약은 내성이 없는 연쇄상구균을 퇴치하는 다른 항생제들과 비교했을 때 위력이 약하다. 오늘날에는 의료진이 반코마이신에 대한 처방과 투여를 감독해야 하기 때문에 나는 침대 옆에서 오랜 시간을 보내며 지루해하는 환자들이라든지, 가끔은 루치아 병동의 약간 정신이 이상한 입원 환자들의 정맥에 투명한 갈색 액체를 밀어 넣고는 했다.

MRSA 감염을 치료하는 또 다른 항생제로 리팜피신과 푸시딘산이 있는데 이 약들은 적어도 경구 투여해야 하지만 상당한 부작용이 있으며(가장 약

---

2 그럼에도 혈류에 감염을 일으켜 응급실에 온 환자들은 심장 발작을 일으킨 환자들에 비해 조금은 여유를 두고 처방을 받는 경우가 많다.

한 증상이 심한 메스꺼움과 구역질이다.), 리팜피신에 대한 내성이 급히 나타나는 것을 피하기 위해서는 둘을 같이 복용해야 한다. MRSA에 대항하는 효과적인 새 항생제인 리네졸리드가 시장에 나온 것은 2000년 들어서였다. 리네졸리드는 그 자체로 반코마이신보다 강력했지만 골수에 심각한 독성을 보일 수 있었기에 복용 기간은 거의 몇 주로 제한된다.[3]

오늘날 MRSA는 몇몇 병원에서 무척 흔하게 나타나지만 사람들은 환자들을 격리시킬 생각도 잘 하지 않는 듯하다. 하지만 대부분의 경우 격리시키는 것이 효과적인 전략이기에는 환자 수가 충분하지 않아서 환자들은 자신이 앓고 있는 주된 질병에 가장 관계있는 여러 병동에 흩어져 분포한다.[4] 루치아 병동이 운 나쁘게 세균에 감염된 환자들을 격리하기 시작한 지 40년 만에 다른 미생물에도 다중적으로 내성을 가진 미생물들이 부상했다. 그러면서 당시에는 완전히 비축된 무기고가 있는 것처럼 보였지만 MRSA에 대항한 약에 대한 선택지는 극히 적어졌다.

여러분은 지난 10년 동안 매일같이 항생제 내성이 문제라는 말을 듣고 살았을 것이다. 하지만 2차 대전이 끝난 뒤에 모든 프랑스 사람들이 자기가 레지스탕스였다고 주장했듯이 내가 이 문제를 해결하려고 열성적으로 싸웠다고 주장한다면, 솔직하지 못한 일일 것이다. 1980년대 후반에 나는 한 동

---

3 새로운 약이 다 그렇듯, 리네졸리드는 처음 시장에 출시되었을 때 무척 비쌌다. 한 동료는 환자에게 이 약을 단 한 번 처방한 답례로 제약 대리인이 방문해 오스트레일리아 고급 와인인 그랜지 허미티지 한 병을 주기도 했다.
4 지난 5년 동안 병원에서 올바른 손 씻기 방법을 가르치는 일은 WHO 국제 프로그램의 일부였고, MRSA가 억제되었던 여러 이유 가운데 하나였다. 오스트레일리아의 의료 노동자들은 그동안 이 지침을 열심히 따랐지만 모두가 다 그런 건 아니었다. 오늘날 간호사들은 이 지침에 대한 준수율이 평균 85퍼센트에 이르지만 의사는 아직 69퍼센트에 머무르고 있기 때문이다.

료가 미국에서 명망 있는 펠로십 과정을 마치고 오스트레일리아에 돌아왔다는 사실을 알게 되었다. 그는 당시에 별로 중요하지 않게 취급되었던 세균인 장내구균에 대한 내성을 집중적으로 연구하는 유명한 미생물학 실험실에서 일했다. "대단하네요." 나는 겉으로는 이렇게 말했어도 속으로는 그 동료의 관심사가 그렇게 중요하지는 않다고 여겼다. 내가 봤을 때 진짜 게임은 다른 곳에서 벌어지고 있었기 때문이다. 당시 세상에는 HIV가 한창 유행 중이었고 C형 간염균이 막 발견되던 차였다. 헤모필루스 백신이 새로 개발되었고 최신 항생제도 시중에 나왔다. 이런 상황이라 뱃속에 사는 성가신 미생물들이 일으키는 내성의 복잡한 메커니즘을 밝히는 일은 내게는 시시한 연구처럼 비쳤다.

하지만 그건 정말 잘못이었다.

오늘날 항생제 내성은 전 세계적으로 거의 최악의 위기 상황을 일으키고 있다. 지난 60년 동안 인간에게 병을 일으키는 거의 모든 미생물들은 항생제나 항바이러스제의 진화적인 '압력'에 대응해 어느 정도의 내성을 발전시켰다. 이제 곧 우리는 후기 항생제 시대에 진입할지도 모른다. 몇몇 미생물들은 다른 미생물보다 빠르게 적응하며 우리는 찬장 속의 약에 전부 내성을 가진 세균들을 이미 접하고 있다.

물론 만약 우리에게 내일 당장 효과적인 항생제가 떨어진다 해도 세상이 멸망하지는 않을 것이다. 인류는 꽤 성공적으로 앞으로 나아갔고 20세기 중반까지는 인구를 불리는 데 문제가 없었다. 하지만 항생제가 없으면 이식 수술은 할 수 없었다. 백혈병이나 림프종 치료를 위한 골수 이식을 하다가 죽음을 맞는 환자 가운데 40퍼센트가 감염 때문이었다. 심장이나 폐, 신장, 간 이식도 마찬가지다. 효과적인 항생제가 없으면 감염증에 따른 사망을 거의 피할 길이 없었다. 바깥세상에서 살아남기엔 면역계가 아직 충분히 발달하지 못한 조산아들 또한 치료할 수 있었던 세균 감염 때문에 목숨을 잃을 것이다. 유방암이나 폐암에 걸려 화학요법을 받고 있는 상당수의 환자들도 불필요한 죽음을 맞게 된다. 수술이 필요한 외과 환자들은 감염증에 더 많이 노출될 것이다. 오늘날 인공관절 치환술이 실시되기 시작하면서 마취과 의사들은 감염 확률을 낮추기 위해 일상적으로 항생제를 투여한다. 외과의 사들은 잘 회복할 것이라는 희망이 보이고 전혀 문제없을 듯한 환자의 보철 용 관절에서 감염이 일어나는 상황을 무척 두려워한다. 고치기가 힘들다는 사실을 알기 때문이다. 아무리 시설이 좋고 실력이 대단한 병원이라도 감염 증이 생길 확률은 2~5퍼센트에 달한다. 항생제가 없다면 이 확률은 여러 배 치솟을 것이다. 관절 치환술은 전기를 사용하는 시술이며 이때 감염이 될 위험성은 수술로 얻는 이득을 상회할 수도 있다. 무척 흔하지만 그래도 위험하고 심각한 복부 수술(맹장 수술, 쓸개 제거술, 위장 절제술 같은)을 해야 하는 사람들은 1950년대 이래로 예전에는 거의 고려하지도 못했던 감염증 에 걸릴 확률이 훨씬 높아졌다.

하지만 이런 감염증을 쉽게 치료한다는 것은 이제 과거의 일이다. 내가 근무하는 병원의 환자들에게서 보는 가장 흔하면서 골치 아픈 감염증은 다 리에 나타나는 봉와직염(cellulitis)이다. 이 병에 걸린 사람들은 다량의 항생 제를 투여 받아야 하지만 그러면 거의 증상이 낫기는 한다. 봉와직염에 걸 린 사람들의 대다수는 사실 제일 먼저 진료 받은 의사에게 이미 진단을 받 기 때문에 감염병을 전공한 나에게까지 오지는 않는다. 하지만 항생제가 없 었다면 봉와직염 환자들은 20세기 초의 상태로 돌아갈 것이다. 수술을 통해 다리 깊숙한 조직에 고인 고름을 빼내고 심한 경우에는 다리를 절단해야 하 는 상황 말이다.

여성에서 나타나는 요로 감염 또한 단순히 얼마 안 되는 기간 동안 항생 제를 삼키는 것만으로 해결될 수 있는 성가신 질병을 넘어설 것이다. 이미 동남아시아에서 휴가를 보내고 돌아오는 여성들 가운데 현지의 토착 세균 이 위장관에 감염된 채 6개월 이상 그대로 지내는 사례들이 보고되었다. 이 세균들이 위장에서 질로, 이어 요도로 짧은 여행을 마치고 나면, 삼키는 항 생제만으로는 치료할 수 없는 방광염에 걸릴 수도 있다. 업무로 해외 출장 을 떠났다가 돌아오는 남성들 가운데도 전립선 검사를 받지 말라는 의학적

충고를(근거에 기반한) 무시했다가 나중에 중환자실 신세를 지는 사람들이 있다. 비뇨기과의사들이 직장 생체검사를 하다가 치료하기 힘들 만큼 내성을 지닌 미생물을 혈류 안으로 쏟아부을 수 있기 때문이다(13장 '11그램짜리 말썽거리'를 참고하라.).

물론, 항생제가 없다고 해서 곧 세상이 멸망하는 것은 아니다. 다만 지금과는 아주 다른 모습이 되리라는 점은 확실하다.

세균에게 내성이 어떻게 생겨나는지를 이해하기 위해서는 역사상 가장 중요한 생물학적 아이디어에 대해 잠깐 둘러보는 게 좋다. 바로 진화 이야기다.

진화는 생물 개체군 안의 유전적인 변이에 대한 선택적인 환경의 압력에 의해 추동된다. 진화를 다윈의 용어인 '적자생존'으로 단순하게 요약할 수 있다. 생물이 살아남아 자손을 퍼뜨릴 수 있도록 하는 유전적인 특성을 가진 유기체들만이 스스로의 유전자를 이어갈 수 있을 것이다. 인간 같은 복잡한 동물에서는 진화가 무척 천천히 일어나기 때문에 한 사람이 살아가는 동안에는 그 변화를 눈치채기가 거의 힘들다.[5] 반면에 세균처럼 빠르게 번식하는 유기체의 경우는 이들이 진화하는 과정을 쉽게 지켜볼 수 있다.[6] 인

---

5   몇몇 문외한들이 진화의 메커니즘과 원리를 이해하지 못한다는 점은 그렇게 놀랍지 않다. 하지만 미국인 가운데 3분의 1은 진화를 아예 거부한다는 점은 꽤 충격적이다. 2013년 갤럽의 조사에 따르면 미국인의 42퍼센트는 '신이 약 1만 년 전에 지금과 꽤 비슷한 형태로 인류를 창조했'라는 진술에 동의했다. 반면에 오스트레일리아의 과학 아카데미가 2013년에 조사한 바에 따르면 오스트레일리아 사람 가운데 진화론을 믿지 않는 사람은 고작 9퍼센트였다.

6   신문 연재만화인 「둔즈베리 카툰」에서 내가 제일 좋아하는 에피소드는 의사가 환자에게 결핵이라고 말하는 장면이다. 환자가 의사에게 자신이 회복될 수 있을지를 묻자, 의사는 당신이 창조론자인지 아닌지에 달려 있다고 대답한다. 그리고 의사는 환자에게 당신

간의 장에 사는 대장균을 예로 들어 보자.

대장균은 자기보다 복잡한 유기체들의 위장관 안에서 수억 년 동안 살아남은 고대의 미생물이다.[7] 이 사실을 알면 안도할지도 모르겠는데 이 세균들이 장 안에서 성행위를 하지는 않는다. 단지 자기 몸을 쪼개서 똑같은 복제본 둘로 나눌 뿐이다. 그렇기에 갓 생겨난 대장균은 어미 대장균과 본질적으로 같다. 하지만 이렇게 복제본을 만들 때마다 실수가 생길 확률은 높아진다. 이런 실수는 돌연변이라고 불리며 번식 과정의 피할 수 없는 일부다. 돌연변이는 유전자의 다양성을 이끌어 낸다. 여러분의 위장에서 살아가는 대장균의 개체군 안에는 수천 가지의 유전적 변이, 또는 균주가 존재할 것이다. 이 변이들은 현미경으로 관찰해 보면 전부 똑같아 보이지만 각 세균들을 이루는 단백질의 혼합물 속에는 약간의 차이들이 있다. 이런 대부분의 돌연변이는 아무런 효과도 없으며 세균의 외양이나 행동에 어떠한 차이도 일으키지 못한다. 하지만 몇몇 돌연변이는 대장균이 번식을 하지 못하도록 막아 말 그대로 막다른 골목에 이르게 할 수도 있다. 또 세균 단백질에 가해지는 몇몇 변이는 세균이 인간의 위장 벽에 부착하는 방식에 영향을 줄수 있다. 항생제에 대한 세균의 민감성을 바꾸기도 한다. 진화는 환경에 적합한 개체를 선호하며, 그렇기 때문에 시간이 지날수록 소수의 균주들이 모든 사람들의 위장에 살고 있는 덜 흔한 변이를 가진 수천 종류의 변이체들을 압도한다.

몸속의 결핵균을 항생제가 나오기 전의 형태로 간주할 것인지, 아니면 여러 약에 내성을 갖도록 진화한 형태로 간주할 것인지 묻는다. 그리고 이렇게 말한다. "당신의 선택에 달렸습니다. 만약 당신이 노아의 방주를 믿는 창조론자라면 나는 그냥 스트렙토마이신을 처방할 겁니다." 그러자 환자는 새로 나온 약은 무엇인지 물었다. "그 약은 지적으로 설계되었죠." 의사가 무표정하게 대답했다.

7 대장균의 전체 학명은 'Escherichia coli'이지만 거의 항상 축약해서 'E. coli'라고 불린다. 미생물학 분야에서 독특하게 사용하는 표기법인데 왜 이렇게 쓰고 있는지는 확실하지 않다. 다른 미생물들도 다들 만만치 않게 철자가 까다롭기 때문에 단순히 철자가 어렵기 때문만은 아닐 것이다.

사람이 항생제를 복용하면 이 약에 민감하게 반응하는 대장균은 상당수 죽어 버린다.[8] 그리고 그 항생제에 자연적으로 내성이 있는 얼마 안 되는 균주들만이 생존해 유리해질 것이다. 항생제를 복용하는 동안에는 내성을 가진 세균들이 자유롭게 번식할 테고 우위를 점한다. 하지만 약에 대한 내성이란 대사적인 비용으로 다가온다. 항생제에 내성을 가진 대장균은 인체 내부에 항생제가 존재하는 동안에는 다른 균주보다 우위에 있지만, 일단 선택압이 사라지고 나면 항생제에 민감한 대장균 가운데 그동안 버티던 몇몇이 우위를 되찾고는 내성을 가진 균주보다 더 빠르게 번식해 나간다. 그러면서 이전의 우세한 위치로 돌아오는 것이다. 반면에 만약 항생제에 대한 선택압이 계속 이어지거나 주기적으로 반복된다면, 내성을 가진 균주들은 생존을 위한 싸움에서 영구적인 승자가 될 수도 있다. 이런 상황이 조성되고 나면 나중에 선택압이 사라졌다 해도 내성을 가진 균주만 남게 된다. 이렇듯 대장균 개체군 안에서 일어나는 일은 세균과 인간, 항생제 사이의 복잡한 상호작용에 의존한다. 그럼에도 이 작용은 진화가 실제로 일어난다는 점을 단순 명료하게 증명하고 있다.

세균은 여러 가지 방식으로 항생제에 내성을 갖도록 진화해 왔다. 가장 흔한 네 가지의 메커니즘은 다음과 같다.

① 항생제를 분해하는 효소를 생산한다.
② 항생제가 달라붙지 못하도록 세균의 표면을 변화시킨다.
③ 세균이 흔하게 사용하는 대사 경로를 변화시킨다.

---

8 항생제는 위장 속의 세균을 결코 전부 죽이지 못한다. 10의 배수로, 즉 100배나 1,000배로 세균의 숫자를 감소시킬 수는 있어도 완전히 몰살하는 것은 불가능하다.

④ 항생제가 세균 내부에 침투하거나, 만약 이미 침투했어도 바깥으로 펌프질해 나가지 못하도록 방해하는 여러 수단을 만들어 낸다.

항생제 가운데 가장 큰 범주는 베타락탐(betalactam) 계열이다. 페니실린, 세팔로스포린(cephalosporin), 카르바페넴(carbapenem)이 여기에 들어간다. 베타락탐 계열의 약은 탄소와 질소, 수소로 이뤄진 고리 하나를 가졌으며 이 고리는 세균 세포 표면의 페니실린 결합 단백질(PBP)이라 불리는 단백질에 결합한다. 그리고 이 결합 과정에서 세균의 세포벽이 파괴된다. 그렇기 때문에 세균이 항생제를 물리치는 가장 흔한 방식은 베타락타마아제(betalactamase) 효소로 베타락탐 고리를 부수는 것이다. 하지만 황색포도상구균은 베타락타마아제를 생산하기 때문에 이 효소가 들어와도 끄떡없는 플루클록사실린(flucloxacillin) 같은 항생제로 치료하거나, 항생제에 베타락타마아제 저해제를 추가해야 한다. 가장 흔한 저해제는 클라불란산과 결합한 아목시실린이다(상표명인 '오구멘틴, 아목시클라브로 알려진 경우가 더 많다.). 그런데 대장균 같은 세균은 보다 더 강력한 효소인 광범위 베타락타마아제(ESBL)를 생산하며 이 효소는 현재 가장 강한 항생제─저해제 결합까지도 이겨낼 수 있다. 그리고 MRSA 같은 세균은 베타락탐 항생제가 애초에 부착하지 못하도록 PBP를 진화시켜 항생제에 대한 내성을 획득했다. 항생제가 쓸모없도록 만든 것이다.

이런 상황에서 테트라사이클린이나 에리트로마이신처럼 세포벽에 작용하지 않는 항생제들은 먼저 세균 내부로 들어간 다음 세균이 DNA를 합성하는 데 사용하는 효소를 저해한다. 하지만 여기에 대해 상당수의 미생물들은 이런 항생제에 의해 자신의 대사 과정이 가로막히지 않는 방안을 진화시켰다. 몇몇은 자기 내부에 들어오는 항생제를 감지해 스스로에게 손상을 일으키기 전에 에너지를 이용해 능동적으로 밖으로 도로 펌프질해 버린다.

세균이 항생제에 대한 내성을 전파하는 흔한 수단은 재생산 과정에서 자손에게 내성 유전자를 전달하는 것이다. 이것을 수직적 전달이라 한다. 또 여기에 그치지 않고 진화적 선택압의 대상이 되지 않은 상태에서 어떤 세균에서 다른 세균으로 내성이 전달되는 방식인 수평적 전달도 존재한다. 세균 DNA의 일부가 세균의 세포 분열과는 독립적인 메커니즘에 의해 다른 세균으로 전달될 때 이런 일이 일어난다. "조그만 벼룩 속에 더 조그만 벼룩이 들었네."[9]라는 동요처럼 세균에서도 비슷한 일이 일어난다. 바이러스와 비슷한 조그만 플라스미드(plasmid)에 내성을 갖는 세균 DNA 조각이 들어가 운반되는 것이다. 플라스미드는 한 세균에서 다른 세균으로 유전 물질을 실어 날라 관련 없는 다른 세균의 DNA에 집어넣는다. 그러면 이 세균은 재생산 과정을 굳이 거치지 않아도 항생제에 대한 내성을 얻는다. 이렇듯 플라스미드가 매개한 내성은 다른 여러 세균성 증상과 함께 항생제 내성 임질이 국제적으로 급속히 퍼져나간 원인을 제공한다.

내성이 진화하는 속도는 해당 지역의 항생제 처방 패턴과 세균 자체의 생리학에 따라 결정된다. 몇몇 미생물들은 내성을 쉽게 발전시키지만 그렇지 않은 미생물도 있기 때문이다. 예컨대 매독을 일으키는 트레포네마 팔리둠(Treponema pallidum)은 페니실린에 굉장히 민감하지만, 사실상 모든 임균 균주는 페니실린에 저항성을 지닌다. A군 연쇄상구균 역시 페니실린에는 언제나 민감성을 보이지만 세균성 폐렴의 주범인 폐렴연쇄상구균은 점점 페니실린에 내성을 보이는 추세다. 항생제를 복용하기만 하면 맥을 못 차리고 죽어 버리는 세균도 있지만 항생제를 지나치게 많이 사용하면 큰 효과를 보이지 않는 세균도 있다.

또 세균의 내성이 변화하는 패턴에 대해 이야기할 때 빠지지 말아야 할 것이 '슈퍼버그'다. 나는 그동안 이 단어가 실제로 의미하는 바가 불명료하다고 느껴 들을 때마다 찜찜한 기분이었다. 세균의 내성에 대해 말하는 걸까, 아니면 독성(심각한 질환을 일으키는 능력)에 대해 말하는 걸까, 아니면

---

9 '커다란 벼룩의 몸 위에는 작은 벼룩이 올라타서 등을 문다네. 그리고 작은 벼룩의 등에는 더 작은 벼룩이 올라탔고, 이렇게 무한히 반복되지.' 영국의 수학자 오거스터스 드 모르간(Augustus de Morgan, 1806~1871)이 지은 시다.

둘 다일까? 예를 들어 A군 연쇄상구균은 항생제에 민감하지만 괴사성 근막염이라 불리는 심한 감염증을 일으켜 환자를 몇 시간 안에 사망에 이르게 할 수 있다. 또 반대로 녹농균(Pseudomonas aeruginosa, 욕조에 초록색으로 자라나거나 오래 묵은 행주에서 나는 퀴퀴한 냄새를 일으키는 세균)은 극소수를 제외하고는 모든 항생제에 대해 자연적으로 내성이 있다.[10] 그럼에도 이 세균은 감염이 잘 되지 않아 정상적인 몸 상태보다는 무척 허약해진 상태여야 가능할 정도다(예컨대 화학 요법을 받은 이후거나 중환자실에 길게 입원한 기간처럼). 한편 오늘날 인도 아대륙에서 모습을 드러내는 대장균 균주들은 독성이 몹시 강한 동시에 모든 종류의 항생제에 내성이 있다. 다시 말하면 이런 세균이야말로 슈퍼버그다. 하지만 이렇게 내가 슈퍼버그에 대한 개념을 제대로 써 달라고 항의해 봤자 대중 매체와 몇몇 내 동료들은 꾸준히 개념을 느슨하게 쓸 게 분명하다. 그러니 이쯤 해서 손을 놓겠다. 어쩔 수 없는 문제는 저항해 봤자 소용없으니 말이다.

　항생제 내성이 나타나는 패턴은 굉장히 다채롭다. 그렇기에 캔버라에서 제대로 작동하는 항생제라 해도 뉴욕에서 같은 유형의 감염증에 효험이 있을지는 장담할 수 없다. 게다가 1년이 지나면 두 도시의 내성 패턴은 분명 또 달라진다.

　예를 들어 MRSA는 한때 병원 내부에서만 발견되었지만 지난 20년 동안 이 포도상구균이 내성을 나타내는 패턴은 완전히 바뀌었다. 1990년대에는 모든 베타락탐계 항생제에 내성을 가졌지만 포도상구균에 대항한 용도로는 잘 활용되지 않는 여러 항생제에는 민감하게 반응했던 MRSA 균주가 등장

10　환경 속에 자연 서식지를 가진 대부분의 세균처럼 슈도모나스 속의 종들 또한 살아남기 위해 강력한 내성 메커니즘을 발달시켜야 했다.

하기도 했다. 이런 변이는 지역 사회에서 감염된 다중 내성 포도상구균, 줄여서 cMRSA라 불렸다. 이 균주는 원래 태평양의 섬의 토착주민들, 약물을 주사한 적이 있는 사람들, 홈리스들에게서만 발견되었지만 지금은 사람들 사이에 널리 퍼졌다. cMRSA의 몇몇 균주는 PVL이라 불리는 독소를 생산하고 이 독소는 몸의 조직을 파먹어 감염증이 근육과 뼈, 관절 깊숙이 침투되도록 한다. 드물게는 cMRSA가 치명적인 괴저성(세포를 파괴하는) 폐렴을 일으키기도 한다. 더구나 병원에만 존재하던 MRSA가 세상 밖, 특히 양로원이나 기숙 시설로 퍼졌다는 사실은 우리가 더 이상 연쇄상구균 감염에 대해 특정 조건에 걸맞은 항생제를 뭘 써야 할지 제대로 예측할 수 없다는 사실을 뜻했다.

그래도 완전히 항생제에 내성을 가진 포도상구균 균주는 아직까지는 현실 속에 나타나지 않았다. 그런 균주에 대한 공포가 어느 정도 근거가 있기는 하지만 말이다. 하지만 다른 미생물들이 속속 항생제에 대한 경주에서 승리를 거두고 있다.

예컨대 약 15년 전, 전 세계 곳곳의 병원에 반코마이신 내성 장구균(VRE)에 감염되어 심각하게 앓는 환자들이 나타나기 시작했다. 이 세균은 앞에서 말한 내 동료가 이미 여러 해 전에 관심을 보였던 미생물이었다. VRE는 MRSA보다도 외부 환경을 쉽게 드나드는 특성을 보였다. 이 세균에 감염된 환자는 무척 빠르게 자기 병실을 오염시켰으며 손을 깨끗이 세척하는 것만으로도 세균의 전파를 완전히 막는 데는 역부족이었다. 하지만 VRE는 항생제 내성이 생기는 동안 독성이 늘지 않았다. 몸이 약하거나 면역이 저하된 환자들, 또는 인공 심장 판막이나 인공 고관절에 침투한 경우에만 심각한 증상을 일으킨다. 보통 장내구균은 페니실린에 민감성을 보이지만 VRE는 값비싸거나 독성이 있는 항생제이거나 정맥 주사를 맞았을 때만 민감성을 보인다. 몇몇 균주는 셋 다에 해당한다.

예전부터 골칫거리인 임질을 일으키는 임질균은 원래 항생제에 대단히 민감한 세균이었다. 2차 대전이 끝날 무렵, 페니실린은 수많은 군인들의 타는 듯한 요도를 진정시켜 수백만이 넘는 여성들의 나팔관이 다치지 않도록 막아 주었고, 어머니들의 감염된 산도를 통과하는 신생아들이 눈이 멀 수도 있는 감염증에 걸리는 일을 뿌리 뽑았다. 하지만 베트남 전쟁을 거치면서 임질균이 수많은 기발한 내성 메커니즘을 진화시켰고(가령 플라스미드가 매개하는 수평적 전달이라든지), 그래서 페니실린 외의 여러 약들도 사용되어야 했다. 21세기로 넘어갈 무렵까지 사람들이 의존할 만한 경구 항생제는 존재하지 않았고 오늘날 근육 주사로 투여 받는 항생제인 세프트리악손도 쓸모 없게 될 날이 멀지 않았다.

또한 지금도 매년 수도와 하수가 부적절하게 처리되는 지역에서 적어도 2,100만 명에게 감염되어 20만 명의 목숨을 앗아가는 장티푸스는 티푸스균(Salmonella typhi)에 의해 나타난다. 1980년대까지 이 세균의 균주들 대부분은 아목시실린에 내성을 보였고, 그래서 플루오로퀴놀론(fluoroquinolone)이라는 새로운 계열의 항생제가 출시되자마자 기적의 약으로 칭송되었다. 그 중의 하나인 시프로플록사신은 장티푸스가 풍토병인 개발도상국에서 널리 사용되었지만 그 성공이 그렇게 오래 가지는 못했다.[11] 시프로플록사신은 DNA 자이레이스(gyrase)라는 효소를 방해해 세균의 성장을 가로막는데, 이 때 세균 DNA의 단일 돌연변이만으로도 이 약의 효과를 막는 데는 충분하기 때문이다. 2000년에는 인도에서 장티푸스에 감염된 환자들에게서 추출한 티푸스균 샘플이 대부분 이 약에 내성을 갖고 있었다.

인도에서는 중간 계급이 굉장히 성장하면서 값비싼 광범위 항생제를 처방 받아 복용하는 사람들의 수도 급증했다. 이렇게 최후의 보루로 여겨졌

---

11 2006년에 인도의 하이데라바드라는 지역의 강 하류에서 자라는 한 약용식물에서 인간에게 의료용 목적으로 활용되는 농도보다 1,000배 높은 시프로플록사신이 발견되었다.

던 약이 자유롭게 사용되었고 그 결과 지금은 고도로 내성을 가진 세균들이 모습을 드러내는 중이다. 이제는 강력한 위력을 지닌 3세대 항생제 세팔로스포린도 듣지 않는 경우가 흔해져 인도 의사들은 감염증 환자가 내원하면 무엇보다 먼저 비싼 광범위 항생제인 카르바페넴 계열(메로페넴 같은)을 찾는다.

하지만 2008년에는 스웨덴의 한 병원에서 인도에서 막 돌아온 환자의 소변 속에 카르바페넴 계열에도 내성을 가진 폐렴간균(Klebsiella pneumoniae)이 발견되었다. 이렇게 내성이 생긴 이유는 뉴델리 메탈로-카르바페네메이즈(NDM)라는 한 효소 때문이었다.[12] NDM 내성은 종 내부나 외부로 수평적인 전달이 이뤄졌다. 카르바페넴에 내성을 가진 대장균 역시 나타났고 이런 감염으로 인한 사망률은 50퍼센트까지 치솟았다. 진정한 슈퍼버그다.

게다가 선진국 환자들이 개발도상국의 저렴한 의료 서비스를(치과 임플란트 시술, 인공 관절 치환술이나 신장 이식술) 찾아오는 '의료 관광'이 떠오르면서 내성을 가진 세균들이 여권을 가진 듯 국경을 자유롭게 넘나들고 있다. 세균이 감염된 환자가 델리에서 시드니까지 비행기를 타고 오는 데 14시간이 채 걸리지 않으니 말이다.

비록 항생제를 사용하다 보면 내성은 피할 수 없는 결과지만 그동안 항생제가 득세를 부릴 때까지 전문가들과 사회가 부주의했던 면도 있다. 약을 개발한 지 고작 60년 만에 항생제가 무력해졌다는 사실은 의학의 역사에서 가장 큰 규모로 '이미 예고된 일'이었다. 감염병 의사들과 미생물학자들은

---

12 이 효소는 인도에서 한바탕 소동을 일으켰다. 인도 정부는 스웨덴에서 분리된 세균에서 발견한 내성 효소의 이름에 인도 도시의 이름이 들어가자 격분했다. 하지만 정치적인 문제를 제치고 살피면, 이 내성 세균이 실제로 인도 아대륙에 기원을 둔다는 점은 학자들에게 널리 받아들여진다.

기후 과학자들이 이미 경험했던 것과 비슷한 좌절을 공유한다. 여러분이 과학에 조금이라도 지식이 있다면 지난 수십 년 동안 항생제에 내성이 생기리라는 사실은 이미 불 보듯 뻔한 일이었다. 하지만 이 문제가 의료 전문가나 대중의 상상력 속에 진정으로 자리 잡힌 것은 병원이나 지역 공동체의 개별 환자들이 병에 걸린 이후였다.[13]

선진국의 보건복지부에서는 항생제의 내성이 나타나는 속도를 줄이기 위한 프로그램을 도입했지만, 그럼에도 미국의 질병관리본부는 아직까지도 항생제 내성에 들이는 비용이 연간 고작 500만 달러밖에 되지 않는다.

오스트레일리아에서는 병원에서 불필요한 항생제의 사용을 줄이는 것을 목적으로 하는 관리 프로그램을 시행 중이다. 이 프로그램은 광범위 항생제와 특수 항생제를 대상으로 삼으며 이 약들을 필요로 하는 환자들에게 양보하려 한다. 몇몇 프로그램은 꽤 잘 작동하기 때문에 몇 년 동안은 약효가 있는 항생제가 남아 있을지 모르지만, 대부분의 경우에 내성은 환자들이 병원에 도착하기 전에 지역 공동체에서 생겨난다. 일반적인 진료를 통해 소모되는 항생제의 절반 정도는 애초에 항생제가 필요하지 않은 질병에 대해 처방된다(7장 '항생제에 대한 신화'를 참고하라.). 의약품 보조금 계획을 통한 정부의 규제는 플루오로퀴놀론(시프로플록사신 같은) 계열의 항생제들을 좁은 범위의 감염증에만 사용하도록 제한함으로써 약품 전체의 효과가 떨어지지 않게 지킨다. 하지만 앞에서 살폈지만 그 사용에 대해 통제하지 않는 세계의 여러 지역에서는 같은 항생제라도 지금은 사실상 쓸모가 없다.

또 농부들이 수십 년에 걸쳐 가축들에게 '성장 촉진제'로 항생제를 주면서 이런 동물들의 위장 속에 사는 내성 세균은 인간의 먹이 사슬 안으로 들어

---

13 미래에 닥칠 위험에 대해서 단호히 행동하기 위해 정치적인 의지를 활용하기란 언제나 어렵다. 하지만 아예 불가능하지는 않다. 남극 오존층이 사라지는 문제에 대응하기 위해 모든 염화불화탄소(프레온가스 등의)를 완전히 금지한 1987년의 몬트리올 의정서는 국제적 협력이 이뤄진 놀라운 사례다. 하지만 염화불화탄소보다 훨씬 단순한 어떤 화합물에 대해서는 이런 협력이 똑같이 이뤄지지 못했다. 바로 이산화탄소다.

온다. 이런 이유로 지금은 여러 나라에서 가축에게 항생제를 먹이지 말도록 제한하는 중이다. 몇몇 국가에서는 아예 항생제를 금지하려는 시도도 있다. 2014년 WHO에서는 항생제에 대한 내성이 중요한 문제라는 사실을 인정하면서 이것을 공중 보건상의 큰 위협으로 기술했으며, 이 위협과 맞서 싸우기 위한 국제적인 행동 계획을 천명했다. 지나치게 늦은 조치가 아닌지 우려될 뿐이다.

약 30년 동안 제약업계는 세균보다 몇 발자국씩 앞서 갔다. 세팔로스포린 계열(세팔렉신 같은), 마크로라이드 계열(에리트로마이신 같은), 아미노글리코시드 계열(겐타마이신 같은), 테트라사이클린 계열(독시사이클린 같은), 플루오로퀴놀론 계열(시프로플록사신 같은)은 전부 페니실린이 출시된 1944년 이래로 20년 안에 개발되었다. 그러다가 이 개발 속도는 조금 느려져서 1970년대에는 병원에서 옮겨지는 무척 심각한 감염을 치료하는 데 중요한 새로운 항생제 계열(카르바페넴 등)이 몇 종류 만들어졌다. 하지만 이전 20년 동안 새로 출시된 항생제만으로는 당시에 존재하는 세균들에 대항해서는 미세한 우위를 점했다. 마지막으로 새 항생제가 개발된 해는 1987년이었다. 예전에는 너무 약하거나 독성이 세서 부적당하다고 여겨졌던 약들이 이제는 새로 내성을 얻은 세균들을 치료하는 데 적당하다고 재발견되었다. 항생제와 효소 저해제를 새롭게 조합하는 방식도 시도되었지만 항생제에 심한 내성이 존재하는 경우에는 대부분 그렇게 효과적이지 않았다.

신약의 부재는 생물학적인 문제뿐 아니라 시장의 문제이기도 하다. 새로운 항생제를 개발하려면 수억 달러가 들지만 30년 동안 이 돈은 고콜레스테롤이나 고혈압 같은 만성 질환을 해결하기 위한 약품의 개발비로 흘러갔다. 많은 수의 사람보다는 적은 수에게 혜택을 주는 방향으로 나아갔던 것이다. 감염성 질환에 대한 제약업계의 연구는 에이즈나 B형 간염, C형 간염처럼 만성 바이러스성 증상에 초점을 맞춰 왔다. 그리고 이런 흐름은 탁월한 발견들을 낳았다. 이제는 HIV나 B형 간염을 약으로 제어하는 것이 일상적으로 가능하며 C형 간염에 대한 치료 역시 곧 가능해질 전망이다.[14]

또한 바이러스성이 아닌 감염성 질환에 대한 연구와 개발은 심각한 진균성 질환을 대상으로 했는데 이런 질환은 일반적인 지역 공동체에서는 드물게 나타나지만 암 환자나 면역이 억제된 환자 중에는 흔하다. 이런 병에 대한 약은 하루치만 해도 수백, 수천 달러가 들지만 사회에서는 작은 집단 안에서 나타나는 치명적인 감염증에 대해서는 치료비에 할증금을 얹는다. 하지만 지역 공동체 안에서 세균에 대한 일반적인 내성이 증가하는 추세기 때문에 결국에는 비용 효과 측면에서 집중적인 항생제 개발로 돌아가는 지점에 이를 것이다. 물론 몇몇 약품이 만들어지는 도중이기는 하지만 항바이러스제에 비하면 항생제 시장에서 회사들 사이의 경쟁은 그렇게 크지 않다. 그래서 창업 기금이라든지 신약의 특허 기간을 연장해 주는 등의 정부 차원에서 새로운 항생제를 개발하도록 인센티브를 주는 방안도 제안된 바 있다. 하지만 신약은 가격이 비싸고, 그 값이 수술 과정이나 이식, 화학 요법의 가뜩이나 비싼 의료비에 합산될 것이다. 그러면 요도 감염증 같은 비교적 단순한 질병도 치료비가 꽤 올라간다. 그럼에도 나는 바라건대 다음 10년 동안에는 항생제 개발의 새로운 시대가 막을 올렸으면 한다. 마치 1944년으로 시계를 다시 돌린 것처럼 말이다. 그렇게 하려면 세균들도 빠른 속도로 진화하겠지만 우리 역시 더욱 엄밀하고 합리적이며 책임 있게 항생제를 처방해야 할 것이다.

2014년, 선진국에서는 에볼라 바이러스가 자국에 가한 위협에 과잉 반응을 했지만 동시에 이 치명적인 바이러스에 실제로 어떤 나라들이 영향을 받는지에 대해서는 계속 무시했다. 에볼라 바이러스는 제대로 기능하는 보건

---

14 항바이러스제에 대한 내성 역시 생겨나고 있는 추세다. 이때 위생공학적 접근과 백신 접종, 행동 변화를 통해 바이러스 감염을 막는 대응법이 약을 개발하는 것보다 훨씬 값싸고 효과적이다.

체계를 만나면 무시무시한 실체를 빨리 드러낸다.

그러면 긴급하고 효과적인 공중 보건상의 반응이 뒤따른다. 반면에 내성을 가진 세균은 매일 수백만에 달하는 휴가나 의료상의 목적으로 국경을 넘는 여행객들을 따라 자기도 이동하는 중이다. 이 여행객들은 미생물이 감염된 자신의 몸을 세관이나 격리 시설에 신고하지 않기 때문이다. 에볼라 바이러스와는 달리 이런 세균들은 아무것도 모르고 비행기를 탄 여행객들의 위장, 코, 피부에 조용히 몸을 싣고 같이 여행한다. 이 세균들은 결코 공항에서 방역 문제로 발각되지 않으며, 그에 따라 기차나 택시, 버스를 타고 시내로 들어가 조용히 머물면서 자기들만의 방식으로 주인에게 은혜를 갚기를 기다릴 것이다.

제 3 부

환자에게 해를
끼치지 말라

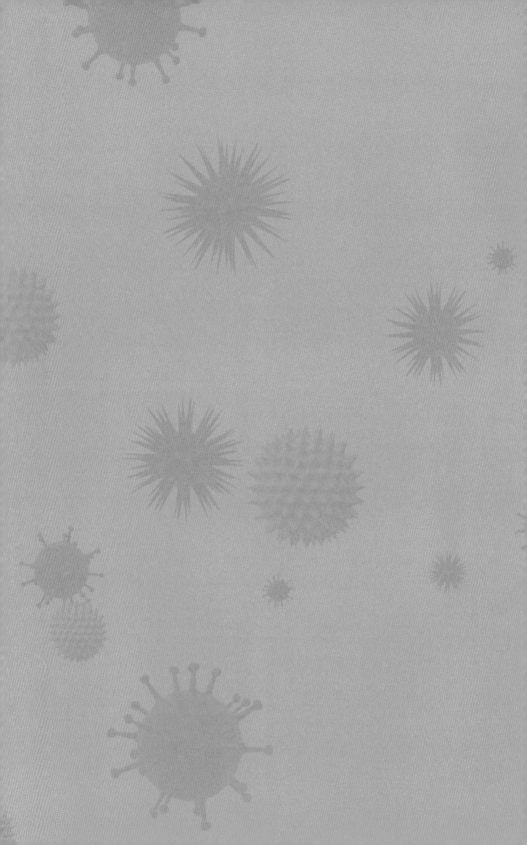

제9장

준비된 근거중심의학

1853년 4월 7일 아침, 빅토리아 여왕은 생애 8번째로 아기를 낳으러 갔다. 오전 10시경 여왕의 주치의는 산과 전문의인 존 스노(John Snow)에게 쪽지를 보내 여왕 폐하를 방문해 달라고 요청했다. 스노는 마취라는 새로운 분야의 선구자였으며 이미 아기를 낳는 임산부들 여럿을 대상으로 클로로포름을 투여한 적이 있었다. 하지만 아직 그 시술은 당시의 의학 전문가들에게 논쟁거리였다. 게다가 환자가 영국의 여왕이라는 사실 때문에 어떤 산과의사가 오더라도 무척이나 긴장을 할 터였다. 오후 12시 20분, 분만 1기가 끝나자 스노는 휘발성 액체인 클로로포름 몇 방울을 접은 손수건에 적셔서 여왕의 입에 가져갔다. 스노는 여왕의 진통이 줄어들고 의식을 잃지는 않을 정도로 클로로포름의 양을 조절했다. 그리고 53분 뒤 레오폴드 왕자가 태어나자 스노는 이 순간을 다음과 같이 기록했다. "여왕은 무척 만족스럽고 기쁜 표정이었으며 클로로포름의 효과에 대해 무척 감사를 표했다." 하지만 몇 주 뒤 「랜싯(*The Lancet*)」은 사설에서 클로로포름은 무척 위험하며 그렇기에 수술에만 사용해야지 여왕의 경우처럼 '자연스런 분만'에는 결코 사용해선 안 된다며 스노를 맹비난했다. 이 사설에 따르면 "왕족들이 한번 본보기를 보이면 이 나라의 특정 계급 사람들이 무척이나 즉각적으로 뒤따르기 마련이다."

이렇듯 스노에 대한 동시대인들의 과하고 무시무시한 비판은 10년 뒤 똑같은 위엄 있는 의학 잡지에서 다시 나타났다. 하지만 이번에는 분만이 아닌 당시의 가장 중요한 감염성 질환에 대한 스노의 작업에 대한 비판이었다. 콜레라라는 이름의 끔찍한 질병이 바로 그것이다.

콜레라의 주요 증상은 물기가 많은 설사가 쏟아져 나와 급격한 탈수와 쇼크를 일으키는 것이었고, 이 증상은 당시에는 대개 죽음으로 이어졌다. 스노는 뉴캐슬에서 견습의사로 일하던 1831년에 콜레라 환자를 처음으로 다뤄 보았다. 영국에서만 5만 명의 목숨을 앗아간 이 유행병을 접한 스노는 이 병이 '조그만 기생충'에 의해 전파된다고 믿었다. 당시에는 대부분의 전염병이 '나쁜 공기(miasma)'에 의해 퍼진다고 여겼다. 독성의 기체와 증기가 환자와 오염된 지역 근처에 머문다는 것이다.[1]

1848년에는 영국에서 또 한 번의 콜레라 유행이 퍼졌고 다음 해에 스노는 이 주제에 대한 첫 번째 논문을 출간했다. 「콜레라의 전파 방식에 관하여」라는 제목의 이 논문은 오염된 물이 병을 일으키는 원인이라고 지목했다. 당시에 미생물이 존재한다는 사실은 알려져 있었지만 아무도 그 미생물을 실험실에서 배양한다거나 지금 한창 원인에 대해 왈가왈부 중인 질병과 연계시킨다는 발상은 하지 못하는 상황이었다. 스노는 콜레라 환자가 발생했다고 보고된 장소에서 물 샘플을 가져다 살폈는데, 육안으로는 문제가 없어 보였지만 현미경 아래 가져다 살펴보니 그 안에는 스노의 표현에 따르면 '유기물질'이 포함되어 있었다. 스노는 런던 시의 사망 기록을 면밀히 조사했고 그 결과 어떤 거리의 한쪽 편에는 거의 감염이 일어나지 않는 반면 맞은편에는 수십 건이 발생했다는 사실을 발견했다. 또 여기에 대해 동료들이 병균에 의한 전파 이론을 오해하지 않도록 경계하고자 스노는 다음과 같은 사항을 덧붙이기도 했다. "콜레라의 독소는 희생자의 위장관 내벽 안에서

---

1 '말라리아(malaria)'라는 이름 역시 이 나쁜 공기 이론에 의해 이름이 붙여졌다. 이탈리아어로 'mala'는 '나쁜'을, 'aria'는 '공기'를 뜻한다.

일종의 성장을 거쳐 스스로를 불리는 능력이 있다." 의학 전문가들은 증거를 더 요구했지만 스노가 증거를 얻기 전에 콜레라 유행은 수그러들었고, 스노는 산부인과 마취 업무로 복귀했다.

그러다가 1854년에 콜레라는 런던을 다시 습격했다. 그리고 스노는 이번 기회에 템스 강의 상류에서 물을 끌어다 쓰는 회사(램버스 수도 회사)에서 수돗물을 공급받는 집의 주민들은 하수로 오염된 강의 일부에서 물을 끌어다 쓰는 회사(사우스워크 앤드 복스홀 수도 회사)에서 수돗물을 공급받는 주민보다 콜레라에 걸릴 확률이 현저히 낮다는 사실을 보여 줄 수 있었다.

시청 기록을 더 조사한 결과 사우스워크 앤드 복스홀에서 물을 공급받는 소구역에서는 334건의 사망 사례가 나왔지만 램버스에서 물을 공급받는 소구역에서는 14건에 그쳤다. 하지만 이런 결과도 의료계 동료들을 설득하지는 못했다. 그러다가 콜레라가 스노의 집과 아주 가까운 소호까지 번지자 스노는 자세하게 조사했고 브로드 거리의 수도 펌프와 가까이 사는 사람들이 콜레라에 걸릴 확률이 높다는 사실을 밝혔다. 이 지역 관리 위원회는 여전히 나쁜 공기가 콜레라의 전파 원인이라고 믿었지만 그래도 스노는 이들을 잘 설득해 이 수도 펌프의 손잡이를 제거하도록 했다. 이렇게 수도 공급이 끊어지자 곧 병의 유행은 멈췄다. 하지만 그럼에도 스노는 콜레라가 오염된 물 때문에 전파된다는 사실을 당국이나 의료 전문가들에게 확신시키는 데는 실패하고 말았다. 그리고 스노는 뇌졸중을 일으키는 바람에 1858년에 45세의 나이로 사망했다.

오늘날의 관점에서 보면 스노가 옳았다는 사실은 너무나 명백하다. 하지만 가장 놀라운 사실은 스노가 루이 파스퇴르(Louis Pasteur)가 현대적인 세균 이론을 정립하기 10년 전에 이것을 밝혀냈다는 점이다. 그리고 로베르트 코흐(Robert Koch)가 콜레라를 일으키는 원인균인 콜레라균(Vibrio cholerae)을 발견하기 26년 전이기도 했다. 스노는 단순하지만 새로운 추론 방식으로 콜레라의 주된 전파 수단이 오염된 물이라는 사실을 밝혀냈고 현대적인 역학의 기초를 세웠다. 하지만 오늘날 내가 이 탐정소설 같은 전염병학의 영웅 이야기를 아는지 물어보면 상당수의 의사들은 이렇게 되물을 뿐이다. "존 누구라고요?"

의사가 된 지 10년차가 되던 해 나는 역학과 생물 통계학에 대한 대학원 학위 과정에 등록했다. 당시만 해도 내 두뇌는 새로운 정보를 축축한 행주처럼 잘 흡수하던 시절이었고 그 주제가 매력적으로 느껴졌기 때문이었다. 이 과정은 캐나다 맥마스터 대학교에서 일하던 데이비드 새킷(David Sackett)의 작업에 기초를 두고 있었는데 그는 1970년대에 임상 역학이라 알려진 분야를 만든 사람이었다. 새킷은 뒤이어 옥스퍼드 대학교로 건너가 자기가 만든 분야를 '증거에 기반한 의학(EBM)'이라 다시 이름 붙였다. 비록 새킷은 역학 분야에서 훈련을 받았지만 임상 실습으로 돌아와 살펴보니 의료계의 의사 결정 과정이 너무나 체계적이지 않으며 연구 결과에 대한 제대로 된 분석에 기초하지 않았다는 사실을 알고 고민에 빠졌다. 새로운 흐름에 올라선 선구자들이 다들 그렇듯 EBM을 주장하는 사람들 주변에도 열성적인 분위기가 감돌았다. 다시 생겨난 이들의 열망이 '변변치 않은' 프롤레타리아 임상 전문가들을 성가시게 만들었다는 점도 놀랍지는 않다. 하지만 일부 아카데믹한 의료계 역시 성가시게 생각하기는 마찬가지였다. 상당수의 사람들은 EBM이 모순어법이라고 여겼다. 의료 행위는 원래 증거에 기반한 것 아니었던가? EBM 주장자들의 생각은 이제는 고전적 역학의 아버지로 간주되는 1세기 전의 스노의 치료 방식을 떠올리게 했다. 「랜싯」도 1995년에 오만한 태도로 마지못해 이 운동의 존재를 인정하는 논설을 실었다. 그 제목은 「자기 자리에 선 증거기반의학」이었다.[2]

---

2 담관암을 앓다가 사망한 바로 그 해에 데이비드 새킷은 자신의 제자를 통해 EBM의 잘 서술된 역사와 새킷 자신의 공헌에 대해 자세하게 인터뷰해 녹음해 두었다. 하지만 여기에 대해 「랜싯」이 실은 논평은 새킷을 특히 분통 터지게 했다.

대학원에서 공부하는 동안 나는 EBM이 내 작업에서 마주했던 여러 문제들에 해답을 줄 수 있다는 사실을 발견했다. 나는 점점 내가 처방하는 약이 정말 효과가 있는지, 또는 내가 지시받은 검사 결과를 어떻게 해석해야 할지 혼란에 빠졌다. 이전에는 선배나 고참들이 시키는 대로만 따랐다면 지금은 상대적으로 단순한 방법을 사용해 나의 반쯤 숙성시킨 의학적 직관을 더욱 견고하고 과학적인 무언가로 바꿀 수 있었다. 내가 배운 바에 따르면 EBM은 정성적인 개념을 어느 정도 정량적인 결론으로 바꿔 주는 것이었고, 그러니 나는 몇몇 단순한 수식만으로 작업을 할 준비가 되어 있어야 했다.

내가 계산해야 했던 이런 수식들 가운데 하나는 내 생각에 모든 의사와 환자들이 알아 둬야 한다. 사실 그 결과물은 내가 가장 좋아하는 숫자다. 하지만 그게 무엇인지 곧장 밝히는 대신에 이 모든 상황이 어디서 시작했는지부터 돌아가 보자.

증거기반의학의 부모는 역학이다. 역학은 질병이 인간 집단에 어떤 영향을 끼치는지에 대한 연구다. 이 학문은 단순하지만 무척 중요한 질문들을 던진다. 누가 질병을 앓고 있는가? 환자는 어디에 사는가? 환자는 나이가 몇 살인가? 환자 가운데 여성과 남성의 비율은 어떻게 되는가? 질병의 원인이 무엇인가, 감염인가, 유전자인가, 독소인가?

하지만 의료계 안에서 역학은 그렇게 매력적인 주제가 아니다. 사실 역학 분야에서 대학원 학위를 가진 의사들이 나중에 BMW를 타지 못할 가능성이 높다는 게 보편적인 인식이다. 의대에 들어오면 학생들은 당장 현장에 나가고 싶어 한다. 그 과정에서 학생들이 선택한 역할 모델은 전문 지식을 빠르게 읊는 내과의사라든지 빠르게 걸어가면서 20걸음 지나지 않아 진단을 내리고 그 단호함으로 병을 당장이라도 고칠 듯한 외과의사다. 반면에 역학 전공자들은 부드럽지만 자신감 없는 말투로 학생들을 가르친다. 이들은 훌륭한 연구자일지는 모르지만 강의 기술은 엉망인 경우가 종종 있다. 외부의 영향을 스펀지처럼 빨아들이는 젊은 의학도들에게는 이런 겉모습이 곧 메시지로 받아들여진다.

하지만 역학은 현대 의학의 기초다. 19세기에 방법론이 개발되었고 20세기에 정제되면서 이 학문 분야는 질병의 근원을 밝히기 시작했다. 앞에서 살폈던 것처럼 스노는 미생물학이 아닌 역학을 사용해서 런던에서 콜레라가 유행했던 원인을 밝혀냈다.

그럼에도 19세기 후반은 미생물학 분야에서 여러 발견이 쏟아진 역동적인 기간이었다. 단 일주일이라도 어떤 감염성 질환의 원인균이 밝혀지지 않고 지나가는 주가 없을 정도였다. 일단 방법을 알고 난 뒤에는 실험실에서 세균을 배양하기란 비교적 간단한 과정이었다. 하지만 특정 세균이 그 질병의 원인이라는 사실을 증명하려면 더 복잡한 분석이 필요했다. 예컨대 1880년대에 독일 세균학의 아버지인 로베르트 코흐와 그의 동료인 프리드리히 뢰플러(Friedrich Loeffler)는 실험실에서 분리한 미생물이 어떤 병의 진정한 원인이라 확신하려면 만족해야 하는 네 가지의 기준을 정했다. 첫째, 그 미생물은 해당 질병에 걸린 모든 환자에서 발견되지만 건강한 사람의 몸에서는 발견되지 않아야 한다. 둘째, 그 미생물은 해당 질병을 앓는 환자의 몸에서 분리되어 순수한 배양액에서 자랄 수 있어야 한다. 셋째, 이렇게 배양된 미생물이 건강한 사람의 몸에 들어갔을 때 해당 질병을 일으켜야 한다. 그리고 마지막 넷째, 어떤 환자를 통해 병에 옮은 사람에서 분리한 미생물은 원래 환자의 몸에서 발견된 미생물과 동일해야 한다.[3] 한편 세균보다 몇 배나 작

---

3 코흐의 기준은 미생물학이 발전하던 초기에는 무척 유용했다. 하지만 실제로 적용하기에는 여러 약점과 현실적인 장애물이 있었다. 예컨대 코흐의 세 번째 가정을 만족시키기 위한 인간 접종 실험은 오늘날의 도덕적 기준에 어긋난다. 또 숙주에 잠재적 병원성을 지닌 유기체가 존재할 가능성이 있지만 대체로 해롭지 않은 경우, '군체 형성'이라는 개념은 코흐의 원래 기준과 부합하지 않는다. 이렇듯 증상이 없는 감염에 대한 지식이 점점 중요해지면서, 코흐는 절대적인 요구 조건을 완화시켰다. '~꼭 그래야 한다.'라는 구절이 '~일 것이다.' 정도로 바뀐 것이다.

제3부 환자에게 해를 끼치지 말라

은 바이러스를 분리하는 기술이 개발되기까지는 50년의 세월이 더 필요했다. 하지만 그 세월 동안 역학 분야의 연구는 계속되었고 연구자들은 바이러스나 세균을 분리하지 않은 채로 감염성 질병의 원인을 계속 탐구해 나갔다.

동시에 비감염성 질환의 원인을 찾는 일은 훨씬 어려워졌는데, 그 이유는 근본적인 생물학적 과정에 대한 이해가 전반적으로 부족했기 때문이었다. 그래도 역학은 어느 지점을 살펴야 할지에 대한 실마리를 주었다. 만약 어떤 질병이 한 가지 성별에만 나타난다면 호르몬이나 유전적으로 성과 연관된 원인을 생각해야 한다. 그리고 만약 특정 산업에 종사하는 노동자들만 그 병에 걸린다면 직업적인 노출을 고려해야 한다. 또 거의 모든 사람이 담배를 피우는 환경이라면 폐암이나 심혈관 질환에 걸릴 확률이 높다. 역학 연구에 따르면 방사능 노출과 암, 그리고 콜레스테롤과 관상 동맥 질환 사이에 관련이 있다는 점이 드러났는데, 이것은 이 질병들의 생물학적인 메커니즘이 상세하게 밝혀지기 훨씬 전이다.

하지만 모든 역학적 연구가 꼭 빠지기 마련인 덫 역시 존재한다. 과학적인 방법론은 실험실 환경의 통제된 조건 속에 정확하게 그대로 적용하기가 꽤 힘들다. 특히 인간의 질병이라는 맥락은 다양성과 복잡성이 크기 때문에 방법론을 적용하는 것이 거의 불가능하다. 몇몇 사람들은 생물의료 연구를 '부드러운 과학'이라 여기지만 역학은 아마추어가 제대로 다룰 수 없는 학문이며, 연구 설계와 데이터 수집, 통계 분석이 적절하게 결합해야 좋은 결과가 나온다. 이것은 20세기 중반에야 가능했다. 또 코흐가 세균에 대해 추론하며 밝혔듯이, 세균에 대한 노출과 질병을 단순한 연관관계에 놓는 것만으로는 세균 노출이 반드시 질병의 원인이라고 말하기 힘들었다. 19세기 들어 의료 전문가들은 질병이 환자 몸속에서 나타나는 방식에 대한 정보를 체계적으로 모으기 시작했고, 이 정보를 자신들이 조직에서 본 병리학적인 변화와 연계시켰다. 가끔은 숙련되지 않은 관찰 탓에 연구자들이 막다른 길에 도달하거나 인과관계 면에서 잘못된 결론에 이르기도 했다. 증명이 이뤄진 연관관계가 하나 있다면, 제안은 되었지만 기각된 가설이 수십 건은 되었다.

사실 여기서 '증명이 이뤄진 연관관계'라고 얘기하기에는 다소 과장된 면이 있다. 아무리 최고로 잘 설계된 큰 규모의 역학적 연구라 해도 과학의 다른 분야와 동일한 수준의 증명을 해내지는 못하기 때문이다. 수학의 정리를 증명할 때와 같은 방식으로 역학적 연관관계를 '증명'하지는 못한다. 사실 이 연관관계를 지배하는 규칙에 대해 들여다볼수록 여러분은 결과에 대해 자신감이 떨어질 것이다. 1965년, 영국의 역학자였던 오스틴 브래드퍼드 힐(Austin Bradford Hill)은 환경적 노출과 질병 사이의 인과관계를 수립하는 아홉 가지 기준을 정리한 적이 있다. 이 기준은 여러분이 뉴스에서 접하는 질병 연구들을 뒷받침하는 원리이기 때문에 한번 하나하나 짚어보는 것이 좋겠다.

① **강도**: 환경적 노출과 질병 사이의 연관관계가 강해질수록 그 관계가 인과성을 지닐 가능성이 높아진다. 직업적인 노출과 암을 연관시킨 최초의 연구자는 1775년 영국의 외과의사 퍼시벌 포트(Percival Pott)였는데, 그는 굴뚝 청소부가 다른 직업에 비해 고환암에 걸릴 확률이 200배 높다는 사실을 밝혔다. 굴뚝을 청소하다가 기름기와 타르 성분에 노출되기 때문이라는 것이다. 또 브래드퍼드 힐은 여러 연구자들과 함께 비흡연자에 비해 흡연자가 폐암에 걸릴 확률이 20배 높다는 사실을 밝혔다.[4] 하지만 대부분의 연관관계는 이보다 훨씬 약하다. 신문과 뉴스에는 이런 환경적 노출과 질병 사이의 약한 연관관계를 밝히는 연

---

4 흡연이 폐암과 관상 동맥 질환과 인과적으로 연계되었다는 오스틴 브래드퍼드 힐(Austin Bradford Hill)과 리처드 돌(Richard Doll)의 발견은 수백만 명의 목숨을 구했다. 하지만 두 사람이 관찰을 통해 끌어낸 결론은 같은 연구 팀 안에서도 반대 의견에 맞닥뜨렸다. 예컨대 20세기의 탁월한 생물 통계학자였던 로널드 피셔(Ronald Fisher)는 두 사람의 발견에 동의하지 않았고, 「영국 의학 저널(*British Medical Journal*)」에 적극적으로 논박하는 글을 싣는 한편 1962년에 사망할 때까지 각종 강연을 통해 비판을 이어갔다. 하지만 피셔는 사실 담배를 손에 놓지 못하는 골초이자 우생학자로, 담배업계로부터 자문 비용을 받고 싸움꾼이 된 것이다. 기득권을 가진 담배산업이라는 골리앗과 과학적 인식론이라는 다윗 사이에 벌어진 싸움이었다.

구 보고서들이 즐비하다. 하지만 연관의 강도가 약하다고 해서 인과성이 아예 없는 것은 아니며 다만 가능성이 줄어들 뿐이다.

② 일관성: 어떤 결과에 대해 다른 환경의 다른 개체군에서도 동일한 연관관계가 나타났다면, 원래의 결과는 우연일 확률이 그만큼 낮아진다. 예컨대 흡연은 전 세계 모든 인구 집단에서 폐암을 야기한다.

③ 특수성: 환경적 노출은 한 가지 결과만 일으켜야 한다는 원칙은 감염성 질병에 잘 들어맞는다. 예컨대 홍역바이러스는 홍역만 일으킨다. 하지만 감염이 아닌 다른 노출에는 잘 맞아떨어지지 않는다. 예를 들어 흡연은 폐암, 구강암, 인후암, 방광암뿐만 아니라 심장 마비와 폐기종과도 연관이 있다.

④ 시간적 순서: 환경적 노출이 질병의 증상보다 먼저 나타났다는 사실을 증명할 수 있어야 한다.

⑤ 생물학적 기울기: 질병에 걸릴 위험성은 환경적 노출의 정도에 비례한다. 담배를 많이 피우는 사람은 폐암에 걸릴 확률이 높다. 석면을 다루는 환경에서 일하는 노동자들은 중피종에 걸릴 확률이 높아진다.

⑥ 타당성: 이것은 현재의 지배적인 지식에 따른 '상식'인지에 대한 기준이다. 논리적으로는 연관관계가 있지만 이 기준에서 볼 때 우연히 성립한 데 불과한 사례가 수백 건은 된다.

⑦ 정합성: 이 항목은 ⑥과 같은 맥락이다. 실험의 결과는 연관관계를 뒷받침해야 한다. 예컨대 어떤 독소에 노출시켰을 때 실험동물에게 암이 발생했다면 독소와 암의 연관관계를 뒷받침할 것이다. 다만 다시 한번 강조하지만 그것이 완벽한 증명은 아니다.

⑧ 실험: 브래드퍼드 힐은 이 항목이야말로 가장 강력한 지표라고 여겼다. 무작위 임상시험은 인과적 연관관계를 수립하는 최고의 수단이지만, 그런 연구 방법은 돈이 많이 들고 시간도 많이 걸리며 실용적이지 않은 경우가 많다. 그래도 앞으로 다시 살펴보겠지만 무작위 임상시험은 우리가 어떤 의학적 처치나 개입의 효과와 안전성을 자신 있게 결

정할 수 있는 유일한 방식이다.

⑨ 유사성: 직접흡연이 폐암을 일으킨다는 제안이 근거가 있다면, 간접흡연 역시 비슷한 효과를 보일 수 있다.

이 기준들을 보면 역학자들이 얼마나 그 본질상 증명 불가능한 것을 증명하기 위해 많은 시간을 보내는지가 명확하게 드러난다. 브래드퍼드 힐의 논문이 나왔을 당시는 20세기의 가장 영향력 있는 과학철학자인 카를 포퍼(Karl Popper)가 자신의 이론을 널리 퍼뜨렸을 무렵이었다. 과학적인 가설은 반증이 가능할 뿐 결코 완전히 증명될 수 없다는 것이었다. 포퍼에 따르면 과학자의 작업은 실험을 통해 계속 가설을 반증하려 애쓰는 일이었다. 역학자라면 관찰과 데이터 수집을 통해 그렇게 할 것이다. 가설이 반증되지 않고 오래 남아 있을수록 그 가설은 진리에 가까이 다가간다. 비록 내재적인 한계가 있었지만 브래드퍼드 힐의 기준은 본질적으로 변하지 않은 채 50년은 족히 의료 분야에 적용되어 왔다.

2차 대전 이후 이뤄진 약학 분야의 혁명은 역학에 무척 비옥한 연구 주제들을 제공했다. 그에 따라 인류 역사상 처음으로 약품을 개발해 생산하는 속도가 빨라졌고, 혈압을 확실히 낮추거나 심박수를 늦추고, 마음을 진정시키며, 염증을 줄이고, 부족한 호르몬을 채워 넣으며 감염을 치료하는 약이 세상에 선을 보였다. 매년 어떤 질병을 과거의 유물로 만들어 줄 것을 약속하는 신약이 수십 가지 쏟아져 나온다. 고혈압 환자의 혈압을 낮추면 논리적으로 뇌졸중 발작을 막을 수 있지만 모든 사람이 이 치료법으로 이득을 보는 것은 아니다. 상당수의 신약은 대대적인 광고와 함께 출시되지만 몇몇은 지독한 부작용이 있다는 사실이 드러나기도 한다(한때 입덧의 특효약이라 불렸던 탈리도마이드가 그렇다.).

1945년 이전에는 신약의 안전과 생리학적 효과를 동물을 통해 평가한 다음 인간을 대상으로 하는 시험으로 들어갔다. 문제가 되는 질병을 가진 사람들은 신약을 받아 자기 몸에 나타난 반응을 제출했다. 1941년에 하워드 플로리는 생쥐 실험에서 효능을 보인 새로운 페니실린을 얼굴에 깊은 종기가 생긴 한 경찰관에게 시험 삼아 투여해 보았다. 환자는 놀랄 만큼 차도를 보였지만 처음에 약이 얼마 없었기 때문에 5일 뒤에 떨어졌고 환자는 1달 뒤에 사망했다. 페니실린에 효과가 있다는 사실은 명백했지만 플로리는 그 약효를 시중에 나온 또 다른 효과적인 항생제인 설폰아마이드와 비교하지는 않았다. 설폰아마이드는 이미 10년 전에 독일에서 개발된 약품이었다. 오늘날에는 신약을 평가하는 과정에서 이런 비교가 필수적인 단계로 여겨진다.

2차 대전 직후에 결핵 약이 처음으로 개발되자 많은 의사들은 이 약을 페니실린이 그랬듯 질병을 가진 모두에게 즉각 사용하고 싶어 했다. 결핵은 복잡한 질환이어서 결핵균에 감염된 대다수는 사실 증상을 전혀 드러내지 않는다. 동남아시아에서는 약 30퍼센트의 사람이 살면서 결핵균에 노출되어 이 미생물을 체내에 소량 지니고 있지만, 그 가운데 증상을 보이는 사람은 소수에 불과하다. 실제로 증상이 나타나는 경우에도 그 경과는 굉장히 다양하며, 항생제가 나오기 이전에도 많은 사람들은 수술이나 다른 물리적인 방식으로 치료가 가능했다.[5]

---

5 내 사촌인 브라이언 이건은 전쟁이 벌어지는 동안 멜버른의 세인트빈센트 병원에서 수련의로 일했다. 당시 브라이언은 동료 몇몇과 함께 심하게 폐결핵을 앓는 환자에 접촉했다가 병을 옮기고 말았다. 그리고 브라이언은 기흉술이라는 방법으로 치료받았다. 갈비뼈 사이에 주삿바늘을 찔러 흉벽과 폐 사이의 공간에 이르도록 하는 방식이다. 그러면 주삿바늘을 통해 그 공간에 공기가 들어가고, 폐는 수축을 일으킨다. 결핵균이 증식하려면 산소가 필요하기 때문에 폐가 수축되면 가장 중요한 자원을 빼앗기는 셈이다. 브라이언은 18개월에 걸쳐 의료기기가 붙은 병상에서 축약되지 않은 에드워드 기번(Edward Gibbon)의 『로마제국 쇠망사』를 완독하며 강제로 맞은 안식년을 보냈다. 브라이언은 결핵을 전공하는 내과의사가 되었는데, 나중에 오스트레일리아에서 결핵이 사라져 버리자 병원 원무과로 근무처를 옮겼다. 그리고 은퇴할 무렵에는 오스트레일리아에서 제일가는 의료사학자가 되었다.

1947년 당시 브래드퍼드 힐(1차 대전 동안에 스스로도 결핵에 걸렸던 경험이 있는)은 영국의 의료연구위원회에서 수행하는 연구를 맡아 이끌면서 새로운 결핵약의 효능을 평가했다. 결핵성 수막염과 속립 결핵(체내의 모든 기관으로 퍼지는)[6]은 일반적으로 치명적이라 알려져 있는 반면 가장 흔한 유형의 폐결핵은 경과가 다양했다. 수막염에 걸렸다가 새로운 약인 스트렙토마이신을 투여하고 회복된 환자들은 이 약에 효능이 있다는 명백한 사례였지만, 이 약이 폐 질환에도 도움이 되는지는 미지수였다.

그래도 임상시험 결과 스트렙토마이신은 효과를 보였다. 가벼운 수막염의 사망률은 46퍼센트까지 떨어졌다. 그래도 폐 질환 환자들에게 실질적인 도움이 되는지는 확실하지 않았다. 스트렙토마이신을 투여하면 진단을 받은 뒤 처음 몇 달 동안 사망자 수가 줄어들었지만, 폐 엑스레이를 찍은 결과로는 12개월 이후에도 투여한 환자와 그렇지 않은 환자 집단 사이에 별다른 차이는 보이지 않았다. 그리고 머지않아 그 이유는 스트렙토마이신에 대해 빠르게 내성이 나타나기 때문이라는 사실이 명확해졌다. 하지만 정부가 제약업계의 로비를 받아 스트렙토마이신을 즉각 금지 조치 없이 허가했기 때문에 내성 문제는 수면에 빨리 떠오르지 않았다. 의료연구위원회의 연구에 따르면 결핵은 미생물에 대한 내성이 생기지 않도록 여러 약품을 조합해 치료해야 했다. 그래도 이 연구가 빨리 나온 덕에 수천 명이 목숨을 건졌다. 오늘날 이 연구는 의학 역사상 최초의 무작위 임상시험으로 인정받고 있다. 이 방식은 오늘날까지도 기본적으로 동일하게 실시된다.

많은 사람들은 어떤 치료가 효과가 있는지 아닌지 결정하기란 쉽다고 여긴다. 텔레비전을 틀면 비타민이나 자석 베개, 주름 개선 크림, 우유 단백질, 여러 식품이 건강에 좋다는 광고가 빠른 속도로 휙휙 지나간다. 하지만 이런 제품은 몇몇 우연히 효과를 보일지도 모르지만 대부분은 효과가 없다.

---

6 속립성 결핵(좁쌀결핵)에 걸린 환자들의 폐를 엑스선으로 찍어 보면 수천 개의 조그만 종기가 가득해서 마치 작은 곡식 낱알처럼 보인다.

그것을 어떻게 알까? 두 눈으로 결과를 직접 살폈다면 확실하지 않을까? 환자 한 명을 새로운 방식으로 치료에 성공했다면 효과가 있다는 결론을 내리는 데 충분할까? 10명, 100명, 1,000명은 필요하지 않을까? 위약 효과라든지 편견의 영향을 받지 않을까? 이런 질문에 대답하기 위해서는 무작위 임상시험이 어떻게 작동하는지에 대한 기본적인 이해가 필요하다. 그리고 그 가장 쉬운 방법은 아무런 사전 지식 없이 임상시험을 설계해 보는 것이다. 하지만 시작하기 전에 주의사항이 하나 있다. 몇몇 독자들은 아래에 나올 내용에 약간의 거부감을 보일지도 모른다. 수학이 조금 필요하기 때문이다.

무작위 임상시험이 어떻게 작동하는지 살펴보기 위해, 나는 새로운 베타 차단제의 효능을 평가하기 위해 몇 단계로 설계된 연구로 여러분을 초대할 것이다. 이 약은 심장 마비가 일어난 이후 사망을 막아 주는 약품이다.

1964년, 영국의 제약회사 ICI에서 근무하던 제임스 블랙(James Black) 경은 최초의 베타 차단제 프로프라놀롤(propranolol)을 개발했다.[7] 베타 차단제는 고혈압이나 심부전, 불규칙적인 심장 박동, 불안증을 치료할 수 있는 약이다. 그로부터 몇 년 지나지 않아 프로프라놀롤은 ICI 사 최초의 히트 상품이 되면서 그야말로 획기적인 발명품에 등극했다. 이후 수십 년 동안 시장에는 '~올롤'로 끝나는 이름을 가진 프로프라놀롤 유사 상품이 수십 가

---

[7] 1998년에 노벨 의학상을 수상한 바 있는 제임스 블랙 경은 2004년에 캔버라 병원을 방문했고, 내가 주관하는 주간 좌담회에서 발표를 해 달라는 부탁을 받았다. 그 자리에서 블랙은 유쾌한 어투로 스코틀랜드의 신사들을 과소평가했고 내 사무실에서 발표용 슬라이드를 준비하는 과정에서 겨우 이틀된 내 나무 책상에 깊은 흠집을 내는 바람에 사무 보조원을 속상하게 했다. 그리고 블랙은 우리 회의 역사상 최고로 지루한 발표를 했다. 나는 지금까지도 독실한 가톨릭 신자들이 성스러운 유골을 대하듯 책상의 흠집을 보존하는 중이다.

지는 등장했다. 몇 가지만 예로 들더라도 프락톨롤, 메토프롤롤, 티몰롤, 아테놀롤, 핀돌롤 등이 있다. 이런 약이 홍수처럼 쏟아지는 모습을 본 내 친구 하나는 다음에는 '올롤롤롤'이라는 베타 차단제도 나올 거라고 농담을 던졌다.

물론 올롤롤롤은 실망스럽게도 실제로 나오지는 않았지만 나는 다음에 이야기할 사례에서 이 이름을 빌려 쓰고자 한다. 나는 심장 마비 이후 사망을 막아 주는 효과 면에서 올롤롤롤이 위약(약효가 없는 성분)과 비교해 얼마나 효과가 있는지 비교하려 한다(여기서 내가 예로 드는 숫자들은 내 주장을 보이기 위해 예로 든 것에 불과하다. 절대 특정 조건에서 실제 베타 차단제의 효능에 대해 실제로 얻은 값이 아니다.).

일단 1980년으로 돌아가 보자. 이때는 선원들과 볼보를 모는 운전자들만이 턱수염을 기르고 심장 마비에 대한 베타 차단제의 효능은 아직 입증되지 않은 시절이다. 따라서 올롤롤롤을 또 다른 베타 차단제와 비교하기보다는 아예 효과가 없는 위약과 비교하는 것이 더 옳다. 일단 첫 번째 단계는 두 개의 집단을 만드는 것이다. 하나는 올롤롤롤을 투여한 처리군이고, 또 다른 집단은 위약을 투여한 대조군이다.[8] 대조군은 성별, 나이, 심장병에 대한 가족력, 과거의 심장 마비 유무, 흡연, 혈중지방 수치와 당뇨병 유무 같은 다양한 요인들이 올롤롤롤을 투여한 집단과 유사해야 한다. 또한 올롤롤롤을 투여한 집단과 비슷한 강도로 심장 마비를 겪는 사람들이어야 한다.

대조군은 처리군에 대한 비교의 대상 역할을 한다. 대조군이 없다면 우리는 관찰 연구를 수행하는 셈이다. 앞의 사례에서 봤다시피 치료받지 않은 결핵은 굉장히 다양한 방식으로 나타날 수 있다. 이때 폐결핵을 가진 환자들은 약을 먹지 않아도 거의 완벽히 회복할 수 있기에 제대로 통제되지 않은 연구에서 폐결핵 환자들이 포함되면 마치 스트렙토마이신이 실제보다

---

8 대조군이 꼭 위약만을 투여받는 것은 아니다. 오늘날 제대로 된 방식으로 수행되는 무작위 임상실험에서는 신약을 위약과 비교하기보다는 효과가 확인된 기존의 약들과 비교한다.

효과가 좋은 것처럼 비칠 가능성이 있다.[9]

그리고 아무리 대조군을 갖고 연구를 한다 해도, '표본의 편중(selection bias)'이라는 현상을 고려하지 않는다면 역시 크게 가치 없는 결론을 낼 가능성이 있다. 의사들은 대체로 낙관적인 사람들이다. 그래서 심각한 질환에 대해서 신약이 효과를 보일 거라 믿고 싶어 하며 일단 그 약이 자기 환자들에게 도움이 될 것이라 여기면 환자들을 연구에 참여시켜 약을 제공하려 한다. 반대로 임상시험에서 그 약이 꽤 좋다고 여겨지지 않는다면 의사들은 자기 환자들 가운데 증상이 심한 사람들은 제외하고 증상이 미약한 사람들만 새로운 치료법에 동참해 보도록 할 것이다. 물론 의사들은 자기들이 무의식적으로 연구 결과에 편향을 일으킨다는 사실을 부정하겠지만 실제로 그렇게 한다는 증거가 있다. 이렇듯 의사들이 환자들을 어떤 생각을 갖고 연구에 참여시키는지에 따라 새로운 약이나 수술은 실제보다 더 좋거나 나쁘게 평가된다. 이런 표본의 편중 현상을 최소화하는 유일한 방법은 환자들을 대조군이나 처리군에 무작위로 배치하며 연구자들이나 의사들이 이 과정에 손대지 못하게 하는 것이다. 이렇듯 무작위 배치가 제대로 이뤄졌다면 연구가 끝날 즈음 대조군과 처리군은 평균적으로 거의 균일해진다.

다시 올롤롤롤 연구로 돌아가자면, 연구에 참여한 통계학자는 우리가 두 집단 사이에서 찾은 차이점이 우연에 의해서가 아니라 진정한 차이라는 사실을 알리기 위해서는 2,000명의 환자를 대상으로 95퍼센트의 신뢰도로 증명해야 한다고 말했다. 이것은 심장 마비를 겪고 올롤롤롤을 투여받은 환자 1,000명과 올롤롤롤 대신에 위약을 투여받은 환자 1,000명이 필요하다는 뜻이다. 만약 우리의 무작위 실험이 의도한 대로 잘 이뤄진다면 두 집단 사이의 유일한 차이는 올롤롤롤을 복용한 환자에서는 나타나고 복용하지 않

---

9 대체의학의 여러 연구는 대부분 관찰을 토대로 하지만, 여기에는 서양 의학 중심주의가 들어설 여지가 없다. 이때 새롭거나 오래된 수술적 처치가 얼마나 효과 있는지를 평가하는 과정에서 거의 언제나 통제되지 않은 관찰적 연구가 관여하며, 무작위적인 임상시험은 거의 활용되지 않는다.

은 환자에서는 나타나지 않을 것이다.

그 다음으로 극복해야 할 문제는 임상 결과를 수치화할 때 나타나는 오류다. 임상시험을 하는 동안 연구에 참여하는 직원들은 참가자들의 변화를 측정하고 혈액 검사나 심전도, 엑스레이 같은 결과를 해석할 것이다. 심장 마비같이 확실한 증상은 진단하기가 무척 쉬울 것 같지만 실제로는 꽤 복잡하다. 각기 다른 병원에서 온 여러 의사들이 같은 시험 결과를 두고도 서로 다른 해석을 내놓을 수 있다. 이때 무엇이 심장 마비이고 무엇이 아닌지에 대한 명료한 기준을 세우면 이렇게 진단이 엇갈리는 일을 줄일 수 있다. 그리고 임상시험을 수행하는 사람들이 적절한 훈련을 받아야 한다. 같은 심전도 기록을 보고 퍼스에 사는 간호사와 답토에 사는 의사가 같은 해석을 내놓도록 말이다.

하지만 여기에 또 다른 편향이 개입한다. 자기가 하는 일이 효과적인 신약을 대상으로 한 무작위 임상시험이라고 생각하는 의사는 무의식적으로 올롤롤롤을 복용한 집단이 위약을 복용한 집단에 비해 심장 마비를 덜 일으킨다고 데이터를 판정할 수 있다. 반면에 올롤롤롤이 효과가 없다고 여기는 의사라면 정반대의 판정을 내릴 가능성이 있을 것이다. 이런 편향성을 최소화하려면 실험을 할 때 집단을 어떻게 나눴는지를 가려, 참가자가 심장 마비를 일으켰는지 여부를 판정하는 사람이 참가자가 어떤 집단에 속해 있는지를 모르게 해야 한다. 하지만 이 작업은 몇몇 연구에서는 간단하지만 거의 불가능한 경우도 있다. 예컨대 여러분은 우리의 올롤롤롤 연구에서 관찰자들에게 집단 배치를 안 보이게 가리는 일이 꽤 쉬울 것이라 생각할지 모른다. 올롤롤롤과 위약을 생김새나 맛에서 차이가 없게 만드는 일 정도는 간단하기 때문이다. 하지만 베타 차단제가 갖는 예측되는 효과 가운데 하나는 심박수를 늦추는 것이다. 그렇기 때문에 관찰자들은 정상치보다 심박수가 느린 환자를 보면 올롤롤롤을 복용했다고 무의식적으로 가정하고 여기에 따른 편견에 따라 판단했을 가능성이 있다.

이때 환자 역시 자기가 어떤 집단에 속했는지를 몰라야 하는데, 이것은 치료의 30퍼센트까지 영향을 줄 수 있는 위약 효과 때문이다. 환자 그리고 또는 의료 관계자의 태도에 따라 위약 효과는 줄어들거나 확대될 수 있다. 이때 처리군과 대조군이 눈에 띄지 않게 가려야 위약 효과가 두 집단에 대해 균등해진다. 이와 비슷하게 약에 대한 부작용 역시 평가되어야 한다. 처리군과 대조군을 가리지 않으면 약을 먹은 환자들은 자신의 증상을 실제보다 심하거나 약하게 평가할 것이다. 임의화 설계가 필수적인 전제 조건이라면 두 집단을 가리지 않고도 임상시험을 수행할 수 있겠지만 그래도 여전히 결과에 대한 의심은 끈질기게 계속될 것이다.

환자들을 임의화 임상시험에 참가시키는 과정도 까다롭다. 의사들 가운데 상당수는 임상 연구에 크게 관심이 없으며 제대로 실험을 수행할 만한 자원을 갖춘 기관도 소수에 불과하기 때문이다. 아무리 시설이 잘 갖춰진 기관이라 해도 연구에 필요한 환자를 모으느라 애를 먹을 수 있으며 적당한 수를 모으는 데 몇 년이 걸리는 경우도 종종 생긴다.

적절히 설계되어 수행된 임의화 임상시험의 성과는 실험 참가자에게 적용된다. 하지만 이 성과가 현실 세계로도 이어질까? 그 대답은 연구의 일반화 가능성 또는 외적 타당도라 불리는 요소에 의존한다. 상당수의 연구들은 어린이나 가임 연령의 여성, 노인을 배제하는 측면이 있다. 해당 국가의 소수 민족 집단 역시 대규모 다중심 연구(서로 다른 장소에서 여러 팀이 수행하는)에서 과소 대표되는 모습을 종종 볼 수 있다. 더구나 무작위 임상시험은 '건강에 신경을 쓰는' 환자들에게 보다 매력적이며 이런 사람들은 상대적으로 건강에 신경을 덜 쓰는 사람에 비해 결과가 좋게 나오는 경향이 있다. 가끔은 무작위 임상시험에서의 발견을 무시하는 이유로 외적 타당도 이야기가 나오기도 한다. 하지만 다시 한번 말하지만 이것 역시 양쪽으로 작용한다. 몇몇 의사들은 연구의 긍정적인 발견을 무시하며 그것이 자기들의 특정 환자 집단에는 적용되지 않는다고 얘기한다. 하지만 다른 의사들은 연구에 포함되지 않은 환자들이 있다며 부정적인 발견을 무시한다.

따라서 이 모든 경고들을 염두에 두고 일단 우리가 올롤롤롤을 투여한 대상들과 대조군을 제대로 무작위하게 추출했으며, 환자와 관찰자들 양쪽에게 그 추출 과정을 잘 가렸다고 가정하자. 우리는 이제 각 집단의 구성원 가운데 먼저 심장 마비를 일으킨 이후로 연말쯤 다시 심장 마비를 일으킨 사람이 몇 명인지 세어 약의 효과를 측정할 수 있다.

이 시점에서 우리는 이 데이터에 대한 통계적인 분석을 수행해 두 집단의 차이가(만약 존재한다면) 혹시 우연히 생긴 것은 아닌지를 확인해야 한다. 물론 많은 사람들은 통계의 '통'자만 나와도 다리에 힘이 풀린다. 사실 여러분은 대부분의 의사들이 얼마나 통계에 약한지 알면 조금 실망할 것이다. 머리가 희끗희끗하고 점잖은 의사라도 t-검정이라든지 카이제곱검정, 다중 로지스틱 회귀라는 단어만 나와도 금방 겁을 먹는다. 상당수의 의사들은 통계적으로 유의미한 결과가 있다는 사실만으로 만족한다. 하지만 사실 통계학은 비교적 익히기 쉬운 학문 중의 하나다. 잘못된 통계학적 검증법을 선택해서라기보다는 무작위 추출에 문제가 있거나 두 집단 사이의 차이를 부적절하게 가리는 등 근본적인 실험 설계가 잘못되어 임상시험이 무효화되는 경우가 더 많다.

이제, 심장 마비가 연이어 발생한 환자의 비율이 대조군에서는 10퍼센트였지만 올롤롤롤을 복용한 집단에서는 5퍼센트에 불과했다고 하자. 이 차이는 통계학적으로 유의미하다(참고: 실제로 실험을 할 때 기대되는 결과보다 훨씬 좋은 값이다.). 차이를 표현하는 방법 가운데 하나는 상대적 위험도 축소(RRR)라는 계산법이다. 구체적인 방법은 다음과 같다. 두 집단에서 심장 마비가 일어나는 확률의 차이를 대조군에서 얻은 확률로 나누는 것이다. 즉 10에서 5를 빼고, 이 값을 10으로 나누면 50퍼센트가 된다. 바꿔 말하면 올롤롤롤을 복용한 환자 가운데 심장 마비를 다시 일으킬 위험도는 약을 복용하지 않은 환자의 절반이다. 사망률이 50퍼센트로 줄어들다니 무척 인상적으로 들릴 테지만 여러분은 이것이 실제로 의미하는 바를 명확히 따져 봐야 한다. 상대적 위험 감소라는 개념과 마주한다면 다음과 같은 단순한 질문을 던져 보자. 무엇과 비교해 축소됐다는 것인가? '무엇'의 정체를 알려면 심장 마비의 절대적인 위험 감소치를 계산해야 한다. 이것은 두 값을 빼기만 하면 되니 무척 쉽다. 10퍼센트에서 5퍼센트를 뺀 5퍼센트가 바로 그 값이다. 다시 말하면 두 번째 심장 마비가 올 절대적인 위험은 고작 5퍼센트 줄어들었다. 상대적 위험 감소치인 50퍼센트보다 훨씬 작은 값이다.[10]

상대적 위험 감소치는 언제나 절대적 위험 감소치보다 높기 때문에 사람들에게 그 결과가 좋게 보이도록 해 준다. 또한 그 값을 들었을 때 환자들을 (그리고 의사들을) 호도할 수 있다. 많은 사람들은 마치 올롤롤롤을 복용하지 않으면 사망할 확률이 50퍼센트라는 듯이 생각한다. 실제로 그 약을 복용하지 않았을 때의 진짜 사망률은 10퍼센트인데도 말이다.

지난 20년 동안 심장 마비 치료술이 발전하면서 병원에서 치료를 받았을 때의 사망률은 1980년대에 80퍼센트에서 오늘날에는 3~5퍼센트까지 떨어졌다.[11] 그 결과 오늘날 대부분의 연구자들에게는 떨어뜨려 성과를 낼 만큼 사망률 수치가 높지 않다. 현대의 다중심적이고 국제적인 무작위 임상시험은 신약이나 심장 관련한 처치법에 대해 효과를 거두려 해도 사망률을 겨우 1퍼센트 떨어뜨렸다는 사실을 증명하려고 애쓴다. 그러니 위의 올롤롤롤 사례에서 나타난 수치를 조금 더 현실에 가깝게 조정해 보자. 위약을 받은 집단의 사망률이 3퍼센트라 하고 올롤롤롤을 복용한 집단은 1.5퍼센트라 하면 상대적 위험 감소치는 똑같이 50퍼센트(3에서 1.5를 빼고 3을 나눈 값)지만, 이제 절대적 위험 감소치는 겨우 1.5퍼센트에 지나지 않는다. 우리가 위에서 살폈던 값의 3분의 1 이하다.

지금까지 다룬 산수가 여러분은 따라오기 힘들 수도, 그렇지 않을 수도 있다. 문제는 이 숫자들이 의미하는 바를 단순하고 효과적으로 알아내는 것

---

10 절대적 위험이 5퍼센트 감소한 것은 엄청난 일이다. 오늘날 진지하게 결과를 내려는 실제 임상시험에서 이 정도의 감소치가 도출되었다면 담당 연구자는 근처의 모든 사람들과 하이파이브를 나눴을 것이다.

11 가상의 올롤롤롤 자료와는 달리, 이것은 심장 마비 치료의 현재 상황을 정확하게 추정한 결과다.

이다. 이제 무작위 임상시험에 대한 특강을 마쳤으니 이 결과가 실생활 속에서 의사들에게 어떻게 활용되는지 살펴보자.

내 의사 인생은 '증거에 기반한 의학'을 배우기 전과 후로 나뉜다고 해도 과언이 아니다. 하지만 그중에서도 유독 한 주제가 내 관심을 특별히 잡아끌었다. 이것을 통해 내 의학적 직관을 조금 더 손에 만져지는 구체적인 실체로 바꿀 수 있었다. 덕분에 나는 가장 좋아하는 숫자가 생겼다. 이것은 올롤롤롤을 복용하지 않았다고 해서 사망할 확률이 50퍼센트가 되지는 않는다는 사실을 환자들에게 알려 준 숫자이자, 나로 하여금 올롤롤롤의 사례뿐 아니라 다른 모든 무작위 임상시험에 대해 통계학적 유의성이 아닌 임상적 유의성을 생각하도록 이끈 숫자이기도 하다. 이 숫자는 역학적인 미가공 데이터에 인간적인 차원을 덧씌운다. 이 숫자를 처음 계산하는 법을 배웠을 때 나는 정말로 이렇게 외쳤다. '우와!'

바로 '치료가 필요한 환자 수(NNT)'이다.

NNT는 치료용 신약을 받아 복용해야 하는 사람의 숫자, 또는 목숨을 구하기 위해 수행해야 할 수술의 횟수를 말한다. 이 숫자는 어떤 연구의 목적에 따라 달라진다. NNT가 훌륭한 이유는 계산하기 간편하기 때문이다. 절대적 위험 감소치의 분자, 분모를 뒤바꾸기만 하면 된다(1을 절대적 위험 감소치로 나누면 된다.). 올롤롤롤의 예를 들면 절대적 위험 감소치가 5퍼센트(5/100)인 경우 NNT는 20이다(100/5). 그리고 절대적 위험 감소치가 1.5퍼센트(15/1,000)인 경우에 NNT는 67(1,000/15)이다. 다시 말해 이 두 사례에서 절대적 위험 감소치는 모두 50퍼센트로 동일하지만 NNT를 보면 내 앞의 환자에게 제공하는 의학적 개입의 이득이 얼마나 되는지 곧장 알 수 있다.

나는 종종 '좋은' NNT 수치가 얼마인지 하는 질문을 받는다. 답은 이렇다. 상황에 따라 다르다. 여러분이 환자의 목숨을 구하려 한다면 NNT 67이

받아들일 만한 수치다. 하지만 이때 약이 비싸다든지 부작용이 있을지도 모른다. 반면에 사타구니의 발진에 대한 빠른 치료가 목표라면 약이 비싼 경우에 NNT 67은 받아들일 수 없고 심지어는 20도 충분하지 않을 수 있다. 다시 말해 만약 생명을 살려야 할 상황이라면 1만 달러짜리 약도 충분히 제값을 한다. 사람의 목숨은 단순히 약값에 NNT를 곱한 것만으로는 도저히 가격을 매길 수 없을 만한 가치가 있다. 올롤롤롤의 사례에서 NNT가 67일 때 환자의 목숨을 살리는 데는 67만 달러가 든다. 목숨을 구한다고 생각하면 그렇게 비싸지 않다.[12]

우리는 NNT를 활용해 치료하려는 질병이나 합병증이 얼마나 흔하게 나타나는지를 예측할 수 있다. 만약 어떤 의학적 개입이나 약이 효과가 있을 때 흔한 증상은 드문 증상에 비해 NNT 값이 낮을 것이다. 예컨대 심장병 위험이 다소 존재하는 사람들은 1,667명이 심장 마비나 뇌졸중 발작을 막기 위해 아스피린을 하루에 한 알 복용한다. 반면에 실제로 심장 마비를 겪은 사람들 가운데 한 달 내에 다시 증상이 나타나는 것을 막고 목숨을 구하고자 아스피린을 복용하는 사람은 42명에 불과했다. 또 콜레스테롤을 낮춰주는 약 스타틴은 상대적으로 저렴하지만 드물게 몇몇 심각한 부작용이 나타난다. 만약 여러분이 이전에 심장 마비를 겪은 적이 없다면 5년에 걸쳐 심장 마비를 막기 위한 스타틴의 NNT는 약 34다. 이 말은 다른 이상이 없고 콜레스테롤 수치만 높은 사람의 97퍼센트 이상이(1을 34로 나눈 값을 100에서 빼서 얻은 수치) 매일 아침 스타틴을 복용해도 효과가 전혀 없다는 뜻이다. 하지만 만약 여러분이 어떤 개인이 얻는 작은 이득에, 위험에 노출된 집단의 인원수를 곱하면, 공중보건적인 관점에서 상당한 이득이 있다는 사실을 알게 된다. 오스트레일리아의 의약품 보조금 계획이 매년 10억 달러라는 거금을 스타틴에 지원할 만한 가치가 있는 것이다. 만약 막고자 하는 증상

---

12 이것은 새로운 치료법에 대해 '한 사람을 구하는 데 드는 비용' 전체를 어림잡은 결과다. 하지만 이 값은 항상 한 사람당 드는 약값보다 크다.

이 흔하다면 이득을 보여 주기는 더욱 쉽다.

하지만 기억해야 할 점은 만약 어떤 약이 효과가 있다면 반드시 부작용이 따른다는 것이다. 우리는 무작위 임상실험을 통해 '해를 끼치는 환자 수(NNH)' 또한 계산할 수 있다. 이것은 어떤 치료를 했을 때 부작용으로 해를 입는 환자의 숫자다. NNH는 NNT와 비슷한 방식으로 구할 수 있다. 대조군과 처리군에서 해를 입은 환자의 차이로 구한 숫자의 분자, 분모를 뒤집은 것이다. NNT와 NNH 사이에서 균형을 잡는 것은 복잡한 문제다. 개별 NNH 값이 얼마나 중요하게 여겨질지는 치료를 하려는 해당 증상이 무엇이고 부작용이 얼마나 심각한지에 따라 달라진다. 어떤 치료에 대한 부작용이 죽음이라면 어떻게 계산해도 무척 큰 대가다. 반면에 어떤 약에 대해 심한 어지럼증이나 구토증은 만약 치료하려는 질병이 죽을병이라면 수용할 만하지만, 만약 백선(버짐)을 치료하는 정도라면 과한 부작용이다.

NNT는 내가 치료하는 환자들이 얻을 이득을 눈앞에 생생하게 떠오르듯 보여 주었고, 그것을 환자가 겪는 불편함과 비용, 부작용과 견주어 균형을 잡을 수 있게 해 주었다. 여러분도 알다시피 이 작업을 해내려면 무척이나 계산할 것이 많지만 여러 모로 살펴봐도 이것은 숫자일 뿐이다. 하지만 다음번에 여러분을 수술하거나 치료하고 조언해 줄 의료 담당자를 만나게 되면 NNT를 유념하자. 의사나 약사, 물리치료사들은 '증거'라든지 '통계학적 유의성', '임상시험' 같은 불충분한 단어를 사용해서 자기들의 의견을 정당화하려 할 것이다. 어쩌면 '증거에 기반한 의학'을 들먹이며 입바른 말을 할지도 모르지만 우리가 앞에서 살폈듯이 높은 수준으로 정립된 증거를 얻는 일은 엄청나게 힘들다. 엄밀하게 수행한 무작위 임상실험을 통해서만 우리가 의존할 만한 결과를 얻을 수 있고, 심지어 그 이후에도 연구를 해낼 만한 제반 환경이 조성되어야 한다. 하지만 적어도 의사의 말을 들으며 절대적 위험 감소치를 알아낼 수 있다면 NNT를 계산할 수 있을 테고 여러분 개인이 얻을 잠재적인 이득의 정도를 얼른 계산할 수 있으리라. 그리고 여기에 대해 여러분이 질문을 던지면 몇몇 의사들은 벙찐 표정을 지을 테고 소수의 의사들은 성가시게 생각할 테지만, 젊은 의사들일수록 그 말을 듣고 미소를 지으며 여러분과 한 단계 나아간 차원에서 대화를 이어갈 것이다. 그리고 나 같은 의사들은 여러분 같은 환자들의 다음 약속시간 전까지 간단한 뺄셈이나 나눗셈을 복습할 것이다.

제 10 장

홍반열 진단하기

　내털리는 내가 일하는 병원 근처에서 근무하는 30대 후반의 간호사다. 어느 날 갑자기 자기 몸이 주체할 수 없을 정도로 떨리기 시작하자 내털리는 뭔가 심각하게 잘못되었다는 사실을 알아챘다. 지난 24시간 동안 두통과 함께 그렇게 대단하지 않은 근육통에 시달리며 몸 상태가 별로 좋지 않았지만 그래도 꾸역꾸역 출근을 한 터였다. '그냥 독감일 거야.' 내털리는 이렇게 생각했지만 당시 2월 말이었기 때문에 이 진단은 스스로도 조금 의심스러웠다. 몸이 부들부들 떨리다가 이어 근육 강직 증세가 찾아오자 내털리는 자기가 '오한' 증세가 있다는 사실을 깨달았다. 그동안 같은 증상의 환자들을 많이 접했기 때문에 병원에 갈까도 고민했지만 이번 한 번뿐일 거라 생각하고 말았다. 대부분의 다른 사람들처럼 의학적 도움을 받기 전에 꽤나 심각한 증상이라도 그저 참고 넘길 뻔한 그녀였지만 결국 다음 날 아침에 일어나 보니 머리부터 발가락까지 붉은 반점으로 뒤덮였고, 내털리는 곧장 병원으로 뛰어갔다. 내털리를 진단한 의사는 나에게 즉각 전화를 걸어 그녀가 아파 보이기는 하지만 그렇게 심각한 증상은 아니고 잘 모르겠다며 상의를 했고 결국 나는 그날 오후에 내털리더러 내가 일하는 병원에 찾아오라고 얘기했다.

　외래 환자를 받는 간호사에게 미리 얘기해 둔 터라 내털리는 도착하자마자 바로 내 진료실로 직행했다. 어쩌면 전염성 세균에 감염되었을지도 모르는 환자가 다른 환자들로 붐비는 대기실에 앉아 있는 것은 위험하기 때문이었다. 진료실에 걸어들어 온 내털리는 의료계 종사자들이 병을 얻었을 때 흔히 그러듯 재잘재잘 수다를 떨면서 내 시간을 빼앗아 미안하다고 사과했다. "무척 바쁘신 거 다 아니까요." 내털리가 말했다.[1] 그녀의 얼굴과 팔, 손바닥에는 지름이 2~3밀리미터인 붉은 반점이 뒤덮여 있었다. 반점을 둘러싼 주변 피부 역시 약간 붉어진 채였다.

진단을 내리기 위한 다음번 단계는 드문 사례에 대해 염두에 두면서 가장 그럴 듯한 원인을 찾아내는 것이다. 발진이 일어났기 때문에 나는 곧 몇 가지 선택지가 떠올랐다.

홍역은 사람에게 걸리는 질병 가운데 전염성이 가장 높지만 역학적으로 생각했을 때 지금 사례에서는 거의 배제할 수 있었다. 오스트레일리아에서 태어난 50세 이상의 사람들은 홍역에 대해 대부분 자연 면역이 있으며, 이보다 연령대가 낮은 사람들은 아주 높은 확률로 이미 백신을 맞았기 때문이다. 개발도상국에서 여행하고 돌아온 사람들이나 종교나 잘못된 사상적 이유로 백신을 맞지 않은 사람쯤 되어야 그나마 가능성이 있었다. 더구나 발진의 외관과 분포를 보면 홍역은 아닌 듯했다. 풍진('독일 홍역'이라 불리는)이라면 간혹 이런 모습을 보이기도 하지만 역시 동일한 원리를 적용해 이 질병도 배제할 수 있다. 오스트레일리아 사람이라면 백신을 맞았을 테니 말이다.

의사나 간호사라면 '열'과 '발진'이라는 단서를 봤을 때 '뇌수막염'이라는 단어가 즉각 떠오를 법하다. 뇌수막염이 의심된다며 일단 항생제 주사를 놓는 것이 급선무다. 하지만 내털리의 몸에 널리 퍼진 발진이 뇌수막염 때문이라면 '침대에서 일어났는가' 기준에서 불합격했을 것이다. 다시 말해 지금

---

1 나는 부모님이 이렇게 말할 때마다 불편했다. 그 말은 내가 다른 의사들이 종종 그렇듯 바빠 보이는 분위기를 연출해야 한다는 뜻이기 때문이다. 많은 의사들은 환자들이 이것저것 요구할까 봐 일부러 바쁜 척을 한다.

쯤이면 거동하지 못할 정도로 심하게 앓아야 한다. 10년쯤 전에는 매년 수막염 환자가 적어도 10건은 나왔지만 오늘날에는 백신 덕분에 거의 찾아보기 힘들다. 그래서 난 수막염 역시 가볍게 우선순위의 저 밑으로 제칠 수 있었다.[2]

손바닥의 발진은 어쩌면 제2기 매독 증상일 수도 있지만 오스트레일리아에서는 남성 동성애자 집단이라든지 오스트레일리아 북단을 제외하면 극히 드물게 나타난다. 그러니 이 질병 역시 목록의 저 밑으로 떨어뜨릴 수 있다. 초기 에이즈 환자 가운데 약 50퍼센트에도 비슷한 발진이 보이기는 한다. 이러한 소위 혈청전환성 발진을 처음 보는 의사들은 대개 비특이전 바이러스성 발진이라 여기는데, 기술적으로는 옳지만 불쌍할 정도로 막연한 진단이다. 로스강바이러스가 이런 증상을 일으킬 수도 있지만 그렇게 치면 무척이나 다양한 약물과 알레르기, 비감염성 질환도 이런 증상의 범인일 수 있다. 환자가 그렇게 생사를 넘나들 정도로 위급하지는 않았기 때문에 나는 병의 원인에 대해 계속 고민하면서 의료 상담에서 가장 중요한 단계에 시간을 들여 임했다. 바로 병력을 자세히 묻는 것이다.

내털리가 지금 보이는 증상을 자세히 짚어본 나는 그녀가 과거에 크게 앓은 병도 없고 약을 복용하고 있지도 않다는 사실을 알았다. 다만 3주 전에 내털리는 가족과 함께 뉴사우스웨일스의 남쪽 해안으로 여행을 떠나 오지에 가까운 지역을 걸었던 적이 있었다. 일행은 그곳에서 전부 진드기에 물렸다. 내털리에 따르면 집에 돌아오고 며칠 지났을 때 남편이 그녀의 왼쪽 어깨에 붙은 진드기 하나를 떼 주었는데 이 진드기는 아이들 몸에 붙었던 것보다 훨씬 컸다고 얘기했다. 그리고 이후로 가족 중에서 앓아누운 사람은 없었다. 내털리의 몸을 검진해 보니 발진은 두피에서 상체, 팔다리, 발바닥

---

2 오스트레일리아에서는 2002년에 688명의 침습성 수막염 환자가 발견되었다. 그리고 2003년에는 C형 변종에 대한 백신이 만들어져 도입되었다. 그 결과 2014년에는 발생 건수가 170건으로 줄었다. 오늘날에는 B형 변종에 대한 백신도 개발되었지만 아직 아이들에게 필수로 맞히는 예방접종 목록에는 들어 있지 않다.

까지 몸 전체에 퍼져 있었다. 눈도 불그스름했지만 내가 봤을 때 이건 비정상적인 증상이 아니었다. 또 림프절이나 비장, 간, 관절에 붓기가 없었고 목구멍에도 염증이 없었으며 심장에서 수상쩍은 소리가 들리지도 않았다. 등에 청진기를 얹고 폐에서 나는 소리를 듣다 보니 내털리의 왼쪽 어깨에 지름이 1센티미터 되는 진한 붉은색 반점이 보였는데 그 중앙에는 조그만 딱지가 있었다. 앞서 온몸의 피부를 살필 때 놓쳤던 반점이었다. 여기가 진드기가 물었던 자리고 이 딱지는 건조가피(eschar)라 불리는 것이리라. 나는 조그맣게 '아하' 소리를 냈던 것 같다.

"제 병명이 뭔가요?" 내털리가 진료대에서 내려오며 물었다.

"홍반열이에요." 내가 대답했다.

"그건 나라도 알겠어요." 내털리가 씩 웃으며 말했다. "하지만 그 홍반을 일으킨 원인이 뭐죠?"

나는 퀸즐랜드 진드기 티푸스(쓰쓰가무시)가 분명하다고 말해 주었다.

내털리의 어깨에서 나온 그 커다란 진드기는 피를 잔뜩 빨아 먹었을 것이다. 이 진드기는 식사를 하면서 그 값으로 리케차 오스트랄리스(Rickettsia australis)라는 세균을 약간 내 준다. 나는 내털리의 피에 이 세균에 대한 항체가 있는지 검사해 봐야 하는데 3주 뒤에 반복해야 하는 검사라고 그녀에게 설명해 주었다. 그리고는 항생제인 독시사이클린을 처방해 주고 열흘 동안 복용하라고 말했다. 또 약을 먹으면 증상은 48시간 안에 잦아들 것이고 발진이 사라지려면 일주일 정도 걸린다고 덧붙였다. 나머지 가족들도 잘 관찰하고 있다가 누가 증상이 나타나면 역시 독시사이클린을 처방받아 복용하면 된다.

리케차 세균은 전 세계에서 고루 발견되는데 10종 이상이 인간에게 여러 가지 심각한 질환을 일으킨다. 대부분의 리케차 세균은 소형 포유동물이라든지 진드기 같은 절지동물에 의해 옮겨지며 이들이 있어야 인간에게 병을 전파할 수 있다. 예를 들어 리케차 프로바체키(Rickettsia prowazekii)가 일으키는 발진티푸스는 이가 옮긴다. 티푸스는 역사상 가장 손꼽히는 전염병인데 특히 전쟁이나 강제수용소에서 쉽게 발생하곤 했다. 20세기만 해도 티푸스로 인한 사망자가 수백만 명에 이르렀다. 또 서반구에서 리케차 리케치(Rickettsia rickettsii)가 일으키는 로키산홍반열은 존 덴버가 살 법한 시골 마을까지 전파되어 생명을 위협하는 진드기 매개 질병이다. 한편 리케차 코노리(Rickettsia conorii)는 아프리카와 인도, 지중해 인근 국가에서 부톤네즈열(짐작 가능하겠지만 프랑스어로 '홍반열'을 뜻한다.)을 일으킨다. 일본에서는 리케차 자포니카(Rickettsia japonica)가 집에서 기르는 개와 강아지에게 흔히 발견되며 역시 사람에게 홍반열을 일으킨다.

오스트레일리아에서 사람에게 감염증을 일으키는 리케차 세균은 크게 4종인데 그 가운데 2종이 진드기에 의해 전파된다. 바로 리케차 오스트랄리스(퀸즐랜드 진드기 티푸스, 또는 오스트레일리아 홍반열을 일으킴), 리케차 호네이(Rickettsia honei, 플린더스섬 홍반열을 일으킴)의 2종이다. 나머지 오리엔티아 쓰쓰가무시(털진드기병)는 좀진드기에 의해, 발진열 리케차는 감염된 쥐의 몸에 사는 벼룩에 의해 전파된다. 오스트레일리아에서는 전 세계 다른 지역에 비해 리케차의 증상이 미약하게 나타나지만 쓰쓰가무시와 발진열 리케차에 의한 사망 사례가 보고되기는 한다.

쓰쓰가무시는 2차 대전 내내 오스트레일리아 군인들을 위협하던 질병이었다. 파푸아뉴기니에 주둔하던 오스트레일리아 군인 가운데 거의 300명이 이 병에 걸렸고 치사율은 9퍼센트에 이르렀다(1장 '에볼라와 치명적인 바이러스들'을 참고하라.). 군인들은 말라리아보다도 쓰쓰가무시를 더 두려워했는데, 그나마 말라리아는 치료법이 존재하기 때문이었다. DNA 분석에 따르면 원인균인 오리엔티아 쓰쓰가무시(Orientia tsutsugamushi)는 다른 세균들과는 독자적인 속(genus)으로 분류되지만 과는 여전히 리케차 과다. 이 병은 털진드기라는 곤충을 매개체로 해서 작은 동물 숙주를 통해 사람으로 감염된다.[3] 쓰쓰가무시병에 걸린 환자들은 오스트레일리아의 퀸즐랜드 열대 지방과 노던주에서 종종 발생한다. 2006년에는 퀸즐랜드 북단의 카울리 비치에서 훈련하던 군인들이 발진과 열을 보이는 일이 있었다. 이들 가운데 20명은 쓰쓰가무시로, 2명은 진드기 티푸스로 진단받았다. 이때 감염증에 걸린 군인 가운데 거의 절반은 예방용 독시사이클린을 복용하지 않았거나 진드기에 물리지 않도록 보호해 준다고 알려진 살충제(페르메트린)를 뿌리지도 않았다고 인정했다.

진드기가 매개하는 리케차는 오스트레일리아 동부 해안 전체를 따라 발병하며, 태즈메이니아, 오스트레일리아 남부, 남서부에도 환자가 발생한다. 진드기들은 세균에 별다른 해를 입지 않는 토착 유대류로부터 리케차 병원체를 옮긴다. 리케차 감염병의 대다수는 항생제 없이도 나을 수 있으며 진드기와 포유동물이 공존하는 지역에서 일하는 의사들은 이 질병에 대해 익숙하다. 하지만 가벼운 감염 증세를 보이는 몇몇 사람들은 여전히 일시적인 바이러스성 질환이라는 진단을 받는 경우가 많으며 몇몇이 자기가 감염되었는지조차 자각하지 못하고 넘어간다. 캔버라에서는 심한 홍반열 증상을 보이는 환자가 매년 몇 명씩 발생하지만 리케차 감염증이 국가에 신고해야만 하는 질병은 아니기 때문에(법적으로 연방 정부에 보고해야 할 대상이 아니다.), 이 질병에 대한 지역 공동체의 부담이 어느 정도인지는 제대로 알기가 힘들다. 참고로 빅토리아 주에 위치한 오스트레일리아 리케차 표준 실험실에서는 전국의 거의 모든 표본을 검사해 매년 2,000건의 양성 반응을 내고 있다.

내털리는 진드기에 물린 지 3주 만에, 그리고 증상이 시작된 지 며칠 만

---

3 일본어로 '쓰쓰가(つつが[恙])'는 '병'을, '무시(むし[虫])'는 '벌레'를 나타낸다.

에 리케차 세균에 대한 항체 검사를 실시했다. 그리고 내 예측대로 결과는 음성이었다. 감염증에 대한 진단은 미생물 자체를 직접 검출하기보다는 원인 바이러스나 세균에 대한 항체를 검출했는지 여부에 달려 있기 때문에, 우리는 진단상의 불확실성이 지배하는 구역으로 진입했다. 항체 검사에 의존해 진단을 내리는 질병은 꽤 많고 매독, 레지오넬라병, 라임병, 큐열, 로스강바이러스, 선열은 그 일부다. 이때 오류를 숱하게 저지르지 않으려면 혈청학과 진단 검사의 기본 원리를 알아둘 필요가 있다. 혈청학이란 핏속에 존재하는 항체에 대해 연구하는 학문이다. 물론 쉬운 주제가 아니기에 나를 포함한 많은 의사들이 험한 물살 속에 침몰해 왔다.

핏속의 항체는 과거에 우리 몸이 감염되었던 면역계의 기억을 담고 있다. 비록 각 개별 감염체가 특정 항체 반응을 유도할 수 있기는 해도, 실험실에서 그 반응을 측정하는 능력은 완벽하지 않다. 몸속 혈청학은 악명 높을 정도로 실수와 변이가 많다. 몸은 여러 유형의 항체를 생산하지만 진단을 위해 가장 중요한 것은 IgG와 IgM이다(Ig는 단백질인 면역글로불린을 뜻한다.). IgM 항체는 대개 IgG보다 이른 시기에 나타났다가 금방 사라진다. 반면에 IgG는 보다 천천히 나타나 몸속에 훨씬 오래 머무른다. 하지만 이런 패턴은 굉장히 다양하게 변주되어 나타난다. 어떤 감염증에 걸리면 IgG 항체가 몇 년, 심지어는 평생 몸속에 남아 있지만, 다른 경우에는 IgG가 몇 달 만에 사라진다. IgM 항체는 이보다 더욱 다양한 모습으로 나타나기 때문에 그 양을 정확하게 측정하기가 기술적으로 훨씬 어렵다. 몇몇 감염증에서 다양한 종류의 비특이적인 항체들이 핏속에 모습을 드러낸다. 이런 다클론성 활성 현상은 혈청학자들의 골칫거리다. 예컨대 실험실에서 최근에 선열을 앓았던 환자의 혈액 샘플을 대상으로 100종류의 바이러스와 세균 패널을 두고 IgM 항체를 찾아 검사해 본다면, 여러 IgM 항체에 대해 양성으로 나오는 경우가 많다. 하지만 이것은 사실 거짓 양성이다. 더욱 혼란스러운 결과는 아주 전형적인 선열을 앓았다가 나은 환자인데도 그 원인균인 엡스타인-바 바이러스에 대한 IgM 항체에 음성으로 나오는 경우가 가끔 생긴다는 점이다.

특정 감염성 세균에 대한 항체를 높은 정확도로 알아내기 위한 검사법을 고안하려면 대단한 기술이 필요하다. 아무리 최고의 실험실이라 해도 가끔은 환자가 해당 질병을 앓고 있지 않은 게 분명한데도 혈청학적 검사 결과 양성이 나온다(거짓 양성). 반대로 환자가 그 질병을 실제로 앓는데도 검사 결과는 음성이 나오기도 한다(거짓 음성). 그렇기 때문에 연구자들의 목표는 검사를 잘 수정하는 것이다. 즉 특정 질환에만 확실히 반응하도록 해서 거짓 양성을 가능한 줄이고, 민감성을 높여서 거짓 음성 또한 가능한 줄여야 한다.

감염성 병원체의 변이가 얼마 되지 않는 경우, 예컨대 A형 간염과 B형 간염 같은 경우에는 정확한 검사법을 개발하는 것이 상대적으로 쉽다. 하지만 병원체의 종과 변종이 많은 리케차 같은 경우에는 검사법의 개발이 훨씬 더 어렵다. 리케차의 어느 한 균주에 대해 양성이 나왔다 해도 사실은 다른 균주에 대한 교차 반응이었거나 아예 완전히 다른 병원체에 감염되었을 수도 있다.

리케차 항체를 키우는 데는 시간이 걸리기 때문에 나는 내털리가 발진을 일으킨 지 얼마 안 된 시점에서 뽑은 피는 아마 리케차에 대해 음성이 나오리라 예상했다. 어떤 질환에 대해서만 100퍼센트 특수하고 민감하게 반응하는 진단 검사는 존재하지 않는다. 특수성과 민감성 가운데 한 가지 특성을 조정하면 다른 특성에도 영향을 미친다는 것은 피할 수 없는 과학적인 사실이다. 만약 어떤 검사의 민감성이 100점이라면(실제로 질환을 가진 환자가 음성이 나오는 경우가 결코 없다면), 그 검사의 특수성은 어쩔 수 없이 떨어진다(그 질환을 갖지 않은 사람들 가운데 양성이 나오는 경우가 늘어난다.). 반대로 특수성이 100점이라면(그 질환을 갖지 않은 사람 가운데 양성이 나오는 경우가 결코 없다면), 민감성은 떨어질 것이다(실제로 질환을 가진 사람 가운데 음성 판정을 받는 경우가 늘어난다.). 실험실에서는 각자 달성하고자 하는 목표에 따라 기술적 매개변수를 설정한다. 만약 그 검사가 환자를 찾기 위해 사용된다면 민감성을 아주 높게 설정해야 한다. 그래야 실제로 질병을 가진 환자를 놓치는 경우가 최소화된다. 그 말은 어떤 질병의 판별 검사에서 양성이 나온 사람들 가운데 상당수가 사실 병에 걸리지 않았을 수 있다는 뜻이다(이들은 거짓 양성이다.). 이들은 다시 확인하기 위해 그 질병만을 특정 짓는 후속 검사를 해야만 한다. 이런 두 단계를 거치면 거짓 양성과 거짓 음성을 줄일 수 있다. 하지만 결코 완전히 사라지지는 않는다.

진단용 혈청학의 태생적인 불완전함은 많은 불만족을 낳는다. 감염병에 걸리지 않은 사람도 자기가 환자라는 판정을 받을 수 있으며, 그 반대도 마찬가지기 때문이다. 리케차 같은 몇몇 감염병은 검사 자체와 연관된 기술적인 어려움이 있는 데 비해, HIV가 옮기는 에이즈 같은 병은 평생에 걸쳐 잠재적으로 몸을 해치고 돈이 많이 드는 치료를 받아야 하기 때문에 진단의 신뢰성이 아주 높아야 한다. 이런 두 가지 사례에서 확정적인 검사는 국가에서 집중적으로 관리하는 표준 실험실에서 수행하는 경우가 많다. 여기서는 특정 감염병에 대한 전문 기술을 개발해 내기 때문이다.

대부분의 의사들은 민감성과 특수성을 보다 잘 이해하게 되면서 어느 정도 만족하지만, 그럼에도 진단 검사에는 더 중요한 복잡성의 층이 남아 있다. 여러분이 이 검사가 실제로 어떤 의미인지에 대해 흥미가 있다면, 인내심을 잃지 말고 다음 몇 문단을 찬찬히 읽어 보라.

특정 질병의 진단 검사에 대해 민감성과 특수성을 평가하기 위해서는 두 가지 조건이 충족되어야 한다. 첫째, 그 검사는 제대로 수행된 임상 연구 속에서 적절히 입증되어야 하며, 그 결과는 동료 평가를 거친 학술지에 발표되어 독립적인 외부의 평가를 받아야 한다. 해당 검사를 실시한 동료 집단 안에서 결과를 내는 것만으로는 충분하지 않다. 둘째, 그 검사는 애초에 입증 연구를 수행했을 때 명시했던 집단 안에서만 활용되어야 한다. 이 두 가지 조건을 만족한다면 우리는 해당 검사의 민감성과 특수성이 우리의 목적에 정확하게 부합한다고 자신할 수 있다.

하지만 이제 상황은 조금 복잡해진다. 상당수의 의사들은 이 복잡성을 제대로 인식하지 못해 수십억 달러를 과잉 투자하거나 막대한 손해를 입혀 왔다. 일단 개별 환자의 검사 결과를 손에 넣게 되면 이제 던져야 할 질문은 "환자가 생활하는 집단 안에서 이 검사를 어떻게 수행할 수 있는가?"에서 "내 앞에 앉은 환자에게 이 양성(또는 음성)의 검사 결과가 무슨 의미가 있을까?"로 바뀐다. 별것 아닌 차이로 볼 수도 있지만 사실은 굉장히 중요하다.

여기에 진단 검사의 잘 알려지지 않은 지저분한 비밀이 있다. 누군가의 검사 결과가 옳을 확률은 애초에 그 환자가 해당 질병을 가졌을 확률에 따라 바뀐다.[4] 물론, 여러분은 어떤 검사가 어떤 질병을 특수하게 탐지할 확률이 99퍼센트라면 환자가 그 질병에 양성 판정을 받을 확률이 99퍼센트라고 생각할 것이다. 하지만 미안하게도 그건 사실과 거리가 멀다. 예컨대 35세의 한 남성이 당뇨병 검사를 받고 있는데 그가 이 병에 걸렸을 확률이 5퍼센트 정도라고 가정해 보자. 이때 당뇨병을 특수하게 감지할 확률이 99퍼센트인 검사에서 양성이 나왔다면, 실제로 이 병에 걸렸을 확률은 84퍼센트다. 바꿔 말하면 양성 판정을 받은 환자 100명 가운데 16명은 사실 당뇨병에 걸리지 않았다. 이때 양성 판정을 받은 사람 가운데 실제로 병에 걸린 사람의 비율을 양성 예측도라고 한다.

그런데 여러분이 검진하려는 질환이 집단 안에 퍼질 확률이 5퍼센트 미만이라면 어떤 일이 벌어질까? 예컨대 혈액 기증자 집단 안의 HIV 감염자를 찾고 있는데 실제 감염될 확률은 기껏해야 0.1퍼센트라고 해 보자. 우리가 앞의 사례처럼 병을 특수하게 감지할 확률이 99퍼센트인 HIV 검사를 한다면, 검사에서 양성 판정을 받은 사람 가운데 실제로 HIV에 양성인 비율은 겨우 9퍼센트다. 다시 말하면 양성 판정을 받은 혈액 기증자 100명 가운데 91명은 실제로 핏속에 HIV가 없는 셈이다. 실제로 현장에서 사용하는

---

4 이 계산을 하기 위한 수학은 그렇게 복잡하지 않지만(대부분 학생 12명으로도 해낼 수 있다.) 의사들은 겁을 내는 경우가 많다. 베이즈의 정리를 적용하면(조건부 확률의 이론에 기초한) 병이 얼마나 유행하는지에 따라 예측값이 양수가 나올지, 음수가 나올지 바뀐다.

HIV 검사는 병을 특수하게 감지할 확률이 거의 99.9퍼센트인데 이런 성능을 가진 검사 도구로도 양성 판정을 받은 혈액 기증자 가운데 정말 HIV를 가진 확률은 여전히 50퍼센트 정도다.

대부분의 의사들은 이 사실을 믿기 힘들어 한다. 하지만 의사들은 이렇듯 매번 진단 검사를 할 때마다 운수에 달린 게임을 하는 셈이다. 잘못하면 환자들을 쓸데없는 걱정과 불필요한 검사라는 가시밭길로 데려갈 수도 있으니 말이다.

3주가 지나 내털리는 혈액 검사를 다시 하러 내 병원을 찾았다. 그리고 이번에는 리케차 오스트랄리스에 대한 양성 반응이 나왔고, 신체 검진 결과와 증상을 아울러 살필 때 이 결과는 진짜 양성이 분명했다. 이미 이 단계에서 내털리는 병이 거의 나았으며 나머지 가족들은 전혀 증상을 보이지 않았다. 하지만 아무리 증상이 호전되었다 해도 확실한 진단을 받아야 안심이 되는 법이었다. 내가 작년에 치료했던 환자 하나도 거의 비슷한 과정을 겪었다. 여행을 갔다가 진드기에 노출되었고 건조가피가 나타났으며 증상도 같았다. 또한 독시사이클린을 기간을 잘 지켜 복용하면서 빠르게 회복되었다.[5] 다만 차이점이 하나 있다면 리케차 균에 대한 항체 검사가 전부 음성이었다는 점이었다. 나는 그에게 진드기 감염이 분명하지만 어떤 종류인지가 불분명하다고 얘기했다. 이 환자는 내 진단과 나에 대해 조금은 불만족스러운 표정을 지으며 병원 문을 나섰다.

이런 상황 속에서 나는 빙빙 돌아가는 길이라 내키지는 않았지만 라임병도 고려하기 시작했다.

---

5 우리는 가끔 이런 종류의 질병을 역설적이게도 DRI(독시사이클린 반응성 감염)라 부른다.

제11장

유행하는 라임병

2007년 7월, 윔블던에서 경기를 펼치던 오스트레일리아 출신의 테니스 선수 샘 스토서(Sam Stosur)는 몸에서 이상한 증상을 느꼈다. 어느 날 아침 침대에서 일어난 스토서는 몸이 극도로 피곤했고 목 한쪽의 림프절이 부은 채였다. 이후로 머리도 계속해서 아파 왔고 온몸이 쑤셨으며 손발이 붓기 시작했다. 게다가 얼굴까지 붓고 온몸에 발진이 생겼다. 스토서는 런던 시내의 병원 4곳을 돌았지만 어디서도 병명을 확진해 주지는 못했다. 다만 한 곳에서 어쩌면 풍진(독일 홍역)일 수도 있다고 얘기했을 뿐이었다. 단식 2차전에서 패배하고 나서 오스트레일리아로 돌아간 스토서는 증상이 점점 악화되었다. 병 때문에 훈련을 제대로 할 수 없어 그해 8월에는 US 오픈의 1차전에도 나가지 못했을 정도였다. 미국 플로리다에서 훈련하던 스토서는 심한 두통이 가라앉지 않고 계속되는 바람에 결국 병원을 찾았는데 처음에는 축농증이라는 진단을 받았다. 그러다가 마침내 의사들은 요추 천자를 실시했고 바이러스성 뇌수막염이라는 진단을 내렸지만 어떤 바이러스에 감염되었는지는 여전히 알지 못했다. 스토서는 병원에 입원한 사흘 동안 엎친 데 덮친 격으로 요추 천자 이후에 오는 부작용인 두통까지 겪었다. 결국에는 탬파에서 일하는 감염병 전문의를 만난 이후에야 라임병이 의심된다는 진단을 받았다. 혈액 검사 결과 진단이 확정되자 스토서는 8주 동안 항생제를 투여받았으며 그 가운데 4주는 정맥 주사를 맞았다.

언론에서 운동선수에 대한 의료 진단 결과를 접할 때면 나는 항상 정확성을 다소 의심한다. 근골격계 증상인 골절, 어깨 탈구, 전방 십자인대 파열 등은 대개 정확한 진단이 내려지지만, 어떤 선수가 최근에 자신이 제대로 진단받지 못한 여러 복합적인 증상 때문에 슬럼프를 겪었다고 얘기하면 나는 몸이 떨린다. 그 증상은 만성적인 바이러스나 세균 감염 때문에 일어났을 가능성이 높기 때문이다. 나는 만성 B형 간염이나 C형 간염이라고 해도 담담히 받아들이지만 몇몇 운동선수들은 특히 후자에 대해서는 자신이 환자라고 인정하기를 꺼린다. C형 간염은 약물 주사와 연관되는 경우가 흔하기 때문이다. 어쩌면 그 선수들은 확진받지 않은 채 HIV에 감염되어 있을 가능성도 있지만 그런 경우는 더욱 더 인정하기를 꺼릴 것이다(몇 년은 고민하다가 털어놓는 경우가 많다.).[1] 그리고 선수들이 선열을 일으키는 만성 엡스타인-바 바이러스(EBV)나 비슷한 증상을 일으키는 사이토메갈로바이러스(CMV)에 감염되었다는 소식이 들려오면 나는 끙하고 신음을 내며 위트빅스 시리얼을 씹을 뿐이다. 이 두 바이러스에 대한 급성 감염은 꽤 흔하지만 대개 어린 시절이나 청소년 시절에 일어나는 일이기 때문이다. 두 바이러스에 대한 만성 감염이나 재활성화는 드물며, 운동을 심하게 해서 일어났다기보다는 거의 대부분 면역계가 억제되었기 때문이다. 스포츠 의료계(그리고 그 주변)에서는 많은 감염병이 꽤나 애매하게 진단된다. 가끔은 실험실에서 얻은 결과가 잘못 해석되었기 때문이겠지만(10장 '홍반열 진단하기'를 참고하라.), 가끔은 의사들이 여러 증상들에 성급하게 병명을 붙이려는 경우도 있고, 선수 본인이 자신의 부진을 정당화하려는 경우도 있다.

하지만 스토서의 경우는 확실히 라임병이라고 여겨진다. 스토서의 개인 홈페이지에 적어 놓은 증상에 대한 설명을 보면 이 장의 도입부에 나열한

---

1 가장 잘 알려진 사례는 미국의 다이빙 선수 그렉 루가니스(Greg Louganis)다. 그는 1988년 서울 올림픽 당시 예상치 못하게 다이빙대 가장자리에 넘어져 피가 나는 바람에 HIV에 감염되었다는 사실이 드러났다.

여러 정보를 알 수 있고, 그걸 보면 라임병 증세와 맞아떨어진다. 그 가운데 어떤 증상도 진단에 큰 도움이 되지는 않았지만 말이다. 라임병은 전형적인 증상이 없기 때문에 무척 진단하기 어려운 병이다. 그래서 몇 달이나 여기 저기 전전한 뒤에야 제대로 된 치료를 받기 시작하는 환자들이 많다. 스토서는 직업적인 이유로 이 병이 흔한 유럽과 미국의 여러 곳을 돌아다녔으며 이런 점이 의사로 하여금 라임병 항체 검사를 받도록 하는 실마리를 제공했을 것이다.

그 후 널리 알려져 있듯이 2011년부터 '건강을 완벽히 되찾은' 스토서는 테니스 선수로 명망을 이어갔다. 스토서는 이런 글을 남겼다. "이후로 그 증상들은 어느 하나 절대 재발하지 않았다."

라임병은 1970년대 들어 처음으로 나타난 소위 '새로운' 감염증이었다. 당시는 감염병이 이제 정복되었다는 믿음이 굳건해지던 시대였는데 라임병은 이런 믿음을 깨뜨렸다. 라임병은 미국 코네티컷 주의 한 도시에서 이름을 따왔는데, 이곳은 1975년에 이 병이 최초로 집단 발병한 곳이었다. 오늘날 매년 미국에서만 약 30만 명의 환자가 발생한다고 여겨진다. 라임병은 거의 대부분 보렐리아 속의 세 종이 원인균이다. 보렐리아는 스피로헤타(나선형) 세균으로 매독을 일으키는 트레포네마 팔리둠(Treponema pallidum)과 생김새가 비슷하다. 이 원인균 가운데 미국에서 가장 흔한 종은 보렐리아 부르그도르페리(Borrelia burgdorferi)인데, 진드기에서 이 세균을 처음으로 분리한 미생물학자 윌리 부르그도퍼(Willy Burgdorfer)의 이름을 딴 학명이다.

라임병은 인수공통전염병(zoonosis)이다. 즉 동물에게 걸리는 병인데 인간에게도 옮는다. 라임병을 일으키는 보렐리아 균은 많은 동물에게 감염되며(가장 흔하게 감염되는 동물은 사슴, 다람쥐, 설치류다.), 특정 진드기 종에 의해서만 인간에게 전파된다. 이 진드기는 사람 몸에 최소한 24시간 붙어 있어야만(36시간까지 붙어 있는 경우도 흔하다.) 자기 몸의 세균을 인간의 핏속에 풀어 놓는다. 그러고 나면 알아서 인체에서 떨어져 나간다. 그렇지만 상당수의 사람들은 이 독을 품은 조그만 여행객이 자기 몸에 왔다 갔는지도 미처 알지 못한다.

진드기에 물리고 나서 증상이 일어나기까지의 잠복기는 3~30일 사이이다. 감염되고 나서 처음으로 나타나는 증상은 유주성 홍반(이동 홍반)이라는 특징이 뚜렷한 발진인 경우가 많다. 이 발진은 진드기에 물린 자리부터 시작해 피부를 타고 서서히 퍼지며, 물린 자리에는 조금씩 건조가피라 불리는 비늘 같은 붉은 딱지가 얹힌다. 보통의 피부가 고리처럼 이 딱지를 둘러싸며, 그 둘레가 다시 불그스름하고 조금 고르지 못한 가장자리로 동심원처럼 둘러싸인다. 그래서 마치 과녁의 한가운데 같은 모습을 이룬다.

내가 처음으로 유주성 홍반을 관찰한 것은 페어필드 감염병 병원에 근무하던 1985년이었다. 정확하지는 않아도 그쯤이리라. 한 젊은 여성이 뉴햄프셔에서 휴가를 보내던 중에 진드기에 물렸다가 멜버른으로 돌아와서 이 병원에 외래 환자로 등록했다. 이 여성은 자기 허벅지에 생긴 발진을 사진으로 찍어 보여 주었는데, 조금 초점이 안 맞았지만 특징적인 발진이 보였다. 오늘날에는 이처럼 자기 몸에 생긴 감염병 증상을 찍어 두는 게 그렇게 새로운 일이 아니지만 당시만 해도 우리 의료진은 그 결정적인 순간을 사진으로 포착한 그녀의 창의력에 찬사를 보냈다. 나는 그때만 해도 그 발진이 뭔지 전혀 몰랐지만 선배인 앨런 스트리트(Alan Street)는 그 사진을 보자마자 라임병이라고 진단해 냈다. 하지만 항체 검사를 하려면 이 여성의 혈액을 미국에 보내야 했는데 결과를 얻으려면 몇 주는 더 필요했다.

미국에서는 유주성 홍반이 라임병의 특징적인 증상으로 여겨진다. 따라서 이 증상이 나타나면 실험실에서 검사를 통해 확진하지 않더라도 병을 진단할 수 있는 셈이었다. 당시는 측정할 만한 면역계 반응이 나타나기에는 지나치게 이른 시점이라 항체 검사는 소용이 없었다.

라임병을 일으키는 보렐리아 균은 처음 감염이 일어나고 몇 주, 또는 몇 달 뒤에 몸의 다른 부위로 번지기도 한다. 이때 가장 흔한 증상은 하나 이상의 관절에 일어나는 관절염이다. 이 증상이 나타날 즈음이면 핏속에 항체가 생기기 때문에 검사를 해 보면 라임병에 따른 관절염인지, 아니면 다른 감염병이나 비감염병 때문인지 알 수 있다. 보렐리아 균은 다양한 신경학적인 질환을 야기하기도 한다(뇌수막염, 신경 마비, 길랭-바레 증후군 같은).[2] 예컨대 벨 마비(Bell's palsy)에 걸린 환자는 안면 신경이 급작스레 마비되면서 왼쪽이나 오른쪽 중 마비된 쪽의 얼굴이 처지고 눈을 감을 수 없게 된다. 벨 마비는 단순헤르페스바이러스 감염에 의해 일어나는 경우도 많지만 라임병이 풍토병인 지역에 방문한 적이 있는 사람이라면 보렐리아 균 감염을 조심해야 한다. 그 치료법이 보통의 벨 마비와는 완전히 다르기 때문이다.[3] 드물게 라임병은 심장 속 전기가 전도되는 경로를 손상시켜 심장 박동에 심각한 장애를 일으킬 수도 있다.

예상할 수 있겠지만 빨리 진단해서 치료를 시작할수록 환자들은 빨리 회복한다. 물론 상당수의 감염병이 그렇듯이 아무리 적절히 치료를 받아도 소수의 환자들은 증상이 낫지 않고 이어지지만, 6개월이면 거의 모두가 완전히 회복한다. 그렇지만 라임병으로 판정받은 극소수의 환자들 가운데 받을 만큼 치료를 받았어도 여전히 비특이적인 증상들을 계속 앓는 사람들도 있다. 아무리 항생제를 적절하게 복용했어도 무척 드물게는 라임병을 일으키는 보렐리아 균이 몸속에 남아 있다는 증거도 나오고 있다.[4] 그럼에도 이런

---

2 길랭-바레 증후군은 면역계가 다양한 감염으로 인해 실수로 환자의 신경세포를 표적 삼아 공격하면서 나타난다. 이 증후군은 처음에는 다리가 약해졌다가 점차 팔을 비롯해 호흡 근육까지 약화되는 상행성 마비라는 증상을 보인다. 증상의 경과는 다양해서 일시적이고 정도가 약하기도 하지만 중환자실에서 인공호흡기를 달아야 할 만큼 전신이 마비되기도 한다.

3 벨 마비 환자 가운데 얼굴 양쪽이 다 증상을 보이는 경우는 무척 드물다는 점과, 해당 지역이 라임병이 풍토병인지의 여부를 살피면 높은 확률로 가려낼 수 있다.

4 환자가 항생제 치료를 받고도 증상을 계속 보인다면, 독자적으로 생존 가능한 살아 있는

환자들을 대상으로 무작위 임상실험을 주의 깊게 실시한 결과 고농도 항생제를 장기간에 걸쳐 투여해도 별 도움은 되지 않았다.

불행히도 최근에는 스스로 자기가 라임병이라고 진단을 내린 사람들 가운데 사실은 한 번도 라임병을 일으키는 보렐리아 균에 감염된 적이 없는 사람들이 전 세계적으로 꽤 많다. 이런 사람들은 대개 만성피로증후군이나 다른 비특이적인 증상들을 한 무더기 갖고 있다. 이런 증상은 그 원인을 특정 질병으로 진단내릴 수 없으며 종종 '의학적으로 설명되지 않는 증상들'이라 이야기한다.

지금까지의 경험으로 보면 지금쯤 몇몇 독자들은 내가 말하려는 바에 대해 성을 낼 것이다. 심지어 내 동료들 가운데 몇몇도 내가 이 장을 온전한 정신으로 썼는지 따지곤 했다. 라임병을 일으키는 보렐리아 균이 일으키는 여러 증상과 질병은 지난 10년 이상 감염병 분야에서 가장 논쟁적인 주제 가운데 하나였다. 사람들은 자기가 어느 대륙에 사는지에 상관없이 라임병이라는 주제에 대해서는 당혹스러워했다.

본인이 라임병에 걸렸다고 믿는 사람들은 충분한 입증 증거 없이도 세계 곳곳에서 인터넷을 통해 만날 수 있었다. 당연하지만 소셜 미디어에서 오가는 논의는 거침없이 이뤄지는 경우가 많고 가끔은 공격적이며 때로는 완전히 적대적이다. 미국에서는 라임병이라 판정된 환자들과 만성피로증후군과 비슷한 증상을 가진 사람들이 의사들이 추천하는 치료를 끝낸 상태에서 이런 논쟁에 참여한다. 본인이 라임병에 걸렸다는 혈청학적인 증거도 없으면서 자기가 아직 발견되지 않은 보렐리아 균의 새로운 종에 감염된 것이라 믿는 사람들마저 존재한다.

오스트레일리아에서는 의학적으로 설명되지 않는 증상을 가졌으며 자기

세균 때문이 아닐 수도 있다. 그보다는 세균이 환자 몸에 남기고 간 '잔여 항원'이 염증전 사이토킨을 계속 합성하기 때문일 가능성이 있다. 이것은 포스트-큐열 증후군이 일어나는 메커니즘으로 추정된다(5장, 12장을 참고하라.). 그리고 이 잔여 항원은 이미 죽은 세균의 일부기 때문에 항생제를 계속 투여해도 소용이 없다.

나라를 떠나 본 적이 한 번도 없는 사람들 가운데 상당수가 자기는 라임병에 걸린 것이라 믿고 있다. 1980년대에는 의학적으로 설명되지 않는 증상을 가진 일부 오스트레일리아인 가운데 라임병을 판별하는 초기 단계의 항체 검사에서 양성 판정을 받은 일이 있었다. 하지만 돌이켜 생각해 보면 그 결과는 아마 교차 반응 항체에 의한 가짜 양성이었을 것으로 추정된다(10장 '홍반열 진단하기'를 참고하라.). 물론 오스트레일리아에도 라임병이 존재할 수 있다. 비록 미국과 아시아, 유럽에서 이 병을 옮기는 진드기 종이 오스트레일리아에는 없지만, 이론적으로 매개체 역할을 할 만한 종이 존재하기는 한다. 진드기 마비증을 일으키는 익소데스 홀로시클루스(Ixodes holocyclus)가 그 진드기다. 다만 한 가지 문제가 있다. 1990년대 중반에 1만 2,000명의 오스트레일리아 진드기가 수집된 적이 있는데 그 진드기들의 몸에 라임병을 일으키는 보렐리아 균은 전혀 발견되지 않았다는 사실이다. 더욱 최근의 연구에 따르면 뉴사우스웨일스 해안에서 발견된 196마리의 익소데스 속 진드기를 살핀 결과 라임병을 일으키는 보렐리아 균의 DNA를 전혀 발견하지 못했다.[5] 이 진드기는 인간뿐만 아니라 개도 물기 때문에 라임병이 풍토병인 지역에서는 개들이 진드기가 매개하는 질병을 초기에 감지하는 역할을 한다.[6] 오스트레일리아에서 이뤄진 또 다른 연구에 따르면 미국에서 생활한 적이 있던 개 두 마리를 제외하고는 라임병을 일으키는 보렐리아 균에 감염되었다는 증거가 없었다.

우리가 바로 이전 장에서 살폈듯이 혈청학(항체 검사)만을 근거로 진단을 내리는 것은 우려스럽다. 완벽한 검사란 존재하지 않기에 우리가 찾는 질병

---

5 비록 라임병과 관련된 보렐리아 균은 발견되지 않았지만, 이 연구는 회귀열을 일으키는 진드기를 비롯해 여러 생물체의 몸속에 존재하는 보렐리아 종 세균을 실제로 찾아냈다.

6 전 세계적으로 과학자들은 모기를 통해 사람을 감염시키는 오스트레일리아 뇌염바이러스와 웨스트나일바이러스를 감지하기 위해 '보초병 닭'을 활용한다. 닭에서 이런 바이러스에 대한 항체가 발견된다면 바이러스가 퍼져나가 사람에게 감염될 수도 있다고 미리 주의를 기울일 수 있다.

이 희귀하다면, 아무리 해당 질병을 고도로 특수하게 찾아내는 검사라 해도 (99퍼센트 이상으로) 그 검사에서 양성을 받은 사람 가운데 상당수는 실제로 그 질병을 갖고 있지 않다는 것이 수학적으로 확실하다. 인간의 위장에 사는 많은 세균 가운데는 완전히 무해하지만 보렐리아 균과 닮은 종들이 여럿 존재한다. 이런 세균은 라임병 항체 검사와 교차 반응하는 항체를 생산할 수 있고, 그에 따라 가짜 양성 결과가 나온다. 표준 실험실에서는 이런 문제에 익숙하기 때문에 교차 반응으로 나타난 결과들은 배제한다. 하지만 본인이 라임병에 걸렸다고 생각하는 사람들은 오스트레일리아의 공인된 실험실에서 라임병 음성 판정을 받았더라도 상당수 미국으로 건너가 한 패널에 검사비가 1,000달러 이상인 상업적인 실험실에서 혈액 검사를 다시 받는다. 이런 시설에서는 오스트레일리아나 미국의 표준 실험실에서 제공한 결과와는 상반되는 결과를 내는 경우가 많다. 이것은 아마도 양성을 판가름하는 한계치를 표준 실험실들보다 낮게 설정했기 때문일 텐데, 이런 상반되는 결과는 전부 다는 아니더라도 대부분 가짜 양성이다.

우리에게 전기, 백신, 인터넷, 제트엔진을 선사한 과학적 방법론은 조금 직관에 어긋나지만 우리는 절대로 가설을 실제로 증명할 수 없다는 원리에 기반한다. 우리는 가설을 반증할 수 있을 뿐이다.[7] 가설을 반증할 수 없는 기간이 길어질수록, 그 가설은 진리에 가까운 무언가를 드러낸다. 지금은 오스트레일리아에 라임병을 일으키는 보렐리아 균이 존재한다는 믿을 만한 증거가 없지만, 그렇다고 해서 이 병이 정말로 오스트레일리아에 없다는 의미는 아니다. 다만 우리가 조사하고 그것을 찾지 못하는 횟수가 쌓일수록 그 세균이 존재한다는 주장은 약화될 따름이다.

2013년, 오스트레일리아의 연방 보건 책임자는 라임병이 국내에서 걸릴 수 있는지를 의논하기 위해 임상 자문 위원회를 열었다. 위원회의 의뢰를

---

7 1930년대에 과학철학자 카를 포퍼(Karl Popper)는 어떤 이론이 비판이나 실험에 의해 반증되지 못한다면 그것은 과학적인 이론이 아니라고 주장했다. 이 아이디어는 20세기 과학 탐구의 가장 중요하면서 오래 지속되는 패러다임이 되었다.

받아 작성된 한 전문가의 보고서에 따르면 라임병을 일으키는 보렐리아 균이 오스트레일리아에 사는 진드기에 존재한다는 증거는 존재하지 않았다. 그리고 비특이적인 만성피로증후군과 비슷한 증상을 제외하면, 오스트레일리아에는 유럽이나 북아메리카에서 나타나는 초기와 후기 라임병의 전형적인 특징을 반영하는 사례가 없었다.

감염병에 대해 지적으로 호기심을 불러일으키는 사실 가운데 하나는 어떤 감염병의 증상이 전 지구를 통틀어 상대적으로 일정하게 나타나지만 그 원인은 지역별로 다양하다는 점이다.[8] 외국에 여행한 적 없는 오스트레일리아 서부 사람이 열병에 걸렸다면 말라리아일 가능성이 절대 없지만, 만약 아프리카에서 막 돌아왔다면 가능성이 있다. 어떤 사람이 인도 여행에서 돌아와 독감 비슷한 증상과 함께 심한 관절통을 앓는다면 치쿤구니야바이러스에 감염되었을 확률이 있지만 애들레드 교외를 방문한 게 전부라면 이 바이러스에 감염되었을 가능성은 없다. 다시 말하면, 나는 환자들이 어떤 감염증에 노출되었다는 증거가 없다면 결코 그 감염증으로 진단 내리지 않는다. 내가 어떤 환자를 진찰할 때마다 배제해 나가는 질병의 목록은 교과서 한 권에 맞먹을 정도로 길 것이다. 어쨌든 오스트레일리아를 벗어난 적도 없는데 낮에 졸음을 견딜 수 없다는 이유로 수면병을 일으키는 아프리카의 기생충인 트리파노소마 브루세이(Trypanosoma brucei)를 물리칠 독성 약제를 처방해야 한다고 주장하는 '수면병 바로 알기 모임'이 없는 것은 다행이다. 또 도시를 벗어난 적도 없는데 설명되지 않는 이유로 발에 감각이 없어진 사람들 수천 명에게 한센병 약을 주어야 한다고 주장하는 '오스트레일리아 한센인 응원 모임'[9]이 아직 없는 것도 다행이다. 해외로 여행한 적도 없는 심장 부전 환자를 진단하는 과정에서 내가 남아메리카산 흡혈 곤충에

---

8 이런 상황은 예컨대 심장외과와는 다르다. 심장병 전문의에게는 환자가 어디 살든 허혈성 흉통은 허혈성 흉통일 뿐이다.

9 한센병을 일으키는 나병균은 1873년에 노르웨이의 과학자 한센(Hansen)에 의해 발견되었다.

게 물려 전파되는 트리파노소마 크루지(Trypanosoma cruzi)에 의해 전파되는 샤가스 병을 배제했다고 해서 항의하는 단체가 없는 것도 마음 놓인다.[10]

하지만 여러분은 나를 믿어도 좋다. 만약 라임병을 일으키는 보렐리아 균이 오스트레일리아 진드기에서 발견되기라도 하면 나는 제일 먼저 그 사실을 숙지할 것이다. 존 메이너드 케인스(John Maynard Keynes)의 말을 살짝 바꾸자면, 사실이 바뀌는 순간 나는 마음을 고쳐먹을 것이다.

미국에서는(적어도 라임병이 발생한다는 사실에 대해 아무도 의문을 제기하지 않는) 논쟁의 상당 부분이 국토의 어디까지 이 병이 퍼져 있는지와 라임병 발병 이후에 나타나는 증후군(post-Lyme disease syndrome)을 어떻게 치료할지에 대한 것이다. 이 논쟁 때문에 미국 감염병 협회(IDSA)는 변호사 비용으로 수백만 달러를 지불해 왔다.

라임병이 진드기에 물렸을 때만 전파된다는 사실은 널리 받아들여진다. 그러니 진드기가 없다면 병에 걸릴 가능성도 없는 셈이다.[11] 미국의 여러 지역에는 진드기가 살지만 이 진드기의 전부가 몸속에 라임병을 옮기는 보렐리아 균을 가진 것은 아니다. 그러니 해당 지역에 사는 사람들이 라임병일 수도 있는 증상을 겪고 병원을 찾아도 의사들은 다른 병명을 고려할 수 있다. 하지만 오늘날에는 어디서든 접속 가능하고 겉으로는 그럴듯한 인터

---

10 하지만 '샤가스 병 환우 응원 모임'을 오스트레일리아 액센트로 발음하면 듣기 좋을 것 같다.

11 하지만 지금은 라임병의 원인에 대해 평행우주처럼 다른 주장을 하는 사람들이 있어 논쟁이 진행 중이다. 몇몇 연구자들은 사람의 정액과 질 분비물에서 보렐리아균의 DNA가 발견되었고, 그래서 라임병은 성적으로 전파되는 질병이라고 주장한다. 하지만 이 발견 결과는 영향력이 크지 않은 저널에 실렸고 한 번도 재현되지 않았다. 더구나 그 결과는 전염병학적으로 이치에 닿지 않는다. 만약 성적으로 전파되는 병이었다면 라임병은 미국에서 훨씬 광범위하게 퍼졌을 것이다.

넷 게시물 때문에 자가 진단이 더욱 쉬워졌다. 한때는 「리더스 다이제스트 가정 의학 친구」 같은 잡지가 도움을 주었지만 말이다. 수천 명의 사람들이 마치 진드기 같은 끈기로 온라인에 들러붙어 정보를 검색하고는 자신의 비특이적인 증상의 원인이 라임병이라고 스스로 진단한다. 인터넷은 사람들로 하여금 역사상 유례없을 만큼 확증 편향이라 불리는 인지적 오류를 저지르게 만든다.

확증 편향이란 이미 존재하는 믿음에 휩쓸리고 그것과 맞아떨어지는 정보에만 집중하게 되는 무척 인간적인 오류다. 의료계 종사자들도 이 오류를 언제나 저지르기는 하지만, 오늘날 소셜미디어는 라임병에 대해 사람들이 가진 흔한 통속적인 의견을 국제적이고 집단적인 오해로 탈바꿈해 놓는다. 의학적으로 설명되지 않은 증상은 대개 그렇게 심각하지 않다. 몇 년 동안 그 증상을 겪더라도 생명을 위협하는 질환으로 번지지는 않는다. 하지만 그 가운데 소수는 아직 정식으로 진단되기를 기다리는 희귀 질환일 수도 있다. 사람들 가운데는 자기가 라임병(그리고 다른 '인기 있는' 질병들)일 거라고만 생각해서 암 같은 심각한 다른 질환을 치료할 기회를 놓치는 비극을 겪는 이들도 있다.

그동안 IDSA를 정말로 곤경에 빠뜨렸던 주제가 있었다면 라임병을 치료하는 기간에 대한 이 기관의 권고사항이었다. 이 병을 치료하는 데는 이미 시중에서 구할 수 있는 상대적으로 저렴한 항생제로 충분했기 때문에, 그동안 제약업계는 치료상의 의사결정을 위한 강력한 증거를 제공할 만한 대규모 임상실험을 지원하는 데 별로 흥미를 보이지 않았다. IDSA의 지침에 따르면 라임병 초기 단계의 환자들은 항생제를 10~21일까지 경구 복용하는 게 권고되었다. 그리고 지침에 따르면 신경학적인 합병증이 있는 환자들은 세프트리악손이나 페니실린을 28일 동안 정맥 주사로 맞는 게 좋지만 독시 사이클린을 경구 투여하더라도 비슷하게 효과를 보일 수도 있다(7장 '항생제에 대한 신화'를 참고하라.). 어떤 국제적인 권위자도 병이 어떤 단계인지를 불문하고 28일 이상은 치료를 권하지 않는다. 특히 여러 번의 무작위 임상

시험에서 얻은 결과를 토대로 이 지침은 라임병후증후군을 겪는 환자들은 항생제로 치료하는 기간을 늘리라고 권한다.

하지만 라임병 관련 단체에서는 이 지침에 대해 시큰둥한 반응을 보였고 2006년에는 코네티컷 주의 검찰총장이 IDSA가 독점 금지 조항을 어겼는지를 조사하기에 이르렀다. 지침을 작성한 사람들이 자신의 이해관계를 추천 사항에 반영시켰는지에 대한 혐의였다. 법무 비용이 점차 쌓였으며 2008년에는 이 사건이 재판 없이 매듭지어졌다. 이후 벌어진 독립적인 조사관은 IDSA의 지침이 증거에 적절하게 기반했다고 밝혔다. 나는 IDSA의 대표들이 라임병 관련 단체와 법적인 다툼을 벌였던 이야기를 털어놓는 회의 자리에 참석한 적이 있었다. 몇몇은 패배감을 느꼈다고 말했는데 그 싸움은 의사들에게 꽤 심각한 대가를 요구했기 때문이었다. 그리고 몇몇은 이제 고소 때문에 무서워서 자유롭게 얘기도 할 수 없다고 말했다. 이것은 심각한 질병에 대한 의학적 토론이 벌어지는 좋은 방식이 아니다.

의학적 지식이 한걸음 더 나아가는 이유는 사람들이 현재 통용되는 지식에 대해 의문을 제기할 준비가 되어 있기 때문이다. 하지만 여기에는 유념할 부분이 있다. 새로운 주장을 입증할 책임은 새롭게 주장하는 그 사람에게 있다는 사실이다. 의료 전문가들은 체질적으로 어떤 질병과 치료법 사이의 인과관계에 대한 주장에 회의적으로 반응한다. 이런 특성은 종종 '보수적인', '새로운 흐름을 가로막고 저항하는' 이미지로 묘사된다. 이런 지적인 관성은 의학의 진보가 빠르지 않게 느릿느릿 일어난다는 점을 뜻한다. 하지만 이것은 히포크라테스 선서만큼이나 오래된 안전에 대한 의료계의 기본적인 특징을 생각할 때 당연하다. 환자들에게 적어도 해를 가하면 안 된다는 것이다. 그래서인지 의료 분야에서는 다른 사람들이 선뜻 받아들이지 않고 여러 해 동안 망설일 때 자기가 접한 사례들을 통해 이미 진실을 알고 있던 개인의 '황야의 외침'에 대한 유명한 일화가 몇몇 있다. 2005년에는 오스트레일리아 출신인 배리 마셜(Barry Marshall)과 롭 워런(Rob Warren)이 헬리코박터 파일로리 세균이 위와 십이지장 궤양을 대부분 일으키는 원인균이라는 사실을 발견해 노벨상을 받은 바 있다. 두 사람이 자신의 발견을 처음 논문으로 작성해 발표한 것은 1982년이었지만 의료계가 위궤양 환자를 대상으로 위산이 아닌 세균 치료를 하게 되기까지는 10년 이상이 걸렸다. 나는 젊은 의사 시절에 두 사람에 대한 비판은 주류 전문가 문화가 변방 오스트레일리아에서 일어난 혁신을 무시했으며(특히 미국에서) 기성 의학계의 상상력이 실패했기 때문이라고 생각했다. 하지만 30년이 흐르고 나는 당시 의학계의 반응이 적절했다는 사실을 깨달았다. 새로운 의견을 개진하려면 과학적 방법론을 사용해 자기 아이디어의 타당성을 입증하려는 노력이 필요하기 때문이다.

비슷한 시기에 몇몇 연구자들은 마이코박테리아라고 알려진 결핵균 비슷한 미생물이 크론병이라는 위장 질환의 원인균이라고 주장했다. 나는 마셜과 워런의 성공에 힘입어 이 가설에 흥미를 가진 사람들과 함께 연구를 한 적이 있다. 나 역시 크론병이 단순하게 감염성 질환이라 여겼던 것이다. 하지만 제대로 제어하지 않은 관찰 연구 결과에서 얻은 흥미로운 실마리에도 불구하고, 마이코박테리아를 죽이는 치료에 대한 무작위 임상실험 결과는 부정적이었다. 1990년대에도 클라미도필라 뉴모니아이(Chlamydophila pneumoniae) 세균이 관상동맥이 좁아지는 증상에 대한 원인이라는 희망 섞인 관측이 흘러나온 적이 있었다. 심장 질환을 항생제로 치료할 수 있다니 무시하기에는 너무 희망적인 전망이었다. 하지만 이번에도 역시 해당 세균을 죽이는 항생제에 대한 무작위 임상시험을 한 결과 심장마비를 예방하는 데 아무런 효과도 없다는 점이 밝혀졌다. 자기가 옳다고 진심으로 믿는 것만으로는 충분하지 않다. 연구를 해서 증명해 내야 사람들을 설득할 수 있다.

특정 지역에서 라임병의 전파에 대한 잘못 인도된 믿음들은 직접적인 손실과 함께 감지하기는 힘들지만 기회비용의 문제도 안겼다. 환자들은 라임병에만 집착하다가 그보다 개연성이 높은 다른 질환을 못 보고 넘어가기 때문이다. 내가 더 우려되는 상황은 라임병 관련 단체 사람들이 비특이성 증상을 가졌지만 비정상적인 진단 결과가 없고 혈액 검사나 엑스레이 결과가 정상적인 사람들에게 영향을 준다는 점이다. 이들은 제대로 공인받은 실험실에서 라임병을 일으키는 항체 검사를 받지도 않았는데 단체 사람들의 말만 듣고 6개월, 12개월, 심지어는 18개월에 이르는 기간 동안 항생제를 정맥 주사로 맞으려 한다. 7장 '항생제에 대한 신화'에서 살폈듯이 항생제는 상당히 위험할 수도 있기 때문에 그 위험성을 앞으로 얻을 이득과 견주어 판단해야 한다. 하지만 항생제 정맥 주사를 맞으려는 사람들은 라임병후증후군에 실제로 걸렸다는 신뢰할 만한 증거가 없기 때문에 사실상 항생제에 따르는 부작용과 위험성만 남는다. 이런 식으로 심각한 위해를 입은 사례가 실제로 보고되기도 했다. 나 역시 직접 목격한 바가 있다.

분자생물학 석사 학위를 가진 40대의 마틴은 관목 지대를 하이킹하는 것이 취미였다. 하지만 이렇게 취미생활을 즐기다 보면 종종 진드기에 물렸기 때문에 하이킹을 한번 다녀오면 자기 몸에 몰래 숨어든 이 조그만 히치하이커들을 잡아내야 했다. 여러 해 동안 마틴은 진드기가 몸에 붙었을 때 어떤 결과를 불러일으킬지 전혀 걱정하지 않았고 건강 상태도 멀쩡했다. 하지만 나를 만나기 몇 년 전 마틴은 1주일 정도 독감 비슷한 증상을 겪은 적이 있었다. 열이 펄펄 끓고 근육이 쑤시는 등 심하게 아팠기 때문에 며칠은 침대에서 일어나지 못할 정도였다. 그래도 마틴은 어떤 처치도 하지 않고 그대로 버텼으며 최대한 의사를 찾아가지 않았다는 사실에 자부심을 느꼈다. 그렇지만 이때 겪은 증상이 나은 이후로 마틴은 원래의 건강 상태로 결코 돌아오지 못했다. 오랫동안 만났던 연인과도 헤어져 기분까지 가라앉았다. 그러는 통에 마틴은 예전과 같은 수준의 활기를 찾지 못했고 튼튼했던 몸은 조금씩 무너졌으며 수면 상태도 만족스럽지 않아 종종 밤 10시 전부터 침대에 눕고만 싶었다. 마틴은 자기가 만성피로증후군이 아닌지 의심했지만 비과학적인 개념이라 생각했기 때문에 그 용어를 쓰는 것은 꺼렸다. 직장 동료 한 사람이 어쩌면 라임병에 걸렸을지도 모른다고 말해 주었지만 마틴은 여기에도 회의적이었다.

그러던 어느 날 밤 마틴은 한 미국 웹사이트에 들어갔는데 그곳은 방문자들로 하여금 자신의 증상이 라임병과 합치하는지에 대한 질문에 답변하도록 했다. 흥미를 느낀 그는 문항에 답변하고 '전송' 버튼을 눌렀다. 다음 날 답변이 도착했고 마틴의 점수는 '라임병일 가능성이 있음' 범주에 들었다. 이 웹사이트에 따르면 그가 만약 '라임병 전문가'에게 상담을 받고 싶다면 신용카드로 비용을 지불하기만 하면 되었다. 마틴은 수백 달러 정도를 결제하고 스카이프를 통해 한 매력적인 젊은 여성과 상담을 했다. 그녀는 비록 의사가 아니었지만 대체의학 자격증이 있었고 지식이 무척 풍부해 보였다. 그리고 동정심 어린 표정으로 마틴의 이야기를 주의 깊게 들어 주었다. 그녀의 조언에 따르면 마틴의 증상은 라임병후증후군과 맞아떨어지며 혈액 검사를 통해 확진이 가능했다. 또 그녀는 그동안 자기가 맡았던 오스트레일리아 사람 가운데 자기 고향에서 검사했을 때 양성이 나온 경우가 없었기 때문에 결과가 부정적일 수도 있다고 경고했다. 그리고 '훨씬 더 정확한 결과'를 얻으려면 미국의 사설 연구소에 혈액을 보내야 한다고 덧붙였으며 '1차 진료 의사'에게 여기에 대해 모두 상의해 보라고 제안했다. 마틴의 담당 의사는 통상적인 검사를 실시했지만 확실한 진단을 내리지는 못했다. 혈액 검사를 했지만 백혈구 수치가 높아지거나 염증이 진행 중이라는 증거가 없었으며 간과 신장의 기능도 정상이었고 HIV, B형 간염, C형 간염, 엡스타인-바 바이러스(선열을 일으키는), 사이토메갈로바이러스, 톡소플라스마, 큐열, 리케차, 로스강바이러스, 렙토스피라증을 비롯해 숱한 검사를 했지만 전부 음성이었다. 또 예상했던 바대로 오스트레일리아의 연구소에서는 라임병 항체 검사 결과가 음성으로 나왔기 때문에 의사는 거의 2,000달러를 들여 마틴의 혈액을 외국으로 보내 추가 검사를 주선했다.

　그리고 몇 주 뒤에 마틴은 자기가 라임병에 양성이라는 이메일을 한 통 받았다. 그래서 마틴은 신용카드 결제를 한번 더 하고 전에 연락했던 미국의 온라인 치료사를 찾았으며 그녀는 항생제 정맥 주사를 한동안 맞아야 한다고 권고했다. 그녀는 마틴에게 항생제의 이름과 복용할 양을 정해서 보내 주었고 마틴의 담당 의사는 께름칙하기는 했지만 6개월 분량의 경구 항생제를 처방해 주는 것으로 합의했다. 약을 먹고 며칠이 지나자 마틴은 몸이 훨씬 나아진 기분이었지만 정해진 기간이 끝날 무렵이 되자 원래 증상이 재발했다. 마틴은 다시 온라인 치료사를 찾았고 그녀는 또 다른 항생제를 조합해서 복용하라고 추천했다. 그렇게 새로 약을 받아먹은 지 몇 주가 지나자 마틴에게는 설사 증상이 시작되었는데 처음에는 증상이 가벼웠지만 점점 악화되었다. 그리고 고열과 심한 복통까지 동반되었다. 약을 복용하고 3주가 끝날 무렵이 되자 마틴은 하루에 물기 많은 설사를 20번 보았고 체중이 10킬로그램이나 빠졌다. 마틴의 담당 의사는 그를 병원에 입원시켜 정맥 주사로 수분을 보충하도록 했다. 대변 검사 결과 마틴은 클로스트리듐 디피실리에 감염되어 대장염이 생긴 상태였다(7장 '항생제에 대한 신화'를 참고하라.). 기존의 항생제가 불러온 부작용에 대응하기 위해 새로운 항생제를 복용해야 하는 아이러니한 상황이 찾아왔지만 그래도 병원에 며칠 입원하니 설사를 보는 횟수도 줄어들고 조금씩 음식도 먹을 수 있게 되었다. 그렇게 이제 겨우 몸이 다 나아가나 생각하던 어느 날 밤 마틴은 갑자기 머리가 핑 돌더니 말을 제대로 할 수 없게 되고 똑바로 걷지도 못했다. 뇌를 CT 스캔한 결과 마틴은 뇌의 뒤쪽에 혈액을 공급하는 동맥 하나에 혈전이 생기는 바람에 뇌졸중이 온 상태였다. 마틴은 이 증상을 치료받기 위해 다른 병원으로 보내졌다. 뇌졸중이 온 까닭은 미스터리였다. 고혈압 병력도 없을뿐더러 담배를 피우지도 않았고 심혈관계 질환에 대한 가족력도 없었으며 혈전이 생길 만한 유전자 돌연변이도 없었기 때문이었다.

그래도 그럭저럭 마틴은 억세게 운이 좋은 편이었다. 며칠 지나지 않아 그 증상은 완벽히 사라졌던 것이다. 마틴 또래의 남성에게서 뇌졸중은 흔하지는 않아도 가끔 보고되는 정도였다. 신경과 의사는 그에게 뇌졸중이 온 뚜렷한 원인을 찾을 수 없으니 어쩔 수 없는 일을 겪은 셈 치라고 말했다.

그로부터 몇 달 뒤에 나는 담당 의사의 요청으로 마틴을 만났다. 환자가 전에 라임병 진단을 받은 데 대해 걱정이 되어 내 도움을 바랐던 것이다. 마틴 자신도 본인이 라임병이라는 데 대해 확신이 없었고 치료를 계속 해야 하나 살짝 당혹스러운 눈치였다. 그가 그동안 치료받았던 경과를 살펴본 나는 한 병원에서 다른 병원으로 지나치게 빨리 이송되었다는 사실을 눈치챘다. 그 결과 뇌졸중과 클로스트리듐 디피실리 장염 사이의 관계가 충분히 고려되지 않았던 것이다. 마틴과 그의 담당 의사는 이해가 가는 바이지만 신경학적인 증상에 더 초점을 맞췄으며 전에 보였던 설사 증상은 차트 기록에도 빠져 있었다. 내가 봤을 때는 장염에 대해 그의 몸이 반응을 일으켜 '염증 전 상태'로 빠졌을 가능성이 높았다. 인체가 다치거나 감염을 일으키면 몸이 원래 가졌던 여러 면역 메커니즘이 활성화된다. 이런 메커니즘 가운데는 혈액을 응고시켜 혈전을 만드는 반응도 있다. 이것은 몸에 상처가 생겼을 때 출혈을 막는 데는 효과가 있지만 지나치면 뇌졸중이나 심장마비를 일으킨다. 혈액 응고와 감염이 동반되는 일은 잘 알려진 병리학적 현상이지만 현장에서는 간혹 간과되기도 한다. 현대적인 의료 시스템에서는 종종 임상적인 직소퍼즐의 어느 한 부분만 중점적으로 파고드는 세부전문의에게 의존하는 경우가 종종 생긴다. 심장마비를 치료하는 의사는 환자에게 관심을 기울이더라도 최근 심혈관계에 생겼던 감염이 어떤 결과를 일으켰는지에 대해 알아채지 못할 수 있다. 나는 확률적으로 생각했을 때 마틴의 뇌졸중이 자기가 실제로 걸리지 않은 병을 치료하기 위해 복용했던 항생제의 부작용 탓이라고 믿는다.

가끔 나는 '라임병 전문'인 의사가 다른 곳에서 정맥 주사로 항생제를 투여하는 시술을 하는 데 감독해 달라는 요청을 받기도 한다. 이때는 환자들의 팔꿈치 정맥에 카테터를 꽂고 심장까지 쭉 올라가게 한다. 이런 말초 중심 정맥관(PICC)은 무척 유용하지만 상당 기간에 걸쳐 심각한 감염증을 앓았던 환자를 치료하는 경우라면 두 가지의 중대한 위험이 따른다. 감염과 혈전이 그것이다. 항생제에 내성을 가진 세균 또는 균이 관을 통해 환자의 몸에 들어가면 혈류에 감염을 유발한다. 이런 감염 때문에 사망에 이른 사례가 의학 학술지에는 수도 없이 보고된다. 또 PICC가 들어간 큰 정맥에 혈액이 응고되는 증상을 심부정맥 혈전증(DVT)이라고 부르는데, 이 증상은 감염보다 훨씬 흔하게 일어난다. DVT는 팔의 정맥에서 심장까지 이동할 수 있으며 이런 경우 역시 치명적이다. 아무리 훌륭한 의료와 간호 서비스를 받더라도 두 합병증을 완전히 막는 것은 불가능하다. 이 위험성을 완전히 뿌리 뽑는 한 가지 방법이 있기는 한데 그것은 애초에 PICC를 몸에 꽂지 않는 것이다. 무엇보다 환자 몸에 해가 되지 않아야 하니 말이다.

　나는 본인이 라임병후증후군에 걸렸다고 믿으면서 전 세계를 돌아다니며 의사들을 찾아 헤매는 사람들을 알고 있다. 이들이 만난 의사들은 비싸거나 몸에 칼을 대야 하는, 때로는 전혀 효과적이지 않은 치료법을 권한다. 나는 이런 치료에 필요한 돈을 지불하겠다고 집은 물론이고 살림 대부분을 팔아치운 사람들을 안다. 대충 봐도 눈속임이나 사기가 분명한데도 말이다. 이런 환자들의 절박한 마음을 이용해서 피를 빨아먹는 의사들이 존재한다는 사실은 부끄러운 일이다. 이런 의사들은 환자들 몸에서 어떤 일이 벌어지고 있는지 잘 모른다는 사실을 결코 인정하지 않은 채, 제대로 된 현실적인 도움을 주는 대신 증명되지도 않은 치료법을 통해 거짓 희망을 팔고 있다. 이런 의사 가운데 일부는 카리스마 있는 성격을 가졌으며 자연스럽게 만성적인 증상을 보이는 환자들을 뜯어먹으면서도 환자들의 주치의에게는 당당하게 대응한다. 가끔은 거의 인정받기 힘든 시술을 하면서도 의사 자격을 유지하는 경우도 있다. 의학적으로 설명하지 못하는 증상을 가진 환자들에게 이들이 제공하는 치료법은 기껏해야 무해하고, 최악의 경우는 해로우며, 값비싼 경우가 많다. 확실한 것은 효과가 없다는 사실이다. 이런 의사들은 의학계의 주류의 동료들에게 무척 비판적인 경우도 많은데, 비록 아직 증거는 갖춰지지 않았지만 유용하다는 것이 '너무도 명확한' 치료법을 도입하지 않는다는 이유에서다. 하지만 이들은 곧 자기들이 특정 치료법에 대해 결점투성이인 변호를 했다는 사실을 까맣게 잊고는 방금 찾아낸 새로운 유행을 선전하기 시작한다.[12]

한편 사려 깊은 의료계 종사자들은 자기들이 환자가 원하는 것을 언제나 해 주어서는 안 된다는 사실을 안다. 그러면 환자들에게 인기가 떨어질지도 모르지만 말이다. 가끔은 환자들이 얼마나 그 치료법을 믿고 있는지 여부와는 상관없이 특정 치료법을 도입하지 않는 것이 윤리적인 길이다. 그러면 환자들의 자율성을 존중하지 않는 권위주의자, 차별주의자로 비난당하기도 하고 혁신을 멀리하는 기성 의료계의 일부라고 매도당하는 일도 생긴다. 하지만 의사들이 지금 손에 넣을 수 있는 증거들을 조심스레 검토하고, 이득과 위험을 견주며, 눈앞의 환자가 놓인 특별하고 복합적인 상황에 따라 여러 선택지를 고려하다 보면 가슴보다는 두뇌가 시키는 대로 행동할 수밖에 없을 것이다. 아무리 큰 압박을 받는다 해도 아무데나 손대는 것은 전문가로서의 책임감을 버리는 일이기 때문이다.

---

12 하지만 주류 의학 역시 새로 나온 약이나 치료법에 필요 이상으로 과하게 흥분했던 슬픈 역사가 있다. 그러니 주류 의학이라고 지나치게 오만해서는 안 될 것이다. 13장 '11 그램짜리 말썽거리'를 참고하라.

제12장

피곤해서 제정신이 아니야

    올해 23살인 테일러는 대학교에서 환경 과학을 전공했으며 아직 졸업을 하지 않은 고학번 여학생이다. 2학년 때는 학교 농구 팀에서 뛰거나 학생회에서 활약하기도 했다. 3학년 때는 학생회장 선거에 출마했지만 당선에는 실패했다. 테일러는 매주 목요일 밤마다 노숙자들을 위한 순찰 단원으로 일했다. 이처럼 궂은일을 마다않는 훌륭한 학생이었던 테일러에게 어느 날 뭔가 이상이 생겼다.

    나를 찾아오기 6개월 전에 테일러는 독감 비슷한 증상을 보여 며칠 동안 끙끙 앓았다. 당시에 겪은 증상은 대략적이지만 다음과 같다. 처음에는 열이 났고 목이 칼칼했으며 근육통이 있었지만 이때는 별로 대수롭지 않게 생각했다고 한다. 대학교 구내의 병원에 들렀던 테일러에게 의사는 바이러스에 감염된 것 같다고 말했지만 정확한 병명을 말해 주지도 않고 항바이러스제를 처방해 주지도 않았다. 테일러는 그날 이후로 정상적인 몸 상태로 결코 돌아오지 못했다. 지금은 뭘 해도 계속 피곤하기만 하고 조금만 운동을 해도 지쳐 나가떨어진다. 친구들과 저녁에 나가 어울리기라도 하면 그 주 내내 컨디션이 엉망진창이다. 머릿속은 안개가 낀 것처럼 뿌연 느낌이고 강의에도(집에서 들어야 하는) 온전히 집중할 수가 없다. 이따금 두통이 찾아오며, 밤에는 잠이 들지만 아침에 일어나면 무척 피곤하고 졸려서 하루 온종일 잘 수 있을 듯한 기분이다. 심지어는 통화를 하는 것도 지친다고 테일러는 말했다. 심심하면 목이 아프고 가끔은 편도선이 붓기도 한다.

이렇게 되자 테일러는 학기가 시작하고 첫 달에는 꾸역꾸역 강의에 나갔지만 2학기가 되자 휴학을 할 수밖에 없었다. 지금은 집에서 거의 나오지도 못하고 하루에 16시간을 침대나 소파에서 무력하게 보낸다. 증상이 시작된 이후로 체중이 줄지는 않았지만 위장 상태가 제멋대로이며 가끔은 식사를 할 때 구역질이 나기도 한다. 테일러는 해외여행을 갔던 적도 없고 농장 같은 곳에서 동물과 접촉했던 적도 없었다. 전에는 일주일에 한두 번은 술을 마셨지만 담배는 피우지 않았다. 그리고 1학년 때 한 번 엑스터시를 한 적이 있었지만 다른 마약에는 손대지 않았다. 나와 상담하기 6개월쯤 전에 길게 사귀던 남자친구와는 헤어진 상태였다. 테일러의 주치의는 온갖 감염증을 아우르는 여러 번의 검사를 실시했고 그는(그리고 나는) 전부 음성이라는 사실을 알게 되었다. 자신감 넘치는 젊은 여성인 테일러는 자신의 병력에 대한 자세한 얘기를 들려주었고 연대순으로 여러 검사를 받은 결과와 의뢰 서류 한 다발을 마닐라 종이로 된 서류철에 담아 내놓았다. 주치의와 나는 한 시간 동안 전체 내용을 훑고 테일러가 받았던 모든 검사들을 살폈다. 나는 체계적으로 질문을 던졌지만 특정 질환을 꼽을 만큼 증상을 정리할 수 없었다. 또 신체를 검진한 결과 역시 완벽하게 정상이었다. 나는 테일러에게 본인이 무엇이 잘못된 것 같은지 물었다. 돌아오는 답은 만성피로증후군(CFS)이었다.

만성피로증후군은 뭔가에 감염된 이후에 발생하는 경우가 많기 때문에 환자들은 감염병 전문 의사에게 의견을 구하러 오곤 한다. 만약 처음에 섬유근육통이라고 진단을 받았다면(만성피로증후군과 여러 특징을 공유하는) 그 환자는 류머티즘 전문의와 상담했을 가능성이 높다. 면역학자들 또한 이 환자들을 맡게 되는데, 만성피로증후군은 면역계와 관련성이 있다고 알려졌기 때문이다. 하지만 메커니즘에 대해 확실히 밝혀지지도 않았고 증상을 약화시킬 제대로 된 치료법도 없기 때문에, 이 증후군은 가끔 동정심이 강하고 에너지가 넘치는 의사들마저도 두려움에 떨게 한다.

만성피로증후군으로 의심되는 환자들은 이미 수백 년 전부터 의료계에 알려졌다. 19세기 미국의 신경학자인 조지 밀러 비어드(George Miller Beard)는 1869년에 신경쇠약(neurasthenia)이라는 용어를 처음 만들었다. 피로와 두통, 남성의 발기 부전, 우울증 등을 포괄하는 증상을 겪는 환자들에 대해 설명하기 위해서였다. 신경쇠약은 지난 40년 동안 유행하는 진단명이었다. 작가 마르셀 프루스트(Marcel Proust)나 버지니아 울프(Virginia Woolf)도 이 진단을 받았다. 하지만 더 이상은 단일한 병명으로 여겨지지 않는다. 「랜싯」지는 1956년의 사설에서 런던의 왕립자유병원에서 '발생'한 만성피로증후군 환자들이 보였던 근동통 뇌척수염(ME)이라는 증상을 소개했다.[1] 1990년 대 들어서는 만성피로증후군이 근동통 뇌척수염 대신 가장 흔하게 받아들여지는 병명으로 등극했다.

어떤 증후군이란 원인 불명인 어떤 질환의 특징이 되는 증상이나 증후의 모음이다. 다운증후군이나 산욕기 감염, 길랭-바레증후군처럼 메커니즘이 규명된 이후에도 계속 같은 명칭을 유지하는 경우도 있지만 만성피로증후군은 아직 원인이 알려지지 않은 증후군의 자리를 고수하고 있다. 어떤 질환의 원인을 모른다면 정확한 진단 검사를 설계할 수가 없다. 하지만 참고할 만한 혈액 이상이나 엑스레이 결과, 병리학적인 변화가 없더라도 의사들은 증상(환자가 느끼는 것)이나 증후(의사들이 관찰하는 것)들의 모음을 진단으로 전환해야 한다. 그 말은 의사들이 여러분에게 병이 있다고 얘기한 순간 여러분은 환자가 된다는 뜻이다. 이러한 소위 현상학적인 진단은 현대 의료 현장에서 꽤 흔하게 나타난다. 예컨대 정신 보건 진단은 이렇게 내려질 수

---

1 이 증상은 한때 로열프리 병이라 불리기도 했는데, 영국 왕실에서 세운 같은 이름의 병원에서 아마 그 병명을 좋아하지 않았을 것이다.

밖에 없다. 우울증이나 조현병, 불안증, 조울증을 진단하기 위한 물리적 검사법은 존재하지 않는다. CT나 MRI 스캔, 혈액 검사, 뇌전도 검사로는 이런 증상들을 확실하게 진단할 수 없기 때문이다. 여러분이 우울증인 이유는 다른 의사들이 그동안 우울증이라고 진단했던 환자들이 보인 특징들을 여러분이 유의미할 정도로 보이기 때문이다. 이건 일종의 순환 논증이다.

만성피로증후군 역시 마찬가지다. 여러분이 이 증후군의 정의를 만족하기에 충분할 만한 특징을 보인다면 이 증후군을 가졌다고 할 수 있다. 하지만 진단을 내리기 위한 기준은 아직 보편적으로 합의에 이르지 못했으며, 전 세계의 연구자들은 살짝 다른 여러 정의를 갖고 있다.[2] 그중에서도 미국의 질병통제예방센터에서는 다음 세 조항을 모두 만족시키는 사람들이 이 증후군의 정의를 만족시킨다고 규정한다.

① 계속 과로하고 있거나 피로를 일으키는 다른 의학적 문제가 없는데도 6개월 이상 연속으로 심각한 만성피로감을 보임.
② 피로감 때문에 일상적인 활동이나 일을 하는 데 심각할 정도로 방해를 받음.
③ 다음 증상 가운데 4개 이상에 해당하는 경우. 24시간 이상 지속되는 과로 후 전신 무력감, 개운하지 않은 수면, 단기 기억과 집중력의 중대한 장애, 근육통, 붉게 달아오르거나 붓지 않은 채 생기는 관절통, 이전과 다른 양상과 강도를 보이는 두통, 목이나 겨드랑이 림프절의 압통, 자주 재발하는 목의 통증.

질병통제예방센터에서는 만성피로증후군을 가진 사람들은 다양한 증상을 보이기 때문에 하나의 기준으로 묶을 수 없다고 덧붙였다. 예컨대 다음

---

2 다시 한번 말하지만 이런 상황은 의학 분야에서 심심치 않게 나타난다. 전신홍반루푸스(SLE)와 혈청반응 음성 관절염을 비롯한 대부분의 자가 면역성 질환을 진단하려면 환자들이 몇몇 기준을 만족시켜야 하는데, 이때 나라별로 기준과 양상이 달라질 수 있다.

과 같은 증상들이 포함된다. 복통, 알코올 과민증, 붓기, 흉통, 만성적인 기침, 설사, 어지러움, 눈과 입의 건조함, 귀의 통증, 부정맥, 턱의 통증, 아침에 잘 움직이지 못하는 강직 증상, 메스꺼움, 식은땀, 심리학적인 문제들(우울증, 과민증, 불안증, 공황 발작), 숨 가쁨, 피부 따끔거림, 체중 감소. 또 만성피로증후군을 가진 사람들은 상당수가 기립성 조절 장애를 호소하기도 하는데, 이것은 일어설 때 여러 증상이 악화되는 것을 뜻한다.

만성피로증후군 환자들은 신체검사라든지 간이나 신장 기능 검사, 전체 혈구 계산 검사, 무척 세심한 염증 검사를 통해서도 전혀 이상을 보이지 않는다. 만약 이런 검사에서 뭔가 이상이 나타났다면 만성피로증후군이 아닌 다른 병명을 의심해야 한다. 예컨대 근육통이 나타나면 드물게 나타나는 다발성 근염이라는 염증성 근육 질환 때문일 수도 있다. 또 몸이 지치는 증상은 갑상선 저하증, 개운하지 못한 수면은 수면 무호흡, 과로 후 전신 무력감은 빈혈, 만성적인 무력감은 암, 에이즈, B형이나 C형 간염 때문일 가능성이 있다.

나쁜 소식이 있다면 만성피로증후군에서 완벽하게 회복된 사례는 드물다는 사실이다. 환자들 가운데 약 40퍼센트가 어느 정도 회복되고 5~10퍼센트만이 완전히 차도를 보인다. 반대로 좋은 소식이라면 만성피로증후군으로 목숨을 잃은 사람은 없다는 점이다. 만약 목숨을 잃었다면 만성피로증후군 때문이 아니다. 대부분의 심각한 질환들은 몇 주나 몇 달 안에 알 수 있기 때문에 위의 기준에서 '6개월 이상'이라는 기간은 다른 질환을 배제하는 데 몹시 유용하다. 그럼에도 의사들은 만성피로증후군을 호소하는 환자들을 대할 때마다 뭔가 다른 질병을 갖고 있는 아주 드문 사례는 아닌지에 대해 두려워하며 촉각을 곤두세운다.

피로감은 사람들이 의사를 찾는 몹시 흔한 이유 가운데 하나다. 오스트레일리아인 가운데 최대 20퍼센트가 이 증상 때문에 병원을 찾았다. 그렇기에 만성피로증후군을 가진 사람들은 피로감을 호소하는 환자의 극히 일부다. 그래도 미국 같은 큰 나라에서는 그 극소수가 약 240만 명에 달한다. 만성피로증후군은 30세를 전후해 발병하는 경우가 흔하지만 10세의 어린 환자나, 70세의 나이 든 환자도 있다. 또 남성보다 여성에서 4배쯤 흔하게 나타나며 체질적으로 게으른 사람들만 겪는 병도 아니다. 전도가 유망하고 인생에서 성취를 많이 거둔 사람들도 흔하게 만성피로증후군을 호소한다. 적어도 4분의 1 정도의 환자들은 한동안 집에서 나오지 못하거나 침대에서만 지내기 때문에 미국에서는 이 증상으로 인해 생산력이 떨어져 일 년에 약 200억 달러 어치 손해를 본다.

만성피로증후군에 걸린 환자가 나를 찾아올 때쯤이면 이미 많은 검사를 철저하게 거친 상태다. 그래서 조금 냉소적인 동료는 환자가 가지고 오는 검사 파일의 두께를 보면 그 환자가 만성피로증후군인지를 미리 예측할 수 있다고 얘기한다. 이미 검사를 받은 서류의 두께가 두툼할수록 치료하기가 힘든 환자라는 것이다. 이 동료는 상담이 끝날 무렵 의사 본인이 피로함을 느껴 나도 그 증후군이 아닌지 의심이 들 정도면 그 환자는 확실히 만성피로증후군이라고 농담한 적도 있다. 한번은 그 동료가 어느 날 저녁 만성피로증후군 관련 단체의 모임에 연설을 하러 간 적이 있었다. 끝나고 내가 씨익 웃으며 모임이 어땠느냐고 묻자 동료는 단체 사람들이 '대의를 위해 피로를 느낄 줄 모르고 일하는 사람들'이라고 표현했다.

만성피로증후군의 증상은 원인이 알려지거나 알려지지 않은 다른 여러 질환과 겹친다. 예컨대 일부 증상은 우울증 환자에게서 흔히 나타난다(집중력 감퇴, 식욕 변화, 수면 장애). 다만 우울증 진단을 받으려면 울적함이나 긴장감, 공허함, 절망감이나 비관, 죄책감, 무가치함, 무력감이 같이 나타나야 한다는 차이점이 있다.

만성피로증후군이 우울증의 하위분류라는 아이디어는 꽤 그럴듯하게 들린다. 하지만 만성피로증후군의 세계에는(그리고 정신의학계에는) 이런 생각이 수용되지 않는다. 상당수의 환자들은 그들이 우울증 환자라면 본인들이 스스로 증상을 꾸미고 머릿속에서 만들어 냈다는 의미라고 믿는다. 하지만 그런 생각은 이상한 주장이다. 우울증이 완전히 이해되지는 않았어도 두뇌의 화학적 구조가 변화해서 일어난다는 점은 거의 확실하다는 것이 오늘날 널리 인정되기 때문이다. 우울증은 혈액 검사로는 알아낼 수 없지만, 당뇨병만큼 실제로 존재하는 병이다.

그래서 나는 언제나 만성피로증후군 진단을 받은 환자들에게 항우울제를 처방한다. 상당수는 이미 이전에 한동안 항우울제를 복용했다가 소용이 없던 경험이 있는 터라 자기들의 병이 우울증의 변종이라는 생각을 거부한다. 하지만 약에 반응이 있는지 여부로는 우울증을 진단할 수 없다. 경미하거나 그렇게 심하지 않은 우울증 환자들에게 항우울제를 처방한 임상실험의 메타 분석 결과를 살피면, 항우울제를 복용한 환자의 43퍼센트가 증상이 어떻게든 개선되었다. 여기에 비해 위약을 복용한 환자는 29퍼센트만이 개선 효과를 보았다. 그 말은 우울증으로 치료를 받은 환자의 57퍼센트가 약을 먹어도 효과를 얻지 못했다는 뜻이다. 바꿔 말하면 항우울제 치료 대상인 7명 가운데 1명만이 임상적으로 유의미한 반응을 보였다는 뜻이다.[3]

연구 결과에 따르면 만성피로증후군 환자들은 수면의 질이 좋지 않다. 이들 환자들은 건강한 대조군에 비해 전체 수면 시간도 적었고 REM 수면 시간도 적었다. 수면은 사람의 건강과 행복을 위해 꼭 필요한 조건이기 때문에 수면 패턴에 중대한 방해 요소가 생기면 만성피로증후군 같은 잘 정의되지 않은 질환이 생길 수 있다는 것도 논리적인 설명이다. 하지만 놀랍게도 오늘날 수면과 만성피로증후군 사이의 관계를 연구한 논문은 거의 찾기 힘들다.[4]

3　왜 이런 수치가 등장하는지에 대해서는 9장을 참고하라.

4　잘 알려진 가수 존 레논(John Lennon)의 곡 중에는 심한 피곤과 수면 사이의 관계를 기술한 노래가 하나 있다. 제목은 '난 너무 피곤해(I'm so tired)'이고, 「화이트 앨범」이라는 걸작 앨범에 실려 있다. 나는 가사의 일부를 이 장의 제목으로 활용했다. '나는 한숨도 잠을 못 자서 너무 피곤해./나는 피곤해서 제정신이 아니야. …'

내가 의학 수련을 받기 시작한 이후로 만성피로증후군의 임상적 정의는 거의 바뀌지 않았다. 다만 그 원인이 감염일 수도 있다는 제안은 있었다. 내가 의학 공부를 시작하던 1980년대에는 엡스타인−바 바이러스(EBV)가 일으킨 만성 선열이 이 증후군의 원인균이라는 가설이 발표되었다. 이 바이러스를 만성피로증후군과 연결시킨 이유는 당시 실시하던 선열에 대한 항체 검사를 오해했기 때문이었다. 내가 대학교에 다닐 무렵 한 친구가 선열 진단을 받자 우리는 무척 걱정했다. 당시에는 그 병에 걸리면 결코 완전히 낫지 않는다는 것이 정설이었다. 보통 사람 대부분이 어린 시절에 EBV에 자기도 모르게 감염된다는 사실은 잘 알려지지 않던 시절이었다. 실제로는 생애 초기에 이 바이러스에 감염된 적이 없는 소수의 사람들만이 청소년기와 청년기에 인후염과 분비선의 부어오름, 심각한 병증이라는 고전적인 증상의 조합을 보인다. 이 가운데 또 소수가 만성피로증후군으로 진행한다. 이 증후군에 걸린 환자들을 대상을 혈청학적인 조사를 한 결과 EBV가 확실히 연관되기는 하지만, 전체적으로 봤을 때는 꽤 드물게 나타나는 원인이었다. 다른 질환 때문에 면역계에 손상을 입은 사람들 가운데 EBV가 재활성화되는 경우는 확실히 존재하지만, 만성피로증후군 환자들은 면역계 수치가 정상이다.

이후 20년 동안 헤르페스바이러스의 일종인 단순헤르페스바이러스 1형, 2형과 인간헤르페스바이러스 6형 또한 이 증후군과 관련되었을 가능성이 알려지면서 아시클로비르(조비락스) 같은 항헤르페스 약품이 확실한 치료제로 각광받았다. 그래서 만성피로증후군을 가진 수천 명의 환자들이 아시클로비르 유사 약품을 복용했다. 하지만 그 결과 효과 없이 수백만 달러가 낭비되었을 뿐이었다. 뒤이어 엔테로바이러스, 콕사키 B 바이러스, 로스강바이러스, 보르나병바이러스 같은 여러 바이러스도 논의 선상에 올랐다. 하지만 이런 바이러스와 만성피로증후군 사이의 관련성이 다른 연구자들을 통해 입증되어 논문으로 출간된 바는 없다.

2000년에는 고대인의 게놈 속에 통합된 수백만 년 전에 존재했던 바이러스 계열이 만성피로증후군의 원인이라는 혐의를 받았다. 2009년에는 미국의 연구팀이 쥐의 백혈병바이러스(XMRV라 불리는)가 만성피로증후군 환자의 67퍼센트에서 발견된 반면 대조군에서는 4퍼센트밖에 발견되지 않았다는 결과를 「사이언스(Science)」지에 발표했다. 전 세계에서 가장 저명한 과학 학술지에 실렸던 만큼 단순히 무시하고 넘어가기란 불가능했다. 그래서 만성피로증후군 관련 단체에서는 열성적으로 이 논문의 내용을 받아들여 앞에서 내 동료가 비꼬았던 것처럼 피로를 모르고 여기에 기반해 치료법을 찾으려 애썼다. 하지만 이 증후군에 대한 원인균을 한 번이라도 연구해 본 경험이 있는 연구자라면 엄청난 고생을 해야 했다. 한 과학자는 소셜미디어에서 만성피로증후군 관련 단체가 쏟아내는 욕설이 얼마나 많은지 믿을 수 없다고 밝히기도 했다. 하지만 다른 실험실에서는 그 논문의 결과를 반복해서 얻지 못했다. 그리고 2년에 걸쳐 스캔들에 가까운 복잡한 조사가 이뤄졌다. 원래 그 결과 논문의 저자 가운데 한 명은 자기 실험실에서 노트북을 몰래 빼내려다가 체포되어 급히 교도소로 이송되었다. 이후로 결국 논문은 학술지에서 철회되고 XMRV와 만성피로증후군의 연관관계는 틀렸다는 사실이 입증되었다. 이제 지난 10년 동안 이 증후군을 일으키는, 감염과 연관된 가장 유력한 요인은 라임병이다(11장 '유행하는 라임병'을 참고하라.).

이 증후군을 일으키는 특정 원인균을 찾으려는 노력이 실패했다고 해서 감염이 어떤 역할도 담당하지 않는다는 의미는 아니다. 나는 지난 여러 해에 걸쳐 증상의 심각성이 다양했던 수십 명의 환자들을 지켜보았다. 내 경험에 비추어 보면 독감과 큐열이 범인일 가능성이 높지만 사실 다른 감염증도 이 자리에 올 수 있다. 게다가 감염성 질환을 앓지 않은 사람들도 만성피로증후군에 걸리기 때문에 이 증후군은 아마도 최근에 발병한 다양한 질환의 마지막 종착역일지도 모른다. 우리의 면역계가 몸을 공격하는 항원 100만 가지(조치를 취해야만 하는) 가운데 하나를 인식할 수 있다는 사실은 생물학 분야에서 일상적으로 마주하는 기적의 하나다. 하지만 가끔은 이런 면역 반응이라 해도 정확하게 조율되지 못하는 경우가 생긴다. 어떤 병에 걸리고 나면 이전의 생리학적인 평형을 회복하는 데 시간이 걸릴 테니 말이다. 그럼에도 만성피로증후군 환자들을 대상으로 폭넓게 검사한 결과 사소한 면역계의 변화라도 비특이적이며 모순되고 대개 서로 다른 실험실에서 재현 가능하지 않았다. 만약 만성피로증후군에 면역 메커니즘이 관여한다면, 아마 현재 우리의 면역학 수준으로는 감지할 수 없는 메커니즘일 것이다.

하지만 만성피로증후군 환자들의 전망이 비관적이지만은 않다. 검증된 프로그램 가운데 하나를 따라 치료를 시작한다면 회복될 확률은 꽤 존재한다. 「코크런 리뷰」에 따르면 실제로 두 가지 치료법이 유의미한 비율로 환자들에게 차도를 보인다. 하나는 인지행동요법(CBT)[5]이고 다른 하나는 다단계운동요법이다. 그동안 많은 만성피로증후군 환자들이 CBT를 거부했던 이유는 이 요법이 우울증이나 불안 장애에 활용되기 때문이다.[6] 그렇지만 내 생각에 여기서 주된 문제는 많은 환자들이 '증후군'이라는 진단명에 만족하지 못하며 한 가지 원인이 지목되기를 바란다는 점이다. 어떤 환자들은 이 증후군이 주는 불확실성에 실망하고 불안한 나머지 내심 차라리 암이나 에이즈가 낫겠다고 말하기도 했다.

또한 확실한 원인이 규명되지 않은 질환이기 때문에 환자들이 기성 의학의 바깥에서 치료법을 찾고 대안 요법에 뛰어들려는 것도 이해할 만하다. 그래서인지 비타민이나 건강보조제 업계는 만성피로증후군 환자들을 꽤 반긴다. 상대적으로 해롭지는 않은 편이지만 하나도 쓸모가 없는 요법 투성이

---

5 인지행동요법이란 환자가 생각하거나 행동하는 방식이 어떤 느낌으로 이어지는지를 인지하려는 정신치료요법의 한 형태다.

6 만성피로증후군 치료에서 인지행동요법이 효과를 보이는 정도는, 경미하거나 중간 정도의 우울증 치료에서 항우울제가 보이는 효과와 비슷하다.

인데도 말이다.[7] 코크런의 공동 연구에서도 중국 전통 의술이 만성피로증후군에 효과가 있다는 제대로 수행된 무작위 임상실험 결과는 전혀 존재하지 않았다.

만성피로증후군에 대해 의사들이 증거에 기반한 관점을 개진하는 것은 의료용 마리화나, 할례, 라임병 같은 주제를 논의하는 것만큼이나 위험하다. 만성피로증후군 관련 단체들은 분명 이 장의 내용을 상당 부분 반박하면서 나에게 분개 어린 편지를 보내 올 것이다. 나는 이들이 그렇게 행동하는 이유를 이해한다. 의료 전문가들은 만성피로증후군 환자들을 간혹 친절하지 않게 대하거나 그들의 주장을 묵살하기도 한다. 환자들 본인은 고통받고 있다는데도 대단치 않은 증상으로 여기는 것이다.

하지만 아무리 논쟁에 휩싸인 임상적 문제라고 해도 객관적이면서 과학적인 접근 방식을 취하는 것은 가능하다. 그 질환을 앓고 있는 사람에게 공감과 연민을 잃지 않으면서 말이다. 나는 만성피로증후군이 진짜 하나의 질병이라는 사실을 의심하지 않는다. 단지 그 정체를 잘 모를 뿐이다. 어떤 질병의 원인을 모른다고 해도 무지를 인정하면 될 일이지 그것이 패배는 아니다.

테일러는 한 달 뒤에 내게 다시 찾아왔다. 그리고는 항우울제를 복용하거나 인지행동요법에 들어가지 않겠다고 밝혔다. 다단계운동요법을 해 봤지만 증세가 악화되었을 뿐이라고도 얘기했다. 또 나와 처음 상담했을 때 생략한 내용이 하나 있었다며 사과를 전했다. 사촌 역시 만성피로증후군을 겪고 있다는 이야기였다. 이 여자 사촌은 테일러보다 거의 5년 전에 진단을

---

7 영화배우이자 가수인 팀 민친(Tim Minchin)은 '폭풍'이라는 시에서 날카로운 수사법을 통해 이 문제를 명료하게 보여 준다. "대안 요법 가운데 정말로 효과가 있다고 증명된 걸 뭐라고 하는지 알아? 의학이라고 불러."

받았고 지난 18개월 동안 침대 생활만 했다. 부모님이 밤낮으로 간호해 주었지만 이제 사촌은 혼자서 식사도 못하고 옷도 입지 못한다. 사촌은 온갖 전문가를 찾아 다녔지만 몸의 어디가 잘못되었는지 찾아낼 수는 없었다고 했다. 나는 조심스럽게 그 전문가가 정신과 의사냐고 물어 보았다. 그러자 테일러는 멈칫 하더니 한숨을 내쉬었다. 그리고 자기가 사촌 이야기를 꺼내는 이유는 내가 자신의 질병에 대한 유전적인 요인을 알아봐 줄 수 있는지 해서였다고 설명했다. 정신과의사라는 단어를 꺼내면서 나는 그만 테일러가 정말로 물리적으로 아픈 환자라고는 믿지 않는다는 속내를 인정한 꼴이었다. 그동안 테일러가 상담했던 다른 의사들과 다를 바가 없었다. 그 말을 끝으로 테일러는 벌떡 일어났고 내 진료실을 박차고 나가 붐비는 환자 대기실 안으로 모습을 감췄다.

제13장

11그램짜리 말썽거리

15세 생일 이후로 댄의 아내는 그가 의사와 상담해야 한다고 끈질기게 얘기해 왔다. 하지만 마침내 댄이 의사를 찾아가기로 결심한 것은 기내 잡지에서 콴타스 항공의 CEO가 전립선암 진단을 받았다는 기사를 읽은 뒤였다. 댄은 점심시간에 병리검사실에 찾아갔고 주치의가 말했던 검사를 받았다. 댄은 태어나서 처음으로 전날 잠을 설쳤고 아침에는 아침식사를 하다가 딸에게 소리를 지르기도 했다. 그리고 일주일 안에 주치의가 댄에게 전화했다. 의사는 댄의 PSA 혈액 검사 결과가 또래 남성 평균치를 살짝 웃돈다고 설명했다. 그리고는 비뇨기과의사에게 소개서를 써 주겠다며 그렇게 걱정할 정도는 아니라고 덧붙였다. 댄은 휴양지 누사로 떠나는 가족여행 일정을 취소하고는 비뇨기과의사와 약속을 잡았다.

비뇨기과의사는 다소 무뚝뚝했지만 깔끔하고 단정했으며 사무실은 그가 물질적으로 성공했다는 사실을 증명했다. 의사는 댄의 병력과 주식시장에 대해 몇 가지 질문을 던진 다음 바지와 속옷을 벗고 '소파에서 일어나 벽을 마주보라고' 얘기했다. 댄은 입술이 바짝 말랐다. "조금 불편할 겁니다." 오른손에 윤활제를 바른 장갑을 낀 비뇨기과의사가 말했다. 댄은 그때 의사가 전립선이 부었다고 말했는지 아닌지는 기억나지 않았다. 다만 그가 일주일 뒤에 전립선 조직검사를 예약해 주었다는 사실만이 기억날 뿐이었다.

댄은 검사받는 날 아침 항생제를 처방받아 복용했고 엄청나게 밀려드는 두려움을 극복하며 대기실에 앉아 기다렸다. 결코 댄 답지 않은 일이었다. 조직검사를 받은 뒤 아내가 자동차를 몰고 그를 집까지 데려다 주었다. 차 안에서 두 사람은 별다른 대화를 하지 않았고 다만 댄이 학교 근처에서 과속 방지턱을 넘을 때는 속도를 줄이라고 지적했을 뿐이었다. 댄이 현관으로 걸어 들어갈 때 아내는 남편에게 일시적으로 나타난 뻐기는 카우보이 같은 걸음걸이를 지나가는 말로 몇 마디 언급했다(지독하게 못 들어줄 정도의 농담은 아니었다.). 나중에 댄은 소변에서 붉은 빛이 돈다는 사실을 알아챘다. 레드와인보다는 로제와인에 가까운 색깔이었지만 어쨌든 신경이 쓰이기는 매한가지였다. 그래도 댄은 다음날 아침에 직장에 출근했고 초조한 나머지 내내 일어서서 서성대기는 했지만 그 밖에 큰 문제는 없었다.

하지만 그날 저녁 양치질을 하던 댄은 갑자기 몸에 한기를 느꼈다. 그리고 그로부터 30분도 지나지 않아 주체할 수 없이 몸이 덜덜 떨렸다. 댄은 독감이라고 생각하고 파라세타몰 몇 알을 입에 털어 넣었다. 그리고 침대에 누웠지만 몸에서 갑자기 열이 났다가도 오한이 드는 바람에 뒤척이다가 제대로 잠을 이루지 못했다. 다음날 아침은 태어나서 처음일 정도로 몸 상태가 악화되었고 댄은 공황 상태에 빠졌다. 아내는 댄을 담당의사에게 데려갔고 의사는 그를 곧장 응급실로 보냈다.

댄은 대기실에서 기다렸다. 하지만 아내가 응급 환자를 분류하는 간호사와 대화를 나누는 동안 그는 의자에서 미끄러져 바닥에 쓰러졌다. 의료진은 댄을 휠체어에 태워 심폐소생실에 데려갔지만 혈압은 낮았고 맥박은 마구 뛰었다. 체온은 39.8도씨에 이르렀다. 댄은 자기를 둘러싼 소리와 동작이 점점 멀게 느껴졌다. 요 24시간 들어 처음으로 걱정을 모두 놓아 버린 순간이었다.

내가 댄을 살핀 것은 그로부터 몇 시간 뒤였다. 하지만 응급실에서 온 요청은 그가 입원하기까지 거쳐 온 과정을 지워 버렸다. 담당자는 "패혈성 쇼크를 일으킨 50세 남성을 봐 주실래요?"라고 얘기했을 뿐이었다. 패혈성 쇼크는 병원에서 가장 심각하게 다뤄야 할 증상 가운데 하나다. 어떤 세균에 감염되었느냐에 따라 치사율이 10~60퍼센트에 이르기 때문이다. 내가 처음 봤을 때 댄은 집중치료실(ICU)에 옮겨져 목구멍으로 관을 삽입하고 기계로 호흡을 돕는 상태였다. 응급실 의사들은 전립선 조직검사를 할 때 혈류로 들어간 위장 속 세균이 쇼크를 일으켰을 것이라 의심했다. 가장 가능성이 높은 세균은 대장균이었다.

나는 집중치료실의 담당의사와 함께 댄의 아내를 만났다. 그녀는 남편이 괜찮은지 물었다. 담당의사는 상황의 중대성과 함께 그래도 아직 희망이 있다는 이야기를 부드러운 어조로 전달해 주면서 아내를 안심시켰다. 세균이 핏속을 돌아다니는 경우에 대장균은 그나마 가장 덜 위험한 균에 속하기 때문이었다. 사망률은 약 10퍼센트였으니 댄은 목숨을 건질 확률이 높았다. 그는 이후 24시간 동안 심하게 앓았지만 다음날 아침 다시 보러 가니 침대에 일어나 앉았고 점심 무렵에는 식사도 할 수 있었다. 목에 삽입한 관이 제거되었고 혈압과 맥박도 정상으로 돌아왔다. 아내가 옆 자리를 지켰다. 댄은 자기가 어쩌다가 병원에 입원했는지 기억이 나지 않았고 집중치료실에 들어가게 된 이유와 전립선 조직검사를 연결짓지도 못하는 듯했다.

"오늘 아침에는 멋진 소식이 있어요, 의사 선생님." 댄이 입 안 가득 콘비프와 으깬 감자를 집어넣은 채 말했다. 나는 오늘 집중치료실에서 나가는 것이 그 좋은 소식이려니 넘겨짚었지만 내 짐작은 틀렸다. "여기 의사 선생님에게 내 전립선 조직검사 결과를 물어 봤거든요." 댄이 미소를 지으며 말했다. 그리고는 아내의 손을 꼭 붙잡았다. 댄의 눈에서 눈물이 차올랐다. 말을 하지 않아도 검사 결과 이상이 없었다는 사실을 알 수 있었다. 즉 댄은 암에 걸리지 않은 것이다. "난 정말 운이 좋은 사람이에요." 그가 말했다.

그 시점과 상황에서 나는 정말 그렇다고 동의할 수밖에 없었다.

나는 댄의 반응이 전혀 놀랍지 않았다. 여기저기서 남성들에게 전립선암을 조심하라고 메시지를 던지는 상황이니 당연했다. 2010년 오스트레일리아의 전립선암 재단은 "당신에게도 생길 수 있는 일입니다."라는 텔레비전 광고를 제작했다. 아름다운 색감과 명료한 초점, 직접적인 커뮤니케이션이 솜씨 좋게 조합된 사례였다. 15명의 유명한 배우, 연예인, 운동선수, 음악가들이 전립선암이 얼마나 오스트레일리아 남성들을 위협하는지, 그래서 대책은 무엇인지에 대해 30초에 걸쳐 이야기하는 내용이었다. 등장인물들은 각각 몇 초씩 화면에 얼굴을 비추며 차례로 전립선암에 대한 사실들을 얘기한다. "전립선암은 매년 유방암보다 많은 수의 목숨을 앗아갑니다. 피부암이나 교통사고보다 더요. 거의 3,000명에 이르죠. 3시간에 1명씩 사망합니다(이게 광고에서 가장 중요한 얘기가 분명했다. 화자 가운데 한 명은 가수 위글스의 멤버였다.)." 그리고 젊은이 세 명의 머리가 등장한다. "바로 나처럼요(드라마 「언더벨리」에 나오는 남자다.)." "나처럼요(크리켓 선수 네이선 브래켄이다.)." "당신도 그렇게 될 수 있어요(풋볼 스타 크레이그 볼턴이다.)."

　만약 여러분이 전립선암은 남성 노인들만 걸리는 질병이라고 생각한다면 3편으로 이뤄진 이 30초짜리 광고를 보고 확실히 생각을 바꿀 수 있다. 이제 훌륭한 보건 관련 홍보 영상이 그렇듯 안심시키기와 행동 방안이 이어진다. "전립선암은 치료 가능합니다. 조기 검진이야말로 무엇보다 중요하죠. 그러니 50세가 넘었다면 주치의와 상담하세요. 가족력이 있다면 40세부터 병원에 가야 합니다." 그리고 의사가 등장한다. "검진은 혈액 검사처럼 간단해요." 그리고 이제 중심 메시지가 되풀이된다. "미리 알고 얼른 검진하면… 여러분은 전립선암에서 살아남을 수 있습니다." 마지막을 장식하는 사람은 텔레비전 쇼 호스트 버트 뉴턴(Bert Newton)이다.

　무척 단순하면서도 설득력 있는 광고다. 하지만 그렇게나 전립선암이 흔하고 치료가 쉽다면, 조기에 검진하기만 해도 목숨을 살릴 수 있다면 나는 왜 유튜브에서 이 광고를 보자마자 컴퓨터 화면으로 마우스를 내던지고 싶은 마음이었을까?

전립선은 여성들만 월경을 한다고 화가 난 여신의 복수다. 여성의 비뇨생식기는 만듦새가 서투른 폭스바겐과 비슷하다. 겉모습은 아름답게 설계되었지만 조금은 믿을 만하지 못하다. 가임기의 여성은 누구나 남성은 들어본 적도 없고 절대 이해하지도 못하는 각종 증상에 시달린다. 제아무리 건강한 여성이라도 배란통, 성교통, 방광염, 월경과다증, 월경통을 비롯한 수많은 증상에 간간이 시달려야 한다. 반면에 남성의 비뇨생식기는 중년을 훌쩍 넘길 때까지는 손볼 필요가 없다. 상당수의 남성들은 전립선이 무슨 일을 하는지도 모른다. 하지만 나중에 중년이 되어 여성에게 갱년기가 찾아올 즈음이면 남성의 몸에 있는 호두 모양의 조그만 평균 11그램 나가는 이 기관이 말썽을 부리기 시작한다. 이제 남성이 생식계통의 각종 증상에 시달릴 차례인 것이다. 야뇨증, 통증성 배뇨곤란을 비롯해 최악의 경우는 암까지 말이다.

전립선에 생긴 종양은 기관 안의 비정상적인 세포들이 자라나면서 생기기 시작한다. 암이 왜 생기는지에 대해서는 아무도 모르지만 노화의 피할 수 없는 일부분으로 보인다. 환자 사후에 이뤄진 연구에 따르면 만약 남성이 90세까지 산다면 전립선에 암이 생기는 것은 거의 확실하다고 한다. 가끔은 방광 근처에 암이 생겨 요도에 눌리는 느낌이 들거나 소변이 나오는 통로를 방해하면서 이상을 스스로 깨닫는 경우도 있지만, 상당수의 경우에는 암이 아무런 자각 증상을 보이지 않으며 주변의 여러 기관이나 뼈, 폐, 간, 뇌까지 전이된 후에야 발견된다.

오스트레일리아에서는 전립선암이 여러 암 가운데 발병률이 1위이고 (2012년에 1만 8,560명의 남성이 이 암에 걸렸다.) 치사율은 3위이다(2012년에 3,235명이 목숨을 잃었다.). 지난 30년 동안 이렇게 환자 수가 급증한 남성 암은 전립선암이 유일하다. 1982년에는 오스트레일리아에서 남성 23명 가운데 1명꼴로 75세의 나이에 전립선암 진단을 받았지만, 2009년에는 이 비율이 7명 가운데 1명으로 늘었다. 게다가 진단을 받은 나이도 놀랄 만큼 떨어졌다. 1982년에는 1년간 전립선암 진단을 받은 45~49세 사이의 남성이 10만 명 가운데 3명이었지만, 2009년에는 이 비율이 10만 명 가운데 56명으로 늘어난 것이다. 50~54세 사이의 집단에서는 같은 해에 10만 명 가운데 12명에서 10만 명 가운데 164명으로 늘었다. 그럼에도 전립선암의 전체적인 사망률은 그렇게 크게 변하지 않았다. 2011년의 연령 표준화 사망률은 10만 명당 30.5명으로, 1982년의 10만 명당 34.5명과 그렇게 차이가 나지 않는다. 다른 선진국에서도 흐름은 비슷하다.

그렇다면 20세기 후반에 이 병이 크게 유행한 이유는 무엇인가? 에이전트오렌지와 다이옥신 같은 환경 호르몬 때문일까? 먹을거리 속의 트랜스 지방 때문일까? 꼭 끼는 속옷을 입고 햇빛에 덜 노출되어서일까? 진단받지 않은 라임병 때문일까? 사실 가장 정답에 가까운 대답은 생물학보다는 사회적인 이유 때문일지도 모른다.

1970년대에 여성의 건강을 생각하자는 운동이 펼쳐지면서 여성들은 스스로의 몸에 통제권을 지니게 되었으며 여전히 남성이 주도하고 있던 의료 전문직에 더 많은 요구를 하기에 이르렀다. 같은 시기에 암을 조기에 검진하면 사망률이 떨어진다는 믿음도 퍼져나갔다. 그 결과 1980년대에는 유방암과 자궁경부암이라는 두 여성 암에 대한 검사와 여기에 연관된 검진 프로그램이 선진국에 전반적으로 확립되었다. 비록 번거롭기는 해도 자궁경부암 검사(pap smear)와 유방 촬영술은 이제 대부분의 여성이 일상적으로 접하는 흔한 검사가 되었다. 그리고 이런 검진 프로그램이 사람들의 생명을 살린다는 사실이 전 세계적으로 널리 알려졌다. 여성들의 암은 언론의 관심을 끌어 상당한 비중으로 보도되었으며 공공과 사적 부문의 기금이 쇄도했다. 오스트레일리아만 해도 1년에 약 3억 달러가 모금되었을 정도였다.

그러다가 베이비부머 세대의 나이 든 남성들 사이에 일종의 반발이 일었다. 그 결과 1990년대에는 이른바 '남성의 건강'을 연구하고 지원하도록 방향을 재조정하려는 시민 단체가 등장했다. 이들은 자기들의 주력 목표로 전립선암을 선택했다. 그리고는 만약 암으로부터 사람들의 목숨을 구하기 위해 검진을 한다면 모든 사람들이 그 대상이 되어야 한다고 주장했다. 그에 따라 암 검진이 보편적으로 따라야 할 가치라는 아이디어는 많은 의사와 남성 단체들의 믿음 속에 자리 잡았다. 비록 실험과 증거라는 바위에 계속 부딪혔지만 말이다. 사실 이미 10년 전부터 전립선암 검진이 어떤 연령대이든 남성 집단에 거의 이득이 되지 않는다는 증거가 쌓여 왔다. 하지만 남성 건강 관련 단체에서는 놀랍게도 그런 결과가 단순한 트집 잡기라고만 여겼다.

이들의 말처럼 유방암이든, 전립선암이든 관계없이 검진은 무조건 좋기만 할까? 불행히도 단순해 보이는 답이지만 실제로는 그렇지 않다. 그 이유를 이해하기 위해서는 기본적인 원리로 다시 돌아갈 필요가 있다.

단순히 말하면 검진이란 어떤 질병의 증상을 보이지 않는 사람에게서 그 질병을 탐지해 내려는 노력이다. 만약 증상이 존재한다면 그것은 검진이 아니라 진단이다. 예컨대 우리는 댄처럼 자기의 건강 상태를 확인하려고 주치의를 찾은 건강한 중년 남성에게 혈당 검사를 실시해 당뇨병 검진을 할 수 있다. 하지만 똑같은 검사를 통해 체중이 줄어들고 목이 타며 소변의 양이 많아진 젊은이에게 당뇨병 진단을 내릴 수도 있다. 이 차이는 무척 중요하다. 어떤 병의 증상을 보이는 사람은 증상을 보이지 않는 사람에 비해 그 질병을 앓을 확률이 훨씬 높다. 무척 자명한 것처럼 들리겠지만 우리가 검사 결과를 통해 어떤 행동을 해야 할지를 근본적으로 바꿀 수도 있다.

우리는 10장 '홍반열 진단하기'에서 어떤 의료적 진단 검사도 완벽하지 못하다는 사실을 살폈다. 가끔은 환자가 질환을 앓고 있는데도 음성이 나오며(가짜 음성), 가끔은 질환을 앓지 않는데도 양성이 나온다(가짜 양성). 이런 원하지 않는(하지만 불가피하게 생기는) 두 가지의 결과가 얼마나 생겨나는지가 해당 검사의 유용성을 결정한다. 가장 훌륭한 검사는 극소수의 가짜 음성과(민감성이 높다.) 극소수의 가짜 양성을 만든다(특이성이 높다.). 하지만 아무리 검사가 훌륭하더라도 검사 받는 대상이 해당 질환을 가졌을 확률이 낮으면(예컨대 정기적인 건강 검진을 할 때) 확률이 높은 경우에(특정 증상을 보여 의사를 찾았을 때) 비해서 검사 결과에 대해 확신하기가 힘들다. 그럼 전립선암이라는 특이한 사례에 대해 좀 더 자세하게 살펴보자.

1970년, 뉴욕에 사는 면역학자 리처드 애블린(Richard Ablin)은 원래 전립선 안에 존재하지만 전립선암 환자의 혈액에서 높은 수치로 나타나는 효소를 발견했다. 이것은 전립선-특이 항원(PSA)이라 알려졌다. 당시에는 비뇨기과의사가 활용할 디지털 기술이 전무했기 때문에 암을 검진하려면 운 좋게 혈액 검사를 통해 알아내는 수밖에 없었다.

하지만 머지않아 PSA 검사는 민감성이 높지도 않고 특이성이 높지도 않다는 사실이 명확해졌다. 암 말고 다른 증상 때문에 전립선에 이상이 생기더라도 PSA 수치는 높아질 수 있었다. 예컨대 단순한 노화로 인한 전립선 비대증, 감염, 아스피린 유사 약물로도 수치는 높아졌고 심지어는 우스꽝스럽지만 사정을 하거나 자전거를 타도 수치가 올라갔다. 사실 PSA 수치가 높아진 남성들의 3분의 2는 암이 아닌 데다, 이 검사는 실제로 암을 앓는 환자들의 15퍼센트 정도를 음성으로 판정한다. 이처럼 약점이 많다는 사실이 알려졌지만 1990년대까지는 전 세계적으로 수백만 명의 남성들이 PSA 검사를 받았다.

비록 오스트레일리아에는 정부에서 인가한 전립선암 검진 프로그램이 없지만, 메디케어 보험 제도의 데이터에 따르면 2012년에 168만 8,370건이나 되는 엄청난 수의 PSA 검사가 시행되었으며 3,200만 달러에 약간 못 미치는 그 비용은 세금에서 충당되었다(미국에서는 검사 비용으로 1년에 30억 달러가 쓰였다고 추정된다.). 오스트레일리아 전체 남성 가운데 매년 이 검사를 받은 비율이 어느 정도인지를 계산하는 것은 불가능하지만 메디케어의 자료에 따르면 2012년 55~64세 사이 남성의 66퍼센트는 PSA 검사를 받았다고 한다. 이것은 2년에 한 번씩 자궁경부암 검사를 받는 여성의 비율인 55퍼센트보다 높다. 이것은 단순히 남성들에게 '의사들과 상의'해야 한다고 제안한 결과였다.

하지만 앞에서 말했듯 검사의 특이성이 높지 않기 때문에 PSA 검사는 암을 진단하는 과정의 첫 단계에 불과하다. 이런 상황에서 나머지 34퍼센트를 끌어들여 PSA 수치가 높아 암이 의심되는 남성 100명을 치료하려 하는 것은 잘못된 일이다(비과학적이며 비용이 많이 들고 비윤리적이다.). 따라서 더욱 특이성이 높은 검사를(가짜 양성이 더 적은 검사를) 수행해야 한다. 그래야 그나마 조금 더 상황이 진전될 것이다.

내가 의대생이던 1980년대 초반에 한 여학생이 만약 남성들이 여성들이 유방암 검사를 받는 것과 같은 방식으로 고환암 검사를 받아야 한다면, 남성 엔지니어들은 해당 부위를 차가운 두 금속판에 짓누르며 몇 분 동안 꼼짝 않고 있지 않아도 검사를 진행할 수 있는 엑스레이 기술을 진작 발명했을 것이라 말한 바 있었다. 또한 그녀는 자궁경부암 검사가 얼마나 치욕스러운지에 대해서도 지적했는데, 진찰용 질경(speculum)으로 신체 내부를 들여다보려는 것은 여성에게 불필요한 불편함과 수치심을 안기려는 남성들의 음모일 것이라는 의심을 넌지시 비쳤다. 하지만 만약 이 주장이 조금이라도 참이라면 1987년에 한 남성 비뇨기과의사가 직장 횡단 초음파 유도 조직검사를 도입하면서 상황이 반전되었을 것이다. 마치 전혀 해롭지 않다는 듯이 앞 글자를 따서 TRUS 조직검사라 불리는 검사 말이다.

전립선은 방광 아래쪽에 자리 잡고 있으며 직장과 가깝다. 이곳은 대장이 항문을 통해 바깥세상으로 빠져나가기 전 마지막으로 들르는 부위다. TRUS 조직검사를 실시하기 위해서는 레바논 오이만한 두께의 초음파 프로브를 의식이 생생한 환자의 직장에 집어넣고, 초음파로 전립선의 위치를 잡은 뒤에는 프로브 안의 통로를 따라 바늘 하나가 내려와 직장의 벽을 뚫고 전립선 안에 꽂힌다. 게다가 병리학자가 암의 유무를 판정하기 위해서는 이런 조직검사를 여러 번 해야 한다.

남성 독자들 가운데 아직까지 두려워 까무러치지 않은 사람들이 있는가? 그래도 다음과 같은 사실에는 놀람을 금치 못할 것이다. PSA 수치가 높아 TRUS 조직검사를 실시해야 했던 남성 가운데 암 진단을 받은 비율은 평균 3분의 1이다. 2012년에 오스트레일리아에서는 2만 9,000건이 넘는 조직검사가 실시되었으니 약 1만 9,000명은(댄 같은 환자를 포함한) 불필요한 조직 검사를 받은 셈이다. 이런데도 나머지 1만 명이 조기에 암을 잡아내서 목숨을 구했기 때문에 그 정도는 치를 만한 대가라고 생각해야 할까?

다시 한번 우리의 상식은 전립선암의 복잡한 생리학을 마주하며 상처를 입는다. 지난 100년간 전립선암에 걸린 남성들의 대다수는 이 병이 원인이 되어 죽었다기보다는 이 병에 걸린 채로 사망했다. 거의 나이 든 남성이 걸리는 병이었기 때문에 환자 대부분은 전립선암 자체로 숨을 거두기 전에 심혈관계 질환이라든지 다른 악성 종양에 굴복해 목숨을 잃었던 것이다. 듣고 보면 별로 도움이 되지 않는 위안이지만, 여기에는 우리가 생각해 봐야 할 두 가지 개념이 자리하고 있다. 첫 번째는 시간 단축 편향(lead-time bias)이다. 전립선암 환자들은 모두들 처음에는 전립선 안에만 머무는 작은 종양에서 시작하는데 이때 PSA 검사나 조직검사를 하면 증상이 나타나기 여러 해전에 암을 감지할 수 있다. 지난 20년에 걸쳐 40대와 50대 남성에게 전립선암이 늘어나는 현상은 실제로 환자 수가 증가한 것이 아니라 단지 검진이 실시되면서 진단을 받은 남성들의 연령이 낮아졌기 때문이다. 같은 기간에 70~80대 사이의 남성 가운데 전립선암 진단을 받은 수가 살짝 줄었다는 관찰 결과를 보면 위의 결론을 뒷받침할 수 있다. 이미 중년에 진단을 받았기 때문에 수가 줄어든 것이다.

두 번째 개념은 작은 종양을 갖고 있을 뿐이라서 아무리 오래 살아도 결코 해를 입지 않을 사람들이 전립선암 검진 결과 드러난다는 점이다. 이것은 과잉 검진이라 할 수 있지만 대부분의 사람들은(놀랍게도 많은 의사들 역시) 이런 현상의 존재를 믿기 힘들어 한다. 전립선암 환자 가운데 30~50퍼센트는 전립선 안에서만 머무르며 인접 기관으로 절대 퍼지지 않는, '굳이 알 필요가 없는' 암이다. 하지만 오늘날 실시하는 검사들은 이런 암과 앞으로 전이될 암을 구별하지 못한다. 이런 경우에 만약 우리가 과잉 검진할 확률을 30퍼센트로 최소한 낮게 잡는다 해도, 조직검사를 통해 암 진단을 받은 사람이 1만 명이라 할 때 실제 치료가 필요한 암 환자는 7,000명인 셈이다. 앞에서 애초에 조직검사를 받았던 사람이 2만 9,000명이었다는 점을 생각해 보라.

하지만 전립선암을 치료하기 위한 가능성 있는 선택지인 근치전립선절제술과 방사선 치료는 둘 다 까다롭고 돈과 시간이 많이 든다. 또한 두 치료법 모두 상당한 부작용이 뒤따르는데 그중 가장 흔한 부작용은 발기 부전, 요실금, 방사선과 관련된 위장 염증이다. 40~50대 사이에 전립선암 진단을 받은 남성들은 상당수가 암이 낫는다 해도 자신이 앞으로 영구적인 발기 부전을 겪거나 수십 년에 걸쳐 요실금에 시달릴 위험을 감수할 준비를 한다. 암이 나을 수만 있다면 괜찮다는 것이다. 하지만 그 가능성은 생각보다 높지 않다. 일반적으로 널리 알려진 바와 달리 검진을 통해 암이 발견되면 완전히 낫기에는 너무 늦은 경우가 많다.

PSA 검사에 부정적인 나 같은 사람들은 가끔 전립선암을 앓는 사람들의 고통에 무관심하고 냉담하다는 비난을 받는다. 2003년에는 전국적으로 송출되는 텔레비전 방송에서 오스트레일리아 암 위원회의 회장인 앨런 코테스(Alan Coates)와 당시 노동당의 지역 사회 담당인 웨인 스완(Wayne Swan) 사이에 무척 공적인 설전이 벌어졌다. 자신의 아버지가 67세의 나이에 전립선암으로 사망했던 스완은 47세에 검진을 받은 바 있었다. 그리고 그 결과 암으로 진단받아 근치전립선절제술을 받았다. ABC 텔레비전의 「7:30 리포트」인터뷰에서 스완은 이렇게 말했다.

> 나는 암 검진이 내 목숨을 구했다고 믿습니다. 내 아버지는 전립선암으로 무척 고통스럽게 돌아가셨어요. 내 생각에는 해당 질병에 가족력이 있는 특정 위험 집단에서는 반드시 검사를 받는 게 절대적으로 중요합니다. 다시 말해 조기 검진이야말로 최고의 예방책이라는 것이죠.

하지만 코테스는 동의하지 않았다.

> 나는 개인적으로 전립선암 검사를 받지 않기로 결정했고 그 결정을 지난 10년 동안 고수해 왔습니다. … 만약 정말로 효과적인 검진이 존재한다면, 아마 처음부터 이런 논의를 하지도 않았겠죠. 유방암을 가진 여성이나 대장암 환자들을 검진하듯이 효과가 좋다면 말입니다. 이 두 가지 암 검진은 실제로 잘 작동하죠. 실제로 사람들의 목숨을 살리고 있습니다. 다만 우리는 전립선암 검진에 대해서는 이런 확신이 없다는 것입니다.

그러자 시드니에서 근무하는 비뇨기과의사 폴 코지(Paul Cozzi)가 코테스의 의견에 의구심을 표했다.

> 나는 코테스 교수가 오스트레일리아 암 위원회의 협조 아래 이런 언론에서 개인적인 의견을 내는 것이 적절하다고 생각하지 않습니다. 내 생각에 환자들은 본인의 주치의와 상담해 PSA 검사의 장단점을 미리 알고 본인이 결정하면 됩니다. … 나도 개인적으로 최근에 언론에서 들려오는 정보를 접한 뒤 이 검사를 진행해야 할지 무척 혼란에 빠진 환자들을 여럿 만났습니다. 전립선 조직검사까지 해야 한다면 더 그렇죠. 그리고 치료 문제에 이르면 혼란은 더욱 가중됩니다. 하지만 확실한 점은 언론에서 최근에 얘기하는 내용은 일반적인 의료 전문가들, 비뇨기과의사들, 환자들에게 도움이 되지 않는다는 사실입니다. …

그 말을 들은 스완은 비판에 박차를 가했다.

> 나는 코테스가 얘기한 말을 듣고 그야말로 아연했습니다. 이 사람은 이 나라의 암 관련 단체의 수장입니다. 대중은 그를 고등 교육을 받고 지식이 풍부한 사람으로 여긴다는 말입니다. 나는 그가 얘기한 내용이 의학 전문가들의 의견과 충돌한다고 생각합니다.

토론은 계속되었다. 코테스는 전립선암 검진에 대해 유럽의 주요 학술지에 그해에 실릴 예정인 결과를 인용했다. "최신 임상실험에서 나온 이 데이터를 활용할 수 있게 되면 우리는 검진의 유용성에 대한 과학적인 증거를 더 많이 갖추게 될 것입니다." 그는 증거에 호소하며 말했다. "검진에 대한 장단점을 공정하게 다루는 일이 혼란을 일으켰다면 유감입니다. 이 증거만으로는 그 혼란을 없애기에 충분하지 않은 것은 사실이고 증거를 실제보다 과대평가하는 것도 예의가 아니죠."

세 명의 개인적인 경험이 각자의 관점에 영향을 끼친 것은 확실하다. 스완은 암이 발견된 바 있었고 수술을 해서 아직 살아 있다. 비뇨기과의사는 그동안 많은 남성들을 수술해 왔고 그들도 살아 있다. 코테스는 60대의 나이에 검진을 받지 않기로 선택했고 그 역시 멀쩡하게 살아 있다.

세 사람이 이 문제에 대해 열띤 토론을 벌이는 동안 두 건의 대규모 무작위 임상실험이 진행되고 있었다. 하나는 미국에서 진행되는 전립선, 폐, 직장, 난소암 검진(PLCO)이었고 다른 하나는 유럽에서 진행되는 전립선암 검진에 대한 무작위 연구(ERSPC)였다. PLCO는 11년에 걸쳐 7만 7,000명의 남성을 대상으로 실험한 반면 ERSPC는 거의 18만 2,000명을 대상으로 했다. 각각의 실험에서 대상자의 절반은 전립선암 검진을 했고 나머지 절반은 '통상적인' 의료 서비스를 받았다. 그리고 2009년에 두 연구 모두 각자의 결과를 전 세계 최고의 주간 의학 학술지인 「뉴잉글랜드 의학 저널(New England Journal of Medicine)」에 발표했다. 이때 ERSPC 연구자들은 검진이 사람들의 목숨을 구한다고 결론내렸고, PLCO 연구자들은 검진의 효용성에 의문을 제기했다. 하지만 PSA 검사는 미국보다 유럽에서 훨씬 널리 활용되고 있었기 때문에 검사에 호의적인 사람들은 PLCO의 부정적인 결론을 가치가 없다고 여겼다. 두 연구는 그 뒤로 2년 동안 후속 작업을 했지만 양쪽 다 결론에는 변화가 없었다.

그렇다면 이 초대형 연구 두 건이 서로 다른 결론을 냈다는 데 대해 일반인들은 어떻게 생각해야 하는가? 그리고 애초에 이 연구들은 얼마나 다른가?

ERSPC에서 전립선암 검진을 받은 대상자 남성들은 검진을 받지 않은 대상자들보다 사망률이 21퍼센트 낮았다. 이 정도면 의미 있는 중요한 결론 아니냐고? 나는 내가 가르치는 의대 1학년 학생들에게 상대적 위험도를 가르칠 때 다음과 같이 단순한 질문을 던진다. 그건 무엇과 비교한 결과지? 이 질문에 대답하려면 양쪽 집단에서 암으로 사망할 절대적인 위험도를 살펴야 한다. 이렇게 틀을 다시 짜고 나면 이 발견이 어떤 의미를 갖는지는 극적으로 변화한다. 왜 그럴까? 전립선암에 걸려 사망에 이를 절대적인 위험도가 양쪽 집단 모두 무척 낮기 때문이다. 검진을 받은 집단은 0.4퍼센트이고 검진을 받지 않은 대조군은 0.5퍼센트다. 이렇듯 비율이 아닌 절대적인 수치로 바꿔 놓고 보면, 이 연구는 1,055명의 남성들이 검진을 받아야 했고 그 가운데 전립선암을 치료해야 하는 사람은 37명이었으며, 검진을 통해 전립선암과 연관지을 수 있는 사망을 1건 막았을 뿐이다.

만약 ERSPC의 방법을 오스트레일리아에 적용한다면 2012년 근치전립선절제술을 받은 남성 6,130명 가운데 5,965명(97퍼센트)이 수술 결과 생존 이익을 얻지 못했다. 이것만으로 충분하지 않다면, 이유를 불문한 사망률로 봤을 때 ERSPC와 PLCO 모두 검진 받은 집단과 검진 받지 않은 집단의 남성 사이에 차이가 없었다. 바꿔 말하면 암 검진은 암과 연관된 적은 수의 사망을 예방할 수 있을지 모르지만(물론 당사자에게는 중요한 결과다.) 전체 집단을 두고 봤을 때 사람들의 목숨을 구했다고 볼 수는 없다. 이것은 시야를 넓힌 공중보건적인 관점이다. 의사가 환자들 개인을 자세히 살폈을 때는 좋은 것이었어도, 초점을 넓혀 집단에 적용한다면 득보다 실이 많을 수 있다.

메디케어 데이터에 따르면 이 두 가지 임상실험 결과는 오스트레일리아 의료 전문가들에게 다소 영향을 끼쳤을 가능성이 있다. 근치전립선절제술을 받은 환자의 수는 2009년에 6,470명이었다가 2014년에는 5,756명으로 11퍼센트 떨어졌다(방사선 치료를 받은 환자들의 수를 정확하게 집계하는 일은 무척 어렵지만 수술을 받은 환자가 줄어들었다면 여기에 대응해 방사선 치료를 받은 환자 수는 늘었을 수 있다.). TRUS 조직검사를 받은 사람 수 또한 2009년에는 2만 9,818명에서 2014년에 2만 907명으로 같은 기간에 30퍼센트 떨어졌다. 주로 일반의들이 PSA 검사를 받으라고 권하는 상황이기 때문에 임상실험에서 얻은 증거가 이들의 판단에 영향을 주었을 가능성이 있다. 하지만 개인적으로 이 병을 앓은 사람들의 마음을 바꾸기는 힘들었을 것이다.

미국의 예방진료 특별 심의회는 다양한 공중보건 문제를 다루기 위해 모인 최고의 독립 연구자 패널로 구성된다. 이 심의회는 10년에 걸쳐 조사한 결과 그 효용성을 뒷받침할 만한 증거가 없다는 이유로 전립선암 검진을 추천하지 않기로 했다. 미국의 PLCO에서 내놓은 부정적인 결과와 유럽 ERSPC에서 모든 원인을 통틀어 대조군과 처리군 사이에 사망률 차이가 없었다는 결과가 발표되자, 이 문제는 심의회가 생각했던 정도로 정리되었다. 미국의 질병통제예방센터를 비롯한 연방 기관들도 대세를 따랐고 이제 어떤 형태로든 전립선암 검진에 대해서는 추천하지 않기에 이르렀다.

하지만 미국암협회, 미국내과학회, 미국비뇨기과학회에서는 여전히 전립선암 검진이 어느 정도 효용성을 가진다고 여긴다. 하지만 2013년에는 미국비뇨기과학회에서 부분적으로나마 중대한 양보를 해서 40세 이전의 남성에게는 어떤 상황에서도 전립선암 검진을 추천하지 않으며, 전립선암에 대해 평균적인 위험성을 가진(즉 가족력이 없는) 40~54세 사이의 남성에게도 검진을 추천하지 않는다고 지침을 변경했다. 하지만 여전히 55~69세 사이의 연령층에 대해서는 "환자가 지닌 가치관과 선호도에 근거해 의사 결정을 내리라."고 권고했다. 오스트레일리아의 전립선암 재단 역시 검진을 추천하는 강도를 누그러뜨렸다. 이 재단은 이전까지만 해도 웹사이트에 다음과 같이 밝혔던 곳이었다. "우리는 환자가 본인이 질병을 가졌는지 모르는 게 낫다는 주장에 전면적으로 반박한다. 그런 주장은 환자가 검사나 치료를 받지 말라는 것과 같다." 하지만 이제 이 재단은 증거에 기반해 미국비뇨기과학회와 몹시 유사한 임상적 지침을 세운 상태다.

어떤 형태로든 전립선암 검진을 옹호하는 단체들은 사람들이 '의사들과 상담해야' 한다고 권한다. 하지만 내 생각에 이것은 일종의 책임 회피다. 나는 이 전립선암 논쟁을 내가 오스트레일리아 국립대학 의대생에게 10년 동안 강의해 온 증거기반의학 강좌의 사례 연구로 사용해 왔다. 이 논쟁은 복잡한 데다 꽤 심도 있는 역학적인 이해를 필요로 하기 때문에 대부분의 학생들은 균형 있는 관점을 형성하기 힘들어 한다. 그리고 아무리 최선을 다해 강좌와 그룹 지도를 마친 이후에도 상당 부분이 불확실한 영역으로 남는다. 이런 점에서 볼 때 초심자들에게(교육적 배경이나 지성과 상관없이) 주치의와 짧게 상담한 결과만으로 정보에 근거한 판단을 내리라고 한다면 말도 안 되는 처사다. 나는 전립선암 검진의 옹호자들이 다음과 같은 사실을 알고 있는지 궁금하다. 이 사례에서 환자들의 자율성을 긍정하면 그들이 검진에 동의하는 결과에 이르기 쉽고, 이것은 환자들이 자기가 암에 걸릴까 봐 두려워하기 때문이라는 점 말이다.

이런 여러 증거가 있음에도 여전히 개인적인 경험은 과학에 승리하는 경향이 있다. 이제 좀 더 균형 있는 관점을 위해 앞서 등장했던 댄의 이야기로 돌아가자.

TRUS 조직검사는 댄의 목숨을 살리는 대신 오히려 위태롭게 만들었다. 댄이 전립선암으로 생명이 위험한 단계가 아니었는데도 말이다. 전립선 조직검사를 할 때 감염은 가장 중대한 합병증이다(또 다른 부작용에는 소변과 정액에 피가 섞여 나오는 현상, 직장 출혈, 배뇨 곤란증 등이 있다. 비뇨기학 학술지에서는 이런 증상에 대해 '빈번하다.'거나 '드물게 나타난다.'고 표현한다.). 또한 조직검사용 바늘이 직장의 벽을 뚫고 지나가기 때문에 장에 사는 일부 세균이 같이 옮겨지는 일도 거의 피할 수 없다.

전립선은 세균이 없는 기관이라고 알려져 있다. '좋은' 세균과 '나쁜' 세균이 나란히 공존하는 입이나 코, 위, 장과는 달리, 전립선은 보통 상태에서 세균이 전혀 살지 않는다. 남성의 비뇨기관은 서로 연결되어 있기 때문에 전립선에 감염이 일어나면 방광과 신장까지 감염이 퍼진다. 방광의 감염은 대개 상대적으로 해롭지 않지만 신장 감염은 훨씬 심각하고 거의 병원에 입원해야 하는 증상이다. 가끔은 댄의 경우처럼 감염증이 전립선에서 혈류로 바로 이동하기도 한다. 예컨대 캔버라의 내가 근무하던 병원에는 매년 혈류 감염증 환자가 약 300명인데 이 지역은 인구가 50만 명인 곳이다. 그러니 이 감염증은 심장마비보다도 흔하고 사망률 면에서는 최소한 2배에서 많게는 12배까지 더 높다. 또 심장마비와 마찬가지로 감염증은 제대로 된 응급 처치를 받지 못하면 사망률이 높아진다.

TRUS 조직검사가 실시되던 초기에는 이 검사를 받은 남성의 70퍼센트가 검사 후에 비뇨기관이 감염되었다. 하지만 검사 전에 항생제를 복용하면서(예방적 조치로) 감염 위험은 곧 떨어졌다. 하지만 효과적인 예방 조치는 제한되어 있으며 최근까지도 시프로플록사신이라는 약이 이 제한된 영역에서 가장 많이 사용되었다. 이런 조치를 거치면 TRUS 조직검사를 하는 남성 가운데 방광이나 신장에 감염을 일으키는 비율이 1~5퍼센트, 댄처럼 혈류에 감염이 일어나는 비율은 0.1~2.2퍼센트로 감소한다. 비뇨기과의사 가운데 일부는 이 비율을 0.5~2퍼센트로 잡기도 한다.

그러면 수치를 조금 더 자세히 살펴보자. 0.5퍼센트라는 수치는 TRUS 조직검사를 실시한 후 혈류에 감염이 일어날 최소한의 추정치다. 2009년에 오스트레일리아에서는 2만 9,000건을 살짝 넘는 전립선 조직검사가 실시되었고 보수적으로 최소한의 추정치를 선택하더라도 세균에 감염된 사례는 145건이었다. 이 환자들의 거의 모두가 병원 입원을 해야 했으며 상당수는 중환자실 신세를 졌다. 이때 TRUS 조직검사의 대상자 대부분은 전립선을 제외하면 건강에 문제가 없는 남성들이었고, 그래서 이미 심하게 아픈 사람들보다는 세균 감염에 의한 사망률이 낮으리라 예상되었다. 하지만 지금은 전립선 조직검사 결과 나타난 감염에 대한 국가적인 감시가 이뤄지지 않기 때문에 정확한 통계 수치는 알 수 없다. 그러니 일단은 아주 낮은 수치라고 가정해 보자. 어쨌든 사망 사례는 오스트레일리아 전국에 퍼져 있을 테고 비뇨기과의사라면 평생 꽤 여러 건의 사망자를 지켜봤을 것이다. 이와 비슷하게 TRUS와 관련 있는 패혈성 쇼크 역시 중환자실 곳곳에서 일어난다. 이렇듯 어떤 문제가 여기저기서 일어난다면 뭔가 숨겨진 원인이 있을 가능성이 높다.

하지만 이 모든 것은 아주 빠르게 변하고 있다. 캐나다에서 이뤄진 한 연구에 따르면 TRUS 조직검사 이후 심각한 감염을 겪은 사례가 2005년까지 10년에 걸쳐 400퍼센트가 늘었다고 한다. 그리고 그 이유는 대부분 항생제의 내성 때문이었다. 인도나 중국, 동남아시아에 여행 갔다가 돌아오는 사람은 거의 50퍼센트가 위장 속에 시프로플락사신 내성 미생물이 살게 되는데 이 미생물은 여행객들이 집에 돌아온 뒤에도 최대 6개월 동안 머문다. 우리가 앞에서 봤듯이 세균들은 우리 위장에서 별 위해를 일으키지 않고 우리와 잘 지낼 수도 있다. 다만 직장을 통과해 전립선에 바늘을 푹 찔러 넣는다면 상황은 달라질 것이다.

문제는 시프로플록사신만큼 효과가 좋은 경구 항생제가 없다는 것이다. 대안이 될 만한 항생제는 정맥 내로 직접 주입해야 하는데 그러면 시간과 비용이 더 든다. 그리고 기존에 개발되었다가 유보해 두었던 이런 항생제를 꺼내 쓰면 그 항생제에 대한 내성도 빨리 생긴다(8장 '저항은 소용없다'를 참고하라.).

그러니 감염병을 전공하는 의사들은 비뇨기과 동료들에게 항생제에 대한 적절한 조언을 해 줄 필요가 있다. 하지만 미생물학적인 세부 지식에만 집중하다가 정작 중요한 사실을 놓쳐선 안 된다. TRUS 조직검사로 인한 감염을 막기 위한 가장 좋은 방법은 애초에 그 조직검사를 되도록 피하는 것이라는 점이다. 아직 확실히는 모르지만, 전립선암 검진을 받은 환자와 그렇지 않은 환자 사이에 이유를 불문한 사망률 면에서 그렇게 차이가 없는 이유는 검진을 받지 않은 환자가 암으로 사망한 수만큼 검진을 받은 환자가 감염으로 사망했기 때문일 가능성이 있다. 게다가 내성이 강한 세균이 등장하면 TRUS 조직검사로 인한 감염의 위험성은 더 높아질 것이다. 그러면 지금은 득과 실이 무승부일지라도 점차 일방적인 싸움으로 흐를 수밖에 없고, 감염증 쪽이 낙승을 거둘 것이다.

그러면 우리는 어떻게 해야 하는가? 우리는 PSA 검사가 실제 암에 걸린 사람을 놓칠 수 있으며, 댄의 사례처럼 암에 걸리지도 않은 사람을 잘못 진단하기도 한다는 사실을 알았다. 또한 실제로 진단이 필요한 연령보다 수십 년 빨리 진단을 내리는 데다, 문제를 일으키지도 않는데 진단을 내리기도 하고, 암을 찾아내는 경우에도 상당수는 치료하기에는 이미 늦다. 게다가 TRUS 조직검사는 통증과 출혈, 치명적인 감염이라는 부작용이 따르며, '굳이 몰라도 될' 암을 '굳이 알게 되어서 고통을 주는' 암으로 바꿔 놓는다. 이것만으로 충분하지 않다면 전립선암의 치료 과정은 발기 불능과 요실금을 일으키는 경우가 많고 치료를 받는 대상자 가운데 완치율은 고작 2~3퍼센트라는 사실을 떠올려 보라.

나는 현재의 전립선암 검진이 의료 분야에서 '도구의 법칙'이 적용되는 가장 유감스런 사례라는 점이 두렵다. 도구의 법칙이란 여러분이 갖고 있는 도구가 망치뿐이라면 주변의 모든 것이 못처럼 보이는 현상이다. 우리가 지금 가지고 있는 진단 도구는 부적절하며 조직검사는 점차 위험해지고 있다. (몇몇 비뇨기과의사들은 이제 TRUS 조직검사 대신에 MRI 스캔을 사용하고 있다. 하지만 이 새로운 방식의 민감성과 특이성은 아직 확실하게 밝혀진 바가 없다. 의사들 가운데는 조직검사 바늘이 직장을 통과하게 하는 대신 항문과 음낭 사이의 회음부를 통해 전립선으로 찔러 넣는 방법을 권하는 사람들도 있다. 이 방식은 일부 비뇨기과의사들 사이에 인기를 얻고 있지만, 회음부의 피부에 사는 포도상구균 같은 세균이 의도치 않게 혈류에 감염되면 어떻게 하겠는가?) 우리가 더 나은 검사법과 더 효과적인 치료법을 필요로 한다는 사실은 확실하다. 그래야만 더욱 안전하고 윤리적으로 전립선암을 검진할 수 있을 것이다.

나는 이 장에서 내가 겪은 사례에 근거해 전립선암 검진을 반대하는 과학적 주장을 담았으며, 검진을 홍보하려는 개인이나 집단의 선의는 되도록 피했다. 하지만 이런 태도는 조금은 나이브하게 보일 수도 있기에 마지막으로 현대적인 전립선암 검진법을 처음 가능케 한 사람의 말을 전하고자 한다. PSA의 발견자이자 지금은 애리조나 대학교의 교수인 리처드 애블린이다. 그는 2010년 「뉴욕 타임스(*New York Times*)」에 발표한 '우리가 전립선에 저지른 엄청난 실수'라는 제목의 글에서 PSA 검사에 대해 "그 검사가 효과를 보일 확률은 동전 던지기와 비슷하다."라고 말했다. 그의 얘기를 계속 들어보자.

> 내가 지난 여러 해 동안 확실히 해두려고 무던히 애써 왔지만, PSA 검사는 전립선암을 탐지해 낼 수 없다. 그리고 더 중요한 사실은 이 검사가 치명적인 암과 그렇지 않은 암이라는 두 종류의 전립선암을 분별할 수도 없다는 점이다. … 그렇다면 왜 아직까지 이 검사를 활용하는가? 그 이유는 제약회사들이 계속해서 이 검사를 홍보하고 있으며 관련 단체에서 남성들에게 검진을 받으라며 '전립선암에 대한 의식'을 촉구하기 때문이다. … 내가 40년 전에 PSA를 발견했을 때는 이것이 이렇듯 이익에 휘둘리는 공공보건의 재앙으로 치닫게 될 줄 전혀 몰랐다. 의료계는 이제라도 진실을 마주하고 부적절한 PSA 검사를 그만 둬야 한다. 그래야만 수십억 달러를 아끼고, 심신을 약화시키는 불필요한 치료법으로부터 수백만 명의 남성들을 구할 수 있다.

이토록 유명한 자식을 아버지가 직접 포기했다니, 현명한 사람이라면 그의 말을 귀기울여 들어야 할 것이다.

용어 해설

- **절대적 위험 감소치** 두 치료법 사이의 차이를 측정한 결과
- **급성** 짧은 시간 안에 나타나는 질병이나 증상. 급성 충수염 등이 그 예다. 상당수의 급성 질환은 심각하지만 반드시 그렇지는 않다. '만성' 항목을 참조하라.
- **호기성** 생존을 위해 산소가 필요한 유기체를 호기성 생물이라고 한다. '혐기성' 항목을 참조하라.
- **아미노글리코시드** 단백질 합성을 저해해서 세균을 죽이는 항생제
- **혐기성** 산소 없이도 성장하고 번식하는 유기체를 혐기성 생물이라고 한다. '호기성' 항목을 참조하라.
- **항생제** 1942년에 미국의 미생물학자 셀먼 왁스먼(Selman Waksman, 항결핵제인 스트렙토마이신의 발견자)이 처음 만든 용어로, 미생물에 의해 생산된 세균을 죽이거나 성장을 저해하는 성분을 말한다. 하지만 이 좁은 정의는 설폰아마이드 같은 합성 화합물과 현대의 항생제 대부분을 제외시킨다. 오늘날 항생제는 세균이나 균류의 활성을 억제하는 모든 화합물을 가리킨다.
- **항체** 중사슬과 경사슬로 구성된 단백질로 혈액과 다른 체액을 돌며 세균이나 바이러스 같은 외부 물질의 활성을 억제한다.
- **항원** 항체를 생산하는 물질을 말한다. 사실상 화분, 세균, 바이러스, 병원체 등 어떤 분자나 성분이라도 항원이 될 수 있다.
- **절지동물** 외골격과 분절된 몸통, 관절이 있는 부속지를 가진 무척추동물. 곤충, 갑각류, 거미가 여기에 속한다.
- **발병률** 질병이 유행하는 동안 병에 걸리거나 감염된 사람들의 비율
- **세균** 현미경으로 관찰해야 보이는 크기의 미생물로 숙주 안에서 독립적으로 재생산할 수 있는 경우가 많다. 지구상에서 처음으로 등장한 생명 형태이기도 하다.
- **베타락탐 계열 항생제** 베타락탐 고리를 갖고 있는 항생제를 통틀어 말한다. 예컨대 페니실린, 카르바페넴, 세팔로스포린이 여기 들어간다.
- **치사율** 어떤 질병이나 감염증에 걸려 목숨을 잃은 사람의 비율
- **CDC** 미국 조지아주 애틀랜타에 자리한 질병통제예방센터. 미국 최고의 전염병 연구 기관이다.
- **만성** 오랜 기간 지속되는 증상이나 질환으로, 만성 폐쇄성 폐질환이 한 예다. 의료계 외부의 사람들은 흔히 만성 질환을 심각한 질환으로 오해하는 경우가 많다. '급성' 항목을 참조하라.
- **코크런 라이브러리** 보건 관리에 관련한 고품질의 독립적 증거들을 갖춘 데이터베이스 모음

- 집락균 목구멍이나 질, 피부 같은 인체의 특정 부위에서 발견되는, 잠재적으로 독성을 가지지만 지금 질병을 일으키지는 않고 있는 미생물(수막염균, A군 연쇄상구균 등)
- 사이토카인 세포들이 분비하는 조그만 단백질로 다른 세포들의 행동에 영향을 끼친다.
- DNA 디옥시리보핵산을 말하며, 모든 생명체의 청사진을 제공한다.
- 체외 기생충 숙주의 신체 외부에 살아가는 기생충. 머릿니, 벼룩 등
- 풍토병 어떤 집단에 항상 존재하는 질병
- 체내 기생충 숙주의 신체 내부에 살아가는 기생충. 회충 등
- 유행병 특정 집단이나 지역에서 갑자기 이례적으로 많이 발생하는 질병
- 증거기반의학 연구자 개인의 임상적 전문 지식과, 잘 설계되고 수행된 연구에서 나온 가장 뛰어난 외부 임상적 증거를 통합하는 것
- 과 목과 속 사이의 분류학적인 위계
- 균류 단세포 또는 다세포 미생물로 주변 환경에서 널리 발견되며 극소수만이 인체에서 병을 일으킨다.
- 속 종과 과 사이의 분류학적인 위계
- 그람 양성/그람 음성 현미경으로 관찰했을 때 그람 양성인 세균은 보라색, 그람 음성인 세균은 분홍색으로 관찰된다. 이 단순한 염색 기법은 1884년에 덴마크의 병리학자 한스 크리스티안 그람이 처음 개발한 것으로, 오늘날까지도 미생물학 실험실에서 세균의 종류를 식별하기 위한 가장 중요한 첫 단계다.
- 길랭-바레증후군 말초신경에 염증이 일어나 상행성 마비가 나타나고 발부터 점차 힘이 빠지기 시작해 몸통 위쪽으로 올라오는 증후군. 이 증상은 식중독을 일으키는 캄필로박터균이나 인플루엔자균 등에 감염된 이후 뒤따라 나타나는 경우가 많다.
- H1N1 돼지 인플루엔자
- H5N1 조류 독감 또는 조류 인플루엔자
- 간염 간에 염증이 일어나는 증상으로(대개 바이러스, 독소, 알코올 등이 원인) 만성 간 손상이나 암을 유발할 수 있다.
- 집단면역 어떤 집단에서 다수의 구성원이 면역성을 가질 때 면역성이 없는 구성원들이 감염증으로부터 보호받는 현상
- HIV 인간면역결핍바이러스
- 면역억제 면역계의 요소 하나 이상이 결핍된 결과 감염과 싸우는 능력에 손상을 입은 상태. 선진국에서 대부분의 면역억제는 항암치료의 부작용이거나 류머티스 관절염 같은 자가 면역 질환, 장기 이식 수술을 위한 거부반응 제어제 등에 의해 나타난다.
- 하기도감염 대부분 기관지염과 폐렴을 가리킨다.
- MERS 중동호흡기증후군
- 미생물총 인체 내부의 공간에 공존하는 질병 유발 미생물과 해롭지 않은 미생물의 총합

감염 : 감염성 질환에 대한 한 의사의 놀라운 통찰

- 음성 예측치 실제로 질병을 갖고 있지 않은 사람 가운데 음성으로 진단받는 비율
- 치료가 필요한 환자 수(NNT) 의학적인 치료나 개입이 얼마나 효율적인지를 나타내는 역학 용어. NNT란 나쁜 결과(사망이나 뇌졸중 발작 등)를 추가로 내지 않기 위해 앞으로 치료해야 할 환자의 수를 말한다. '절대적 위험 감소치'의 역수다.
- 범유행 전 세계 사람들에게 영향을 미치는 유행병
- 기생충 또 다른 유기체(숙주)의 몸 위나 몸속에 사는 유기체를 말하며, 다른 유기체를 희생시켜 영양분을 얻는다.
- 병원체 질병을 일으킨다고 알려진 미생물. 실제로 세균과 바이러스, 균류 가운데 인간에게 병을 일으키는 종류는 극히 드물다.
- 양성 예측치 질병을 실제로 가진 사람을 양성으로 예측하는 비율
- 예방적 조치 항생제나 항바이러스제를 사용해서 누군가 병원체에 노출될 확률을 낮추는 조치
- 원생동물 단세포 미생물로 핵 속에 유전물질을 담고 있으며 세균보다 복잡한 형태를 이룬다.
- 상대적 위험 감소치 치료를 실시한 두 집단에서 병이 발생할 확률의 차이를, 치료를 받지 않은 집단에서 병이 발생할 확률로 나눈 값
- 재생산 수 병에 걸릴 수 있는 전체 집단 안에서 감염자들이 만들어 낸 이차 감염자들의 수
- RNA 리보핵산. 세포의 기능을 조절하고 단백질 핵산을 매개하는 핵산의 사슬. 상당수의 바이러스들은 유전 정보를 RNA로 암호화한다.
- SARS 중증급성호흡기증후군
- 민감성 어떤 진단 검사의 정확성을 나타내는 개념. 질병에 걸린 사람 대비 해당 검사에서 양성으로 판정받은 사람의 비율
- 종 생물 분류학에서 속 아래의 위계. 일반적으로 분류학상 가장 하위 단계다.
- 특이성 어떤 진단 검사의 정확성을 나타내는 개념. 질병에 걸리지 않은 사람 대비 검사 결과 음성으로 나온 사람의 비율
- 상기도감염 귀, 코, 부비강, 목에 생긴 감염
- 매개체 감염성 질환을 전파하는 곤충들
- 바이러스성 출혈열 출혈과 열이 특징적인 증상이며 사망률이 높은 질병. 여러 바이러스가 그 원인이며(마르부르크바이러스, 에볼라바이러스, 한타바이러스) 아프리카나 남아메리카에서 주로 한정되어 나타난다.
- 독성 어떤 미생물이 숙주에게 질병을 일으킬 수 있는 능력
- 바이러스 작은 감염성 미생물로 살아 있는 세포나 또 다른 미생물 속에서만 스스로를 복제할 수 있다.
- WHO 세계보건기구

감사의 말

감염병을 좇아 연구하는 인생은 결코 외롭지 않다. 나는 여러 해 동안 수많은 사람들로부터 조언과 도움을 받아 왔다. 그들의 이름을 여기 다 나열하기 힘들 정도다. 다만 이 책을 쓰는 과정에서 도움을 준 사람으로 한정짓자면 카리나 케네디, 토니 헤이스, 재키 헤이스, 아난디타 다스, 루시 젠킨스, 피터 브라운, 스티븐 그레이브스, 캐서린 데이브슨이 이 책의 여러 장과 초고를 읽고 도움말을 준 사람들이다(빠진 사람이 있다면 내 불찰이다.). 또 샘 프린스, 프랜시스 설리번, 애슐리 왓슨, 애쉬윈 스와미네이션, 피터 콜리그넌, 총 옹, 사냐 세나냐케, 데이브 헐리는 개인적이거나 전문적인 동료로서 도움을 주었다. 올리비아 제이컵스와 샐리 커프는 오랜 세월 동안 내 등대이자 피난처가 되어 주었다. 그리고 로빈 스튜어트 해리스는 자신의 아버지, 흰담비, 독감바이러스의 발견에 대한 놀라운 일화를 공유해 주었다. 뉴사우스웨일스대학교(UNSW) 출판부의 케이시 베일은 고맙게도 나를 믿어 주었고 엘스페스 멘지스와 에밀리 스튜어트는 초고를 매만져 준 멋진 편집자였으며, 니콜라 영은 문장의 거친 결을 다듬으면서도 나 자신의 목소리를 살리려고 애써 주었다.

또 카리스마 넘치는 교육자로 일찍이 남동생인 나에게 교육 기술을 실습해 왔던 형 마이클에게도 엄청난 빚을 지고 있다. 형의 지적인 호기심과 배움에 대한 본능적인 사랑은 어린 시절의 나에게 결코 잊히지 않게 각인되었고, 이후 전문가로서 헤매지 않고 길을 찾게 도와주었다. 그리고 때때로 본문에서 전하려는 내용을 강조하기 위해 누나 조앤의 항생제에 대한 집착과 세균에 대한 공포를 살짝 과장했을지도 모른다. 누나가 여기에 대해 나를 용서하기를 바랄 뿐이다.

마지막으로 내 아들, 딸인 마들렌, 조슈아, 루시를 각각 허락을 얻어 책 속에 등장시켰는데, 책을 열심히 읽은 독자라면 알겠지만 4장에서 머릿니로 고생했던 가명의 소녀가 마들렌이다. 끝으로 아내 필리파 키팅에게 감사를 전한다. 언제나 가장 혹독한(동시에 가장 공정한) 비평가였던 아내는 여전히 내가 매일 아침 침대에서 일어나는 이유다.

감염 : 감염성 질환에 대한 한 의사의 놀라운 통찰

건강의학 솔루션 5

감염
−감염성 질환에 대한 한 의사의 놀라운 통찰−

초판 1쇄 인쇄 | 2017년 11월 25일
초판 1쇄 발행 | 2017년 11월 30일

지은이 | 프랭크 보덴(Frank Bowden)
옮긴이 | 김아림
발행인 | 강희일 · 박은자
발행처 | 다산출판사
디자인 | 민하디지털아트 (02)3274−1333

주소 | 서울시 마포구 대흥로 6길 8 다산빌딩 402호
전화 | (02)717−3661
팩스 | (02)716−9945
이메일 | dasanpub@hanmail.net
홈페이지 | www.dasanbooks.co.kr
등록일 | 제3−86호(윤)

ISBN 978−89−7110−550−4　04510
ISBN 978−89−7110−455−2(세트)
정가　15,000원

건강의학 솔루션 ❶

잘못 알려진 건강 상식

오카모토 유타카(岡本裕) 저 / 노경아 역 / 236면 / 정가 10,000원

『병의 90%는 스스로 고칠 수 있다』의 저자가 식생활, 영양, 의료, 질병에 관한 각종 '상식'을 철저히 파헤친다. 당신의 건강에 확실한 도움이 될 책!

....

건강의학 솔루션 ❷

치매정복 −치매로부터 벗어날 수 있는 77가지 습관−

와다 히데키(和田 秀樹) 저 / 오시연 역 / 192면 / 정가 9,000원

계산력이나 기억력이 아니다! 치매에 걸리지 않는 뇌를 만들 때 정말 중요한 것은? 노년정신의학 전문가이자 국제의료복지대학 교수인 와다 히데키가 말하는 '뇌 안티에이징'

....

건강의학 솔루션 ❸

혈관이 수명을 결정짓는다

다카하시 히로시(高橋 弘) 저 / 이진원 역 / 200면 / 정가 9,000원

하버드대학 의학부 전 부교수이자 의학박사인 다카하시 히로시가 매일 간단한 식사법과 생활습관을 실천하여 2개월 만에 혈관나이를 젊게 되돌릴 수 있는 방법을 정리해 놓았다.

....

건강의학 솔루션 ❹

남성의 건강한 성을 위한 최고의 안내서

−전 생애에 걸쳐 성적으로 활기찬 삶을 영위하기 위한 비결−

더들리 세스 대노프(Dudley Seth Danoff) 저 / 정용숙 역 / 284면 / 정가 17,000원

그동안 당혹감과 침묵의 장벽으로 가로막혔던 주제에 대해 누구보다 진솔하고 따뜻하게 이야기하고 있다. 성인이라면 이성애자, 동성애자, 연인, 부부를 막론하고 읽어볼 만한 책이다. 저자는 명쾌하고 이해하기 쉬운 용어를 사용해 남성의 성 건강과 관련된 모든 측면을 다루고 있다. 저자가 지닌 비뇨기과 전문의로서의 전문지식과 풍부한 임상경험이 이 책에 고스란히 녹아 있다.

....

건강의학 솔루션 ❺

감염 −감염성 질환에 대한 한 의사의 놀라운 통찰−

프랭크 보덴(Frank Bowden) 저 / 김아림 역 /256면 /15,000원

에볼라바이러스와 지카바이러스, 항생제 내성이 화제에 오르내리는 시대다. 감염성 질환 분야를 선도하는 의사인 저자 프랭크 보덴은 우리가 밤잠을 못 이룰 만큼 심각한 주제들을 비롯해 대부분의 사람들에게 영향을 주는 일상적인 감염에 대한 놀랄 만한 통찰력을 보여준다. 이 책은 잘못된 믿음을 깨고, 최신의 의학적 발견에 대해 알려 주며 공중보건이 맞닥뜨린 커다란 문제들을 탐색한다.

건강의학 솔루션 ❻

갑상선 질환에 대해 당신이 알아야 할 것과 해야 할 것

파멜라 와티안 스미스(Pamela Wartian Smith) 저 / 배종현 역 /244면 /15,000원

20명 중 1명은 갑상선에 문제가 있는 것으로 추정되며, 갑상선 질환을 앓고 있는 환자들의 대부분은 여성이다. 설상가상으로, 갑상선에 기능 장애가 있는 사람들의 대다수는 자신들에게 이런 문제가 있다는 것을 인지하지 못하며, 일반적으로 진단조차 받지 않은 상태로 수년을 지내고 있다. 그동안 그들은 피로, 체중의 증가 또는 감소, 건망증, 불면증 그리고 과민 반응 등을 포함한 다양한 증상들을 경험한다. 이 책은 독자들이 일반적인 갑상선의 문제들을 확인하고 필요한 치료법을 찾을 수 있도록 해준다.

오른손에 논어, 왼손에 한비자 −현대를 균형 있게 살아가기 위한 방법−

모리야 히로시(守屋洋) 저(중국문학자) / 김진연 역 / 276면 / 정가 10,000원

'인간을 믿으며 살아가자'는 『논어』와 '인간을 움직이는 것은 오로지 이익뿐'이라는 『한비자』. 지금까지 우리 사회는 『논어』가 주장하는 '성선설'을 기반으로 운영되어 왔다. 한편 『한비자』가 주장하는 '성악설'에는 그다지 익숙하지 않아 그 엄격함으로부터 눈을 돌리는 사람도 있을지 모른다. 하지만 저자는 지금과 같이 격변하는 사회 속에서 "우리도 한비자 방식을 도입해야 한다."는 파격적인 발언을 한다. 이 대조적인 두 권의 중국고전으로부터 실천적인 삶의 방식을 배워보자.

1%의 원리

탐 오닐(Tom O'Neil) 저 / 김효원 역 / 216면 / 정가 9,000원

이 책에서 제시된 굉장히 실용적인 활동 과제와 실제 사례, 그리고 특별히 설계된 30일 과정은 당신이 1%의 원리를 일상생활에 적용하면서 삶을 온전하게 누릴 수 있도록 도와줄 것이다. 매일 1%씩 작은 변화를 만들어 가면서 당신은 더욱 위대하고 영속적인 성공을 이루게 될 것이다.

현장론 −'비범한 현장'을 만들기 위한 이론과 실천−

엔도 이사오(遠藤 功) 저(와세다대학 경영대학원 교수) / 정문주 역 / 280면 / 정가 15,000원

'평범한 현장'과 '비범한 현장'의 차이를 밝히다. 현장의 능력 격차는 지극히 크다. 탁월한 현장력으로 갈고 닦아 경쟁력의 주축으로 삼는 '비범한 현장'의 수는 결코 많지 않다. 대부분의 현장은 되는 일도 없고, 안 되는 일도 없는 수준의 '평범한 현장'이다. 개중에는 기업을 파탄으로 몰고 가는 '평범 이하의 현장'도 있다. 필자의 문제의식은 여기에 있다. 어째서 현장의 능력 격차는 이토록 큰가? 어떻게 하면 '평범한 현장'을 '비범한 현장'으로 전환할 수 있을까? 그것이 바로 이 책의 주제다.

부자동네보고서 −부르주아 동네에서 펼쳐진 생드니 학생들의 연구−

니콜라 주냉(Nicolas Jounin) 저(전, 파리 생드니대학 교수) / 김보희 역 / 276면 / 정가 15,000원

이 책은 지배계층의 사회를 연구하며 펼쳐진 크고 작은 전투들을 신선하고 유쾌한 방식으로 풀어내고 있다. '상위'에 있는 자들이 '하위'에 있는 자들을 관찰하고 조사하던 익숙한 연구의 방향을 뒤집어보는 것, 이것이야말로 이 책이 던지고 있는 핵심적인 관점이다.

리더십의 철학 −열두 명의 경영자에게 배우는 리더 육성법−

이치조 가즈오(一條和生) 저 / 노경아 역 / 252면 / 정가 13,000원

리더의 발자취를 각자의 리더십 철학이 확립되어 가는 여정으로 간주하고, 그것을 이야기로 엮은 것이 이 책이다. 등장하는 리더는 열두 명. 각자의 여정은 무척이나 각양각색이다. 그러나 그 중 어떤 리더의 여정도 계획대로 순조롭게 진행되지 않았다. 정도의 차이는 있지만 누구나 성공과 실패의 시기를 모두 겪었다. 그래도 모든 리더십 스토리가 긍정적으로 끝나는 것은 그들이 아무리 힘들어도 희망을 잃지 않고 역경을 극복하며 여정을 지속했기 때문이다. 많은 독자들도 이 감동을 함께 느끼고 자신만의 리더십 여정을 시작하기를 진심으로 바란다.

섹시한 뇌 만들기 −애자일 마인드(Agile Mind)−

에스타니슬라오 바흐라흐(Estanislao Bachrach) 저 / 민지현 역 / 240면 / 정가 15,000원

『섹시한 뇌 만들기(*The Agile Mind*)』는 뇌의 잠재적 역량에 대한 당신의 생각을 바꾸어 줄 것이며, 동시에 창의적 사고를 개발하는 데에도 도움이 될 것이다. 뇌를 자극하고 정신세계를 넓히기 위한 방법과 기술들을 배우자. 지적 능력은 뛰어나나 창의력이 떨어지는 현대인들에게, 특히 주입식 교육을 받고 자란 한국인들에게, 잠재되어 있는 창의력을 어떻게 하면 배가시킬 수 있는지를 흥미롭게 보여준다.